痛みの臨床に役立つ手技療法 ASTR

■軟部組織へのシンプルで効果的なアプローチ

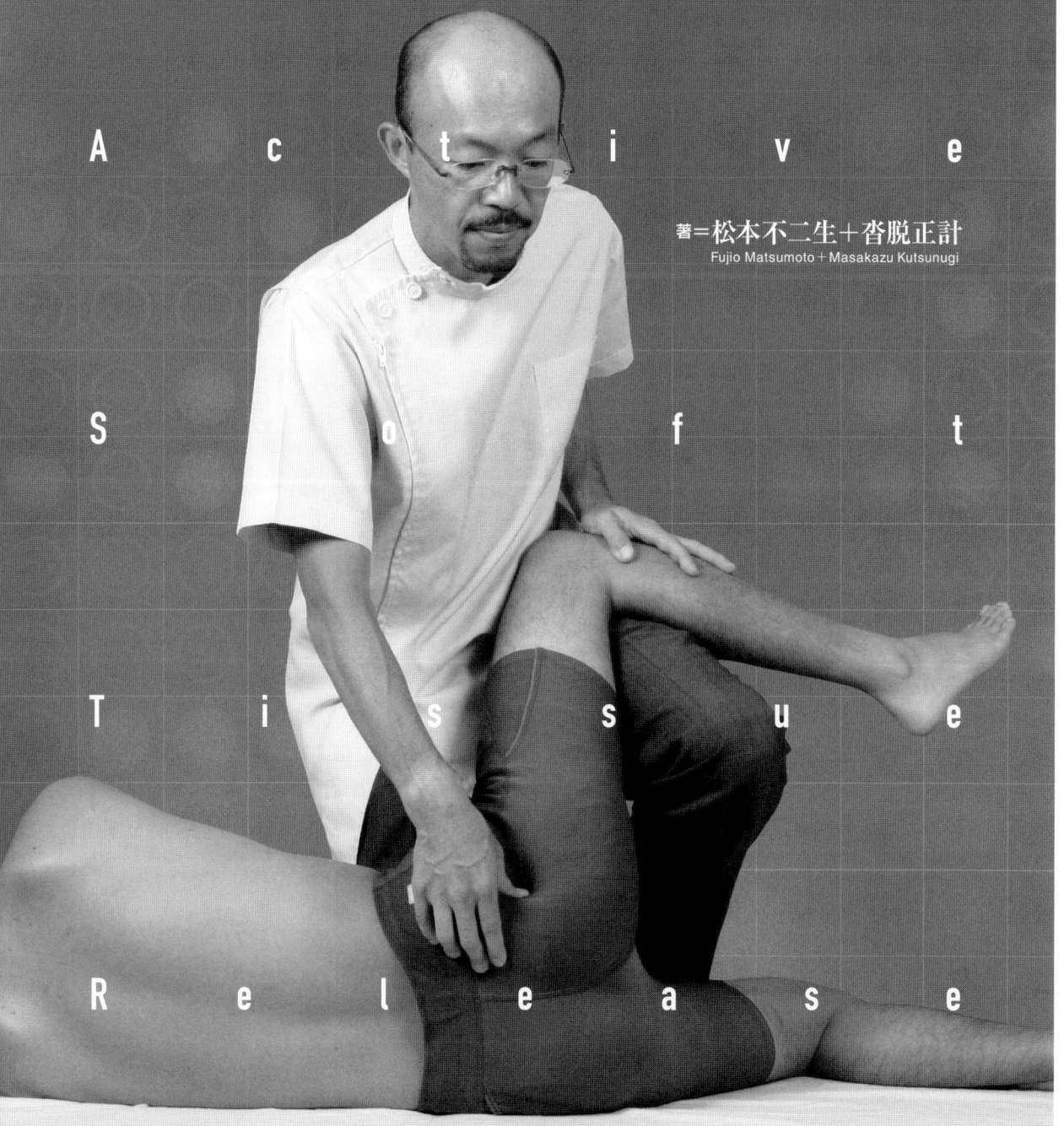

Active Soft Tissue Release

著=松本不二生＋沓脱正計
Fujio Matsumoto + Masakazu Kutsunugi

医道の日本社

どんな本も決して著者の力だけで生み出されることはない。

これまでに出会い、直接間接を問わず私たちを支え、励ましてくださった多くの方々に感謝したい。

そして、亡き父母にこの本を捧げる。あなたたちがいて、導いてくれたからこそ、今の私があるのです。

松本不二生

序

　新しいアイデアを創造するには努力や根気が必要とされますが、それが生み出され、実際に役立ったときの喜びはとても大きなものです。

　本書で紹介するASTR（Active Soft Tissue Release：アスター）は、著者らが日々の臨床の中で持ち続けた「どうすればもっとよい方法で治療できるか」という探究心と試行錯誤から生み出されました。治療方法は、問題となる組織に対して局所的な圧迫と関節運動を組み合わせるという、たいへんシンプルな方法ですが、時に目を見張るような効果を上げます。

　ASTRが誕生したのは、決して著者らの力だけによるものではありません。かつてジェームス・W・ヤングが「アイデアとは、すでにあるアイデアの新しい組み合わせである」と述べたように、これまでマニュアルメディシン（徒手医学）が積み重ねてきた成果の上に生み出されたといえます。改めて、徒手医学の発展に力を尽くしてこられた先人の努力に敬意を表します。また、ASTRの開発にあたっては、患者さんの励ましや協力がとても大きな助けになりました。心から感謝いたします。

　読者の方々がASTRを臨床に用いることで、痛みや機能障害で悩む患者さんの笑顔を取り戻す助けに少しでもなれたら、著者らにとってこれに勝る喜びはありません。

　近年、徒手医学への関心は以前に比べれば増しているようですが、実際に治療手段として選ばれる機会はまだまだ少ないといえます。ASTRは「星」という意味もあり、花のアスターがもつ花言葉は「変化」や「信頼」を表します。医学という宇宙に生まれた小さな星が、やがてこの世界に一石を投じ、徒手医学の社会的な信頼向上に貢献するという花を咲かせてほしい。

　これが著者らの持つささやかな願いです。

2007年1月

　　　　　　　　　　　　　　　　　　　　　　　松本不二生　沓脱正計

目次

序 IV

PART 1 基礎編　1
1. ASTR（アスター）とは／2
2. ASTRの診断学／9
3. ASTRの実際／15
4. セルフASTR／18

PART 2 技術編　19

1 頭頚部 ──────────────────── 21
前頭筋／22　後頭筋／24　眼輪筋／26　上眼瞼挙筋／28　側頭筋／30
咬筋／32　顎二腹筋前腹／34　顎二腹筋後腹／36　胸鎖乳突筋／38
斜角筋群／40　頚長筋／42　広頚筋／44　上部僧帽筋／46　頭板状筋／48

2 体幹 ──────────────────── 53
腹直筋／54　広背筋／56　腰方形筋／58　腰腸肋筋／60　胸最長筋／62
多裂筋①／64　多裂筋②／66　外肋間筋／68　内肋間筋／70

3 上肢帯〜上腕 ──────────────────── 73
大胸筋／74　小胸筋／76　肩甲挙筋／78　菱形筋／80　三角筋／82
棘上筋①／84　棘上筋②／86　棘下筋①／88　棘下筋②／90　大円筋①／92
大円筋②／94　小円筋／96　肩甲下筋（起始側）／98
肩甲下筋（停止側）／100　上腕二頭筋（起始側）／102
上腕二頭筋（停止側）／104　上腕三頭筋（起始側）／106
上腕三頭筋（停止側）／108

4 前腕〜手指 ──────────────────── 111
前腕屈筋群／112　円回内筋／114　前腕伸筋群／116　母指内転筋／118
母指対立筋／120　虫様筋／122　背側骨間筋／124

5 骨盤〜大腿 ──────────────────── 129
腸骨筋／130　大殿筋①／132　大殿筋②／134　中殿筋／136　小殿筋／138
大腿筋膜張筋／140　恥骨筋／142　大内転筋／144　内側ハムストリング／146
外側ハムストリング／148　鵞足／150　内側広筋／152　中間広筋／154
外側広筋／156

6 下腿〜足 ——————————————————————————— 159
膝窩筋／160　腓腹筋／162　ヒラメ筋／164　前脛骨筋／166　後脛骨筋／168
長腓骨筋／170　短腓骨筋／172　長母指伸筋／174　長指伸筋／176
短指伸筋／178　背側骨間筋／180　短母指屈筋／182　母指外転筋／184
小指外転筋／186　足底方形筋／188

7 セルフASTR ——————————————————————————— 191
側頭筋／192　上部僧帽筋／193　多裂筋／194　内肋間筋／195
前腕屈筋群／196　前腕伸筋群／197　中殿筋／198
内側ハムストリング／199　長腓骨筋／200　短指伸筋／201　短母指屈筋／202

PART 3 症例編　203

おわりに　218

臨床コラム

頭部前方姿勢の治療と「かくれねこ背」／50　過換気症候群について（マニュアルメディシンによるアプローチ）／72　RSIs（反復性ストレイン損傷）について／126　テンションサインのとらえ方／158　痛いけど、痛いことをするとき／209

［表紙デザイン］山梨デザイン事務所
［解剖イラスト］有限会社彩考
［イラスト］種田瑞子
［写真］中島ミノル

PART I 基礎編

PART I
基礎編

CHAPTER 1
ASTR（アスター）とは

◆なぜ手技療法を、そしてASTRを行うのか

　ASTR（Active Soft Tissue Release：アスター）とは、特定の軟部組織（筋、筋膜、靭帯、腱、腱鞘）を局所的に圧迫伸張を加えて固定しつつ、隣接した関節の運動（自動・自動介助・他動）を行うことで、より効果的なストレッチを施す手技療法の1つである。具体的には、診察によって確認した軟部組織の異常（トリガーポイント、圧痛、硬結、緊張亢進）と実際の症状を照らし合わせ、問題が生じていると思われる部位を圧迫固定した状態で筋のストレッチを行う。そして治療直後に効果を確認する。

　基本的な診察技術があれば、あとは一般的な治療ベッドが必要なだけなので、病院・診療所・治療院など場所を問わず、どこでもすぐに行える。特殊な器具や設備は一切必要ない。だから、学んだことを気軽に診療に用いることができる。

　しかし、なぜこの時代に手技療法が必要なのだろうか、手技療法など古い時代の遺物ではないのか、と考える読者の方もいるかもしれない。また、わざわざ新しい名前をつけて、有効性を喧伝する必要が本当にあるのかと疑問に思われる方もいるかもしれない。そこで、ASTRのような手技療法が、現代においても必要とされる理由や存在意義について考えてみたい。

　病院・診療所・治療院などリハビリテーションの現場では、症状の改善、機能回復から社会復帰を目指すところまで、患者側からの要望はきわめて幅広い。それぞれの役割、仕事内容には微妙な違いがあるものの、1人ひとりの患者と向き合い、相手のからだに手を触れ、様々なからだの問題点を感じとり、そして役に立つと思われる治療を私たちは毎日行っている。目の前にいる患者が「なんとか治りたい」「よくなりたい」と努力する姿を見ていると、できれば治してあげたい、元気になってほしいと思うのが普通である。

　ところが、診療の現場で何年も仕事をしていると、初めの頃に感じた仕事に対しての新鮮な好奇心、興奮といったものが薄れてしまいがちである。これは経験をつむことで得た自信や仕事に対する研鑽によってもたらされるものではあるが、同時に、それらは私たちに、仕事に対する限界、妥協点といったものを意識的ではないにしても感じさせるものでもある。「私（医師、理学療法士、マッサージ師）の仕事はここまでだ」「これは自分の仕事の範囲を越えている」などといった判断を、実際の仕事の中で行わざるを得ないこともある。

　こういった判断の中には、からだの状態の客観的評価、心理的な問題の有無、現在の治療技術から見て、妥当な場合もある。しかし、「痛みを取る」ということに関しては、まだまだ治療法に工夫ができるのではないか、というのが筆者らの考えである。それが、本書で紹介するASTRが主に目的としていることである。

　痛みに対する対策としては、鎮痛剤などの内服薬や神経ブロック、関節注射などのほかに、理学療法、運動療法が挙げられる。こういった治療法が一定の効果をもたらしてきたのは事実であり、また、そのために「医療は痛みを取ることに向き合っていない」とする批判に反論する医療従事者がいるのも当然のことかもしれない。しかし、これだけ医療が日進月歩で発達してきているのにもかかわらず、実際の診療で行われる「痛みを取る」治療法は10年前から大きく変化していない。確かに、視床痛やヘルペス後神経痛のような特殊な痛みの治療や癌性疼痛に対する経口モルヒネ療法など、着実な進歩が見られるものもある。しかし、一般的な診療の現場では、温熱・牽引などの物理療法、筋力強化などの運動療法が長期間大きな変更もなく行

われ、その効果については、否定することもできず、またその効果を明確に証明することもできないというような、はっきりしない状況が続いている。つまり、私たちが毎日の仕事の中で頻繁に対応している、緊急性もなく、手術を行うほどでもない、しかし症状としては患者の心身に悪い影響を与えている「痛み」に対する治療手段については、はっきりとした進歩がないのではないかと著者らは考えているのである。

膝や腰の痛みを訴えて診療所や治療院を訪れる患者は、高齢社会を迎えるにあたって、さらにその数は増えていく。治療を受けているものの痛みがなかなか改善しないといった相談は、決してまれな話ではない。「痛みが取れない」という相談の中には、どう見ても非現実的な期待を表すものもあれば、心理的な問題が混ざっているケースもある。その一方、実際に痛みのために日常生活に不都合を感じているにもかかわらず、現在受けている治療では十分に痛みの改善が得られず、かつ手術的な治療を受けるほどでもないという患者が多くいるのも事実である。

診療する側はそれなりに努力しているのに、患者からは必ずしも評価されていない。治療としてできるだけのことはしているつもりである。しかし、多彩な訴えを有するたくさんの患者を日々診なければならないので、効果があったとしても、時間も費用もかかり、リスクのある治療法を積極的に使うことはできない。こういった状況を考えると、実際の現場で容易にかつ短時間で行うことができて、なおかつ安全で効果的な治療法が望まれることになる。

また、痛みが改善した、消失したという経験は、患者の日常の気持ちによい影響を与えると同時に、痛みがあることから派生した異常な運動パターンの改善にもつながってくる。すなわち、痛みに対する治療スキルを向上させることのメリットは想像以上に大きいと言える。

普段の仕事の中で、私たちができるもっとも基本的なことは、まず患者の話を聞き、からだに直接手で触れ、悩みを感じとることである。そこから手を使って治療するという行為に行き着くことは自然な成り行きであり、実際に大昔から世界中で行われてきたことである。このように、誰にとってもなじみが深く、例外はあるものの安全性の高い手技療法を、現代医療の中でもう一度とらえ直し、その技術を高め、有効性を客観的に評価し、科学的な評価にも耐える治療体系をつくっていくことは、医療側にとっても患者側にとってもよいことであると思っている。そうすることで、手技療法の役割が現代医療の中できちんと位置づけられることも可能となる。

以上のような考え方からASTRは生み出された。この方法には様々なメリットがあるが、痛みの治療にとても役に立つということをまず強調したい。小さな診療所で生まれた治療法なので、特別な設備や器具をまったく必要とせず、治療ベッドさえあれば行うことができる。特殊な訓練や独特の治療理論を必要とせず、解剖学的な知識があり、基本的なテクニックを学びさえすれば、容易に行える方法である。治療直後に痛みの軽減・消失を確認できるので、治療の有効性の判定にも有利である。本書で紹介するASTRが、読者諸氏の毎日の診療で役に立つことを願いつつ、次にASTRのベースとなる考え方などについて触れることにしよう。

◆ ASTRの由来

ASTRのもととなる考え方は筋筋膜リリースの理論・治療方法によるところが大きい。筋筋膜リリースとは手技療法の1つで、筋組織に直接コンタクトし、漸進的に力を加えながら比較的ゆっくりと時間をかけて組織をストレッチしていくという静的な技法である。これに対して、ASTRでは、組織をストレッチする際に患者の自他動の運動を行い、力を可変すると同時に伸張のスピードを調節する。つまり、一般的なストレッチ法では関節の運動を利用して、伸張すべき組織に直接手は触れないのが原則であるが、筋筋膜リリースやASTRでは伸張すべき組織

に直接コンタクトして伸張を行う。そして、関節運動を利用するという点で、ASTRと筋筋膜リリースは異なったものとしてとらえることができる（図1）。

また筋筋膜リリースでは、持続的に組織にストレッチをかけていくと、組織そのものがストレッチに対して抵抗（収縮）と弛緩を繰り返し、この反応を手指で触知しながら行うのが原則である（これを習得するには時間がかかる）。しかし、ASTRでは、トリガーポイントを確認した後は、患者の痛みに対する反応を観察しながら治療を行うため、指先の微細な感覚に頼らずとも治療が可能となり、より容易に習得できる。

前述のように、ASTR自体は、著者らの個人的な体験から生まれ、臨床応用を繰り返すことで発展してきた。通常の筋筋膜リリースで十分な治療効果が得られない場合でも、ゆるめた組織の一点を圧迫しながらストレッチを行うと、局所的な組織の伸張と同時に症状の改善が得られることを発見し、体系化を試みたものである。

実際に診療の現場で使ってみると、シンプルな治療法であるのに即効性が高く、たとえば腰痛や膝の痛みに対して重宝している。しかし、臨床的な応用から始まったため、科学的なエビデンスは今のところ乏しいと言わざるを得ない。したがって、ASTRのメカニズムについて断定的なことは言えないが、手指の屈筋腱損傷を例にした臨床的な観察から、傍証的ではあるが、以下に理論的な説明を試みたい。

手指の屈筋腱損傷の手術中には、切断され短縮した屈筋腱を再び腱鞘内に通す目的で腱誘導鉗子という細長い道具を使用する。この腱誘導鉗子を腱鞘内に通し、腱を引き戻す操作を行うとき、道具そのものが腱と同じかやや太いくらいの径があり、これを弯曲した腱鞘のトンネル内で動かそうとするため、どうしても腱鞘全体が圧迫により拡大しがちとなる。事実、手術終了の時点でも拡大した状態のままであることを何度も経験した。これは、腱鞘も、腱や筋・筋膜組織も、結合組織を基本要素とする点では同じで、組織の形態はその基本骨格をつくる結合組織が決定していることを意味している。

つまり、生体内の結合組織については、一定の負荷をかけることで伸張でき、さらにはこれを持続させることができる可能性が示唆されるのである。そして、その可能性を考慮し、手技治療として発展させたものがASTRであるとも言える。また、結合組織の主要構成要素である膠原線維については、粘弾性や履歴現象といった物理特性が知られており、この点もASTRの治療メカニズムを考える手がかりとなると、著者らは考えている。

◆ ASTRの特長

ASTRには、いくつかの特長がある。以下、その特長について説明する。

①治療法がシンプルなので、おぼえてすぐに利用できる

筋肉の走行や働きなど一般的な解剖学的知識があり、それを実際にからだの表面から触診し確認することができれば、すぐにASTRで治療ができる。医療現場で用いられていないような特殊な治療理論を必要とせず、長い修練を要する診察技術も必要としない。イメージで言えば、「押しながら、伸ばす」だけである。マッサージ師や理学療法士などの公的な資格を持っている人ならば、本を参考にしてすぐに診療に取り入れることができる。ASTR単独で治療することができると同時に、自分にとって手馴れたほかの治療法と組み合わせることも容易である。

②短時間でストレッチができ、忙しい診療の中でもすぐに効果がわかる

前述したように、静的なストレッチを比較的ゆっくりとした時間で、筋組織そのものに漸進的に力をかけていく筋筋膜リリースとは異なり、ASTRはストレッチの際に患者の自他動の運動を行い、力を可変すると同時に伸張のスピードを調節する。これによって、筋筋膜リリース

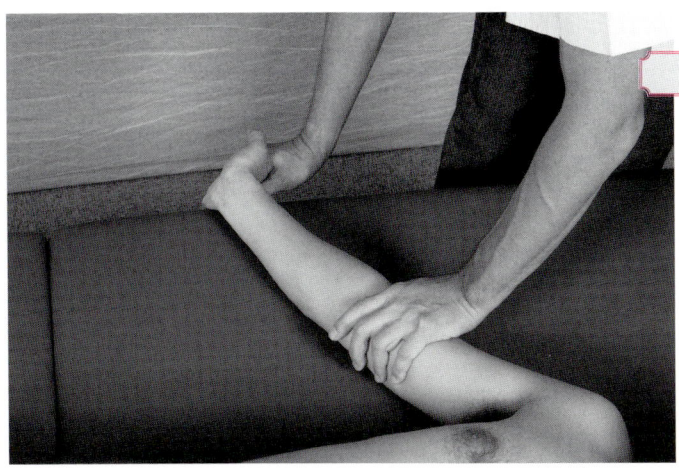

通常のストレッチ

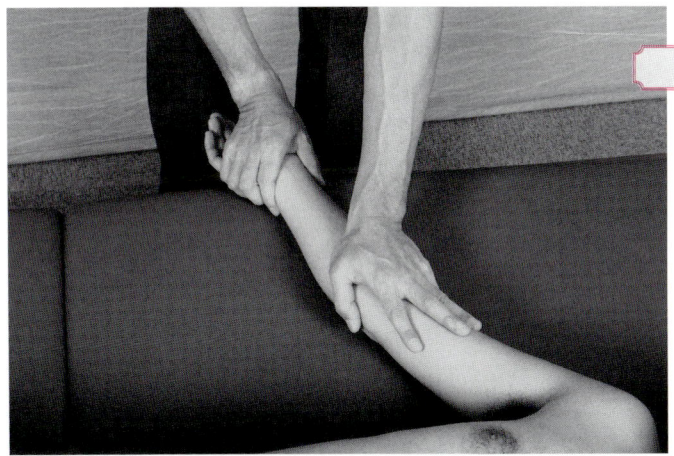

筋筋膜リリース

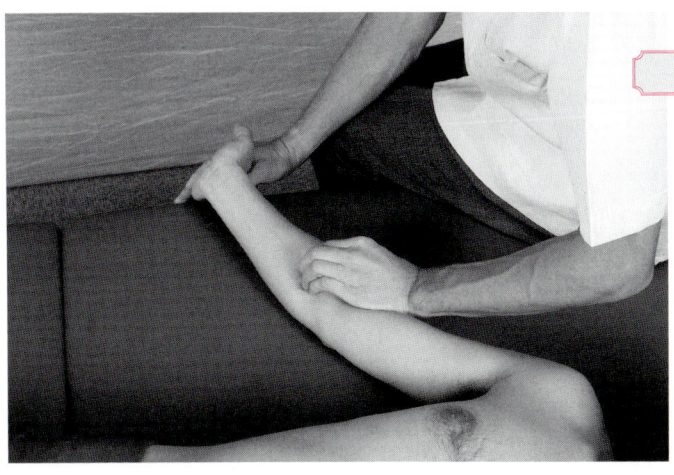

ASTR

図1　通常のストレッチ、筋筋膜リリース、ASTRとの手技の違い

よりも比較的短い時間で組織のストレッチを行うことが可能となる。

さらに、ストレッチを行った直後は、組織の伸張や自覚症状の改善の程度を確認できるので、患者にとってわかりやすい治療法であるとともに、治療者にとっても治療法の効果を検証しやすい。

③小さな範囲にストレッチの効果を集中できるため、手足のちょっとした痛みの治療に即効性がある

通常のストレッチや筋筋膜リリースに比べると、ASTRは手指の先端の大きさとほぼ同様の狭い面積で軟部組織にストレッチをかけることができる。そのため、治療時に加える力を単位面積で比べた場合、筋筋膜リリースよりも強くすることが可能である。また、ほぼ指先の大きさで局所的な力を加えることができるので、筋内の瘢痕組織やトリガーポイントの治療には効果を発揮する。比較的狭い範囲に力を加えられるということは、筋紡錘や腱紡錘への刺激を少なくでき、筋のスパズムを誘発しにくいことにもつながる（MEMO参照）。

日常の診療でよく見られる手足の痛み、たとえば外傷後の手関節痛、テニス肘、野球肩、膝関節痛やシンスプリントなどにも即時的な効果が得られることもまれではない。

④可動域制限が強いケースでも行えるので、五十肩にも効果的

関節の可動域制限が伴う場合には、極めて有用な治療手段となる。可動域制限の原因を関節内、関節外に分けた場合、ASTRが働きかけることができるのは関節外の要素である。可動域制限が強い場合、通常のストレッチ方法では組織の伸張が可能となるよりも前の時点で関節運動が停止し、結果的にストレッチを行うことができない。しかしASTRでは、関節の可動域制限が強い場合でも、初めに目標とする組織の緊張がゆるむポジションをとり、ターゲット部位を指先などで圧迫固定して組織に予備的な伸張を加え、関節の動きを利用して組織にストレッチを行うことができる（図2）。

このことは、肩関節周囲炎の極期のように関節拘縮の強いケースでも、治療法の第一選択となり得ることを示している。

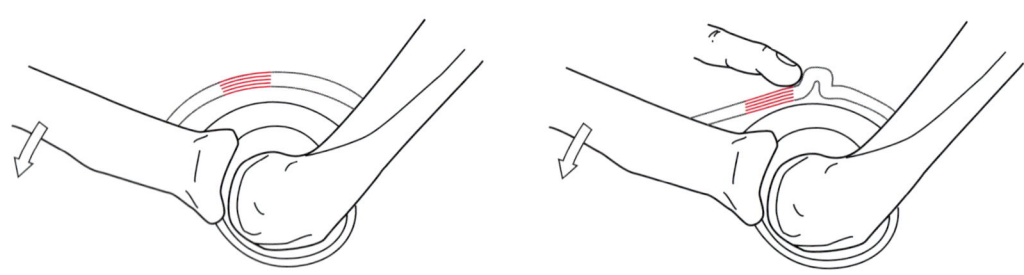

通常のストレッチ（左図）では、関節をまたぐ軟部組織が広い範囲で伸張されるが、ASTR（右図）は目標の組織にあらかじめ伸張を加えておくことによって、同じ運動量でより焦点をしぼったストレッチができる。可動域制限のある関節を無理に動かすと、異常運動を起こして損傷するリスクが生じるが、ASTRは残っている可動域内で治療を行うので、関節への負担はほとんどかからない。

図2　通常のストレッチとASTRのメカニズムの違い

⑤**からだの力が抜けない人、小児や高齢者でも、安全で簡単に応用できる**

　自他動の運動を利用することも、ASTRの大きな利点である。手技療法のうち、ストレッチ、MET（筋エネルギーテクニック）、カウンターストレイン、筋筋膜リリースは、いずれも患者が自発的に筋の緊張をゆるめ、リラックスすることが治療の前提となるが、時にこれは困難である（MEMO参照）。複数のトリガーポイントがあって身体の緊張を取ることができない人、高齢者に多く見られるようにからだの力を抜くことのできない人がいたり、小児や知的障害のある人、時には視聴覚障害のある人では、十分に力の抜けない人もいる。このような場合でも、自動（介助）ないし他動運動は可能なことが多いので、ASTRで治療することができる。

⑥**治療的診断ができるので、慢性的な腰痛や頚・肩の痛みに対する応用範囲が広い**

　ASTRは診断に用いることができる。自覚的な痛みのパターンから予想できる筋組織内に、硬結や索状組織、あるいはトリガーポイントを触知できる場合、痛みの原因が筋内にあると診断することはやさしい。しかし、症状から筋内に疼痛の原因があると推定できるものの、触診では明確な病変を確認できない場合がある。特に廃用による筋萎縮の程度が強いほど、はっきりとしたトリガーポイントが見つかりにくいものである。

　このとき痛みの原因と推定できる筋に対してASTRを行うと、単純に筋組織に圧迫を行っただけでは再現されなかった症状が現れる場合がある。中には完全に症状が再現されずに、圧迫部位の疼痛のみが発現する場合もあり、筋性の痛みと判断してよいか迷うこともある。このような場合でも、試験的にASTRで治療を行い、治療後に症状が消失ないし改善していれば、診断と同時に治療を行った（診断的治療）と判断することができる。

　一見すると、きちんとした診断を行わずに治療を先行することになり、診断から治療への原則からはずれるように思えるが、ASTRそのものが安全で副作用がほとんど認められないこと、また、他の方法で診断することが難しいケースでは、診断の誤認にもつながりかねないことから、実際的な診断方法としては極めて有用であると考えている。たとえば、坐骨神経痛の原因が脊柱管内にあると考えられていた症例の中にも、ASTRに反応する例が少なからず存在することを経験しており、少しでも筋内のトリガーポイントの存在を疑う所見があるならば、ASTRによる診断的治療を行うことは意味があると考えている。仮に筋内に原因があるとの推定が間違っており、ASTRの治療効果がまったく見られなかったとしても、注射や薬物投与の

MEMO

●**トリガーポイント**
筋の中にかたい硬結があり、押すと強く痛む部位を指す。硬結の周囲が索状に張っていることもある。

●**筋のスパズム**
筋が不随意に強く収縮し、自分自身では弛緩させることのできない状態。

●**筋エネルギーテクニック**
筋の等尺性収縮を行った後、ゆっくりとしたストレッチを行う治療法。

●**カウンターストレイン**
通常のストレッチとまったく逆に、緊張した筋を弛緩させることで筋のスパズムを改善する治療法。圧痛点を見つけ、圧痛の消失を治療の目標とする。

ようなリスクはなく、トライアルとしてASTRを行うことに問題はない（ただし患者には十分に説明する必要があるが）。

　実際にASTRを行ってみた結果、それまでの診断では脊椎や関節に症状の原因があって痛みが生じていると考えられていた症例でも、痛みの改善を認めることがある。こういった症例を再検討してみると、神経学的所見や炎症所見の有無から見て、診断そのものが明確とは言えなかった症例が多い。すなわち、ASTRによる治療効果を確認することで、診断をより的確に行うことが可能となるわけである。

CHAPTER 2
ASTRの診断学

　初めに述べたように、ASTRそのものは治療手技の1つに過ぎないが、特別な修練を必要としない。かつ治療効果が比較的短時間で表れ、大きなリスクもないので、「これは！」と思う筋肉にASTRの手技を行って、その結果を観察することそのものが診断の助けになる。

　しかし、実際の臨床の現場では、できるだけ正確に診断し、時間や労力の無駄をせずに、効果的な治療を行わなければならない。そのために必要な診断上の要点を述べる。

　なお図3はASTRを行うまでの診断の参考手順である。

◆問診

　問診は重要である。以下、役に立つと思われる項目を列挙する。

①明らかな外傷歴があったり、急に生活習慣や仕事内容が変わった後に発症している

　けがの直後から痛みが発生している場合は患者本人の記憶も確かだが、「転びそうで転ばなかったが力が入った」「ぶつかったがそのときは痛くなかった」といった本人からすれば外傷と呼べない出来事の場合、忘れていたり、覚えていても話さないことがある。また、過去に重度の

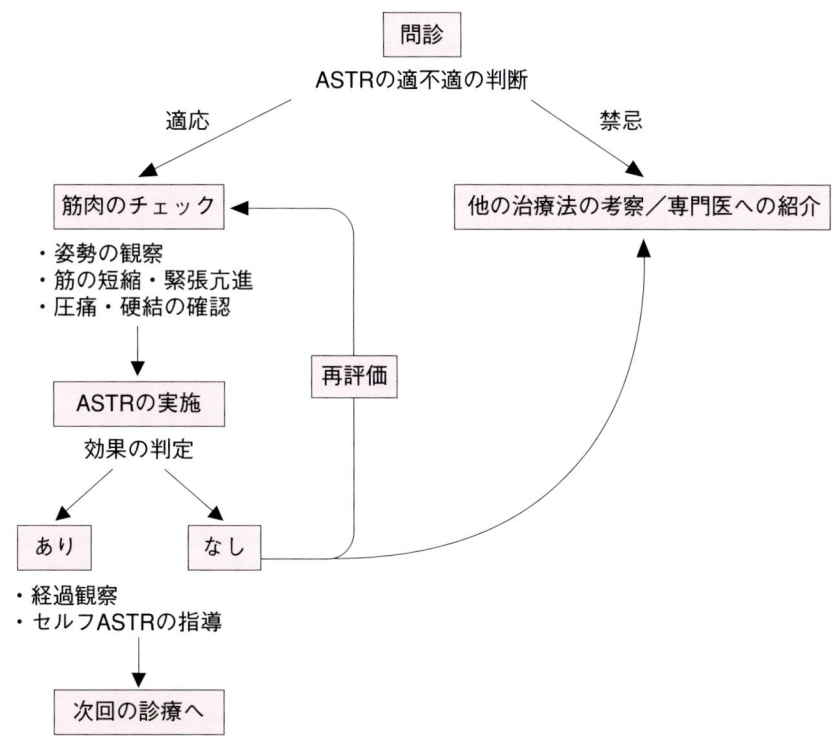

図3　ASTRを実施するまでの診察の流れ

捻挫や骨折を経験し、組織の短縮・瘢痕が残っていたとしても、本人がその状態に慣れているために話さないこともある。

仕事や住居が変わったときも要注意である。からだの使い方が変わったり、急に労働量・時間が増えたりする場合に筋の障害が生じることがある。

②仕事や趣味や生活習慣で、一定の動作を繰り返し行うことが多い

決まりきった毎日を送っていれば、からだに問題が生じることはないと考えている患者は多い。しかし長時間単一の作業を行うことは、身体のどの部分にとっても厳しいことであり、疲労の蓄積から問題が生じやすい。作業環境から不自然な姿勢をとることが多かったり、本人の癖で疲れやすい姿勢で作業したりするケースでも筋の障害を生じやすい。また、どんなに上手なからだの使い方をしていたとしても、休憩時間を十分にとらずに長時間の作業を続けることの多い職種（システムエンジニア、編集者など）の人は問題を生じやすい。

長く座り続ける習慣のある人（たとえばタクシー運転手）は、殿部や背部の圧迫が長期間にわたって続くために、圧迫される部位にトリガーポイントを生じることがある。特にズボンの後ろポケットに財布がいつも入っていると、殿部の筋に圧迫を受けやすくなり、さらに問題が生じやすい。

③運動の習慣がなく、休みが少ない

同じからだの使い方を毎日続けていれば、からだに癖がついてくる。癖とは筋や靭帯など軟部組織の短縮があるという意味であるが、普段の仕事と異なる運動を行うことで、これを防ぐことができる。また、筋疲労の蓄積が筋の障害を招く大きな原因と考えられるため、休養がきちんと取れているか否かも確認したい。

④身体の癖、使い方の癖が強い

背中を丸くして顎を上げて前方を見るような姿勢（たとえばコタツに入ったまま、テレビを見る）では後頚部の筋に負担が生じやすい。同じく高齢者で骨粗しょう症による円背があり、結果的に首を強くそらして前方を見る習慣のある人も後頚部の筋に負担が生じやすい。歩くときに身体の重心線が踵寄りにある人は、前脛骨筋や足指の伸筋群に負担が生じやすい。杖を使う人では、杖の高さが不適当な場合、肩周囲の筋に負担が生じやすい。

このように姿勢に強い癖があったり、本人は気づいていなくてもからだに負担をかける姿勢をとる習慣のある人では、筋・筋膜性の痛みを生じやすくなる。

⑤動作の開始時に痛みがある

一般的に、動作開始時の痛みは変形性関節症の特徴とされているが、痛みを感じている関節の周囲を調べると、関節運動に関連した筋のトリガーポイントが見つかることがある。こういったケースではASTRによる治療によく反応し、痛みが消失することも多い。反対に、動作の開始時には痛みがない場合、もしくは痛みは軽いものの、運動を続けていくと痛みが生じる場合は、筋・筋膜性の痛みの可能性は低くなる。

⑥一定の姿勢、肢位で痛みがある

「じっとしていても痛い」と患者から言われると、「安静時痛だから内臓性の痛みかもしれない」と考える治療者もいるかもしれない。しかし、「じっとする」ということは、その状態を維持するために働いている筋肉があるということである。座位や立位をとっているときには姿勢制御を行う筋群が働いており、多裂筋、脊柱起立筋群のトリガーポイントで見られる腰背部痛のように、姿勢制御を行う筋群は、症状の軽い場合は運動時痛、強い場合は安静時痛を訴える原因になっている。

⑦寝ているときに痛みがある

同様に、寝ているときに痛みがあるからといって、内臓系の痛みや炎症性の痛みと即断してはいけない。寝ることによって必ずしも筋のすべてが弛緩するわけではない。たとえば腸腰筋は背臥位で寝ると伸張される。腹直筋も背臥位で伸張される。こういった筋にトリガーポイントがある場合、背臥位で寝ていても腰が痛いという症状になる。側臥位をとり、筋の緊張がゆるむと痛みがなくなるので、患者は「あおむけ（背臥位）で寝ると痛いが、横向きで寝ることはできる」と説明するはずである。

背臥位で寝ているだけなのに、膝が痛くなるという場合も考え方は同じである。内転筋群の中には股関節・膝関節伸展位では弛緩せずにむしろ伸張される筋が存在する。代表例は薄筋で、トリガーポイントが存在すると、夜間寝ているときに膝内側の痛みが生じる。

次に、圧迫の問題がある。トリガーポイントは圧迫されると痛みが生じる特徴があるので、寝た状態で圧迫を受ける部位にある筋にトリガーポイントが生じた場合、寝ていても痛いということになる。これに該当するのは背部や殿部、ふくらはぎの筋肉である。中殿筋のトリガーポイントの場合、その位置によって背臥位で痛くなったり、側臥位で痛くなったりすることもある。痛みのある側を上にして側臥位をとっても今度は下肢が内転・内旋して中殿筋を伸張することになり、痛みが生じる。

腹部臓器からの痛みは疝痛の場合もあれば、持続性の深部痛の場合もある。背部痛や腰痛の症例の中には、内臓由来の関連痛が混ざっているのも事実である。だが、上記のような点に注意を払って患者の話を分析すれば、運動器系の痛みとの鑑別はさほど困難ではない。詳細な問診を行っても、姿勢や動作と痛みの強さや持続時間の間になんら相関関係を見出せず、波のように打ち寄せては引いていくような痛み（疝痛）や、持続性の痛みであるならば、筋骨格系以外に由来する痛みであるかもしれない。少しでも内臓系の痛みを疑う理由があるならば、患者に説明し、必要なら専門医への紹介もためらうべきではない。

◆禁忌と適応を判断する

次にASTRの適応と禁忌を考えてみたい。特に急性期であるか否かの判断が重要である。

①禁忌

外傷、疾病を問わず急性期である状態、すなわち局所的な炎症所見がある場合は禁忌である。肉離れ（筋・筋膜損傷）のような急性損傷の場合、初めの4、5日は急性期の治療［RICE：R（安静）I（冷却）C（圧迫）E（挙上）］を行う。明らかな筋断裂のある場合、通常の保存療法（テーピング、ギプス）を行い、その後局所の熱感・腫脹が改善してからASTRを行う。

また、皮膚そのものの炎症や感染症、悪性新生物が疑われる場合は禁忌である。

皮膚や軟部組織の脆弱性が疑われる状態、すなわち糖尿病、クッシング症候群や膠原病などでは、禁忌ではないが慎重な適応が求められる。ステロイドホルモンを使用している症例においても同様である。出血傾向のある患者においても適応には慎重さが求められる。

②適応

急性期を過ぎ、慢性期（痛み・こわばり感）に入ったもの、すなわち局所の炎症所見が消退し、組織内に微小な瘢痕、癒着やトリガーポイントを形成したものであれば、初回でASTRを行ってよい。

体表上から触知でき、圧迫を加えることのできる軟部組織に原因があるものや、表在性でなくとも、浅層の組織を通して力を加えることができるものなら、ASTRを行うことができる。例としては、僧帽筋下の棘上筋、中殿筋下の小殿筋などである。

筋・筋膜組織が治療の主体であるが、線維組織が主要な構成要素となっている部位であれば、ASTRを行うことができると考えられる。したがって、腱や腱鞘、靭帯も、上記の適応に該当すれば治療の対象になり得ると考えられる。

患者には治療中の痛みがあることをよく説明し、理解してもらう。このため、小さい子供や知的障害のある人、あるいは精神的不安感の強い人にASTRを行う際には注意が必要である。

◆筋の状態をチェックする
①姿勢の観察
患者に立位や座位をとらせ、姿勢を観察する。左右のいずれかに短縮した筋があれば、比較することでおおよその見当をつけることができる。たとえば、右の小胸筋が短縮すれば肩甲骨が前方に回旋して肩が左側に比べて前に出ているように見える。右の腰方形筋が短縮すれば体幹は右に側屈する。

ここで注意したいのは先天的、後天的な変形が見られたり、下肢長差を骨盤の傾斜で代償したりしているような場合である。これらの場合においても左右差が生じるので、脊椎や四肢の関節の可動性や骨そのものの形の左右差がないかどうかを確認しておくことが重要である。

また脊椎の前後の弯曲も観察する。たとえば、立位で腰椎の前弯が強い場合、座位をとると前弯が改善するときは腸骨筋や大腿四頭筋の短縮を考え、座位でも前弯が改善しない場合は脊柱起立筋や広背筋の短縮を考える。このように、各筋の起始と停止を理解して、関節運動に伴う筋の動きを考えていけば、短縮した軟部組織の存在をある程度推定することができる。

②筋の短縮・緊張亢進
ASTRで治療する軟部組織のうち大部分を占める筋は、トリガーポイントや硬結を生じた結果、筋全体としては短縮したり、緊張亢進の状態となっていることが多い。完全に力を抜いた状態で通常よりも短くなった状態が筋の短縮であり、短縮はしていないが、他動的に伸張されたときの抵抗が通常よりも強い状態が緊張亢進である。

左右のいずれかの筋に短縮が生じた場合、その筋が作用する関節には可動域の制限が生じる。術者が他動的に関節を動かしていくと、関節可動域終端部で術者が手で感じとる抵抗感（エンドフィール）はやわらかい感じである。骨のように硬いものがぶつかったり、ゴムのように弾力のあるものがぶつかったりするときの抵抗感とはイメージが異なるのですぐわかる。筋の短縮による運動制限の特徴は、このエンドフィールのやわらかさにある。ただし、患者がリラックスできていなかったり、急激な伸張操作を行ったときには反射的な筋の収縮（スパズム）が生じるので、ゆったりとした動作で行うことが重要である。このように、四肢の筋では左右の関節可動域の違いを調べることが大きなヒントとなる。

肩関節のように多方向に関節可動域を有する場合、どの方向への制限が目立つかを考えると、問題となる筋を推定する助けとなる。一例を挙げると、肩関節で水平での内旋と内転運動の制限が目立つのは小円筋が多く、水平での外旋と外転運動の制限が目立つのは肩甲下筋に多い。

一方、緊張亢進の見極めは短縮よりも難しい。正常な筋であっても、関節をゆっくりと動かしていくと、筋の伸張によって次第に術者の手に感じる抵抗感は強くなる。この感覚は関節可動域終端部に向かってなだらかに増大していくが、筋内に硬結やトリガーポイントがあると、関節運動の中間域で抵抗感が急に強くなる。これを左右比較することで問題となる筋を推定する。大腿直筋や上腕二頭筋のような二関節筋では、どちらの関節運動がより強い抵抗感を示すか比較すると、筋内のトリガーポイントの位置を推定できる。大腿直筋の場合、股関節伸展時の抵抗が強ければ股関節近くのトリガーポイントが、膝関節屈曲時の抵抗が強ければ膝上部の

トリガーポイントが疑われる。

③圧痛・硬結

　姿勢を観察し、可動域を調べ、筋の短縮・緊張亢進の有無を調べたら、問題があると考えられる筋を触ってみる。大きな筋肉では、手のひらや指先を使って皮膚の上から軽く圧迫しながらすべらしていくと、硬結を触れることがある。これを強く圧して痛みが生じたなら、これがトリガーポイントである。小さい筋ではこの方法は難しいので、直接圧迫して圧痛の有無を確認する。深部の筋も同様で、強く圧迫して圧痛の有無を確認する。

　圧痛部位を見つけにくい場合でも、組織の緊張が強い部位を ASTR で治療すると症状が再現され、その後に改善を認めることもある。しかし、圧痛部位を強く圧迫しても必ずしも症状が再現されるとは限らず、圧迫部位の疼痛だけを訴えることもある。反対に、筋の短縮・緊張亢進もなく、むしろ筋の緊張は低下しており、明らかな硬結もないが、圧すると強い痛みを訴える症例がある。これは比較的高齢者に多く、全身の筋の発達も悪く、廃用の影響を受けているのではないかと思われる例が多い。

　明らかな麻痺や感覚障害もなく、痛みだけを訴えるケースでは、ASTR の適応となる筋性の痛みなのか、それとも脊椎などの別の原因から生じた痛みなのか迷うことも多い。このようなケースでは、問診や痛みのパターンから筋性の痛みを疑う理由が少しでもあれば、まず試験的に ASTR を行うとよい。その結果、症状の改善が認められれば、原因となる部位であると判断できる。

【補足】治療すべき組織を見つけにくいときに

　通常の診断で、ある筋の障害を疑うものの、トリガーポイント・圧痛・硬結をはっきりと確認できないときに、次の方法が役に立つ。

　対象となる筋の上に、術者が手のひら（手掌）をあてて、関係する関節を自動あるいは他動で動かしてみる。手のひらの下の組織に気持ちを集中して、周囲に比べ動きの悪い部分を感じたならば、そこが問題となる部位である可能性は高い（図4）。そして、次にトライアルのASTRを行い、組織の動きの改善や症状の軽減の有無をチェックするとよい。

　なお、本書では、トリガーポイントを「筋内に手で確認することができる硬結があり、これを強く圧するとはっきりとした痛みを生じるもの」ととらえている。硬結には触れるものの、圧痛がないか、もしくはあっても弱い場合はトリガーポイントとせず硬結と呼び、はっきりとした硬結を触れないが、圧することで痛みを生じるものを圧痛と考えている。軟部組織の痛みのメカニズムが現在でも明らかになっていない以上、いずれも便宜的な分類であり、治療上の必要から生まれた区分けと考えていただきたい。

◆パターニングを行う

　理想的にいえば、問題があると思われる筋をすべてチェックして、ASTR を行った後に、治療効果を判定するという手順が望ましい。しかし、忙しい臨床の現場では、よりスピーディな判断が望まれるのも当然であろう。

　このとき、パターニング（patterning）が役に立つ。すなわち、ある筋のトリガーポイントによって起こる症状の分布は、だいたい一定しているので、これを図表として覚えておく（パターン化する）ことで、症状からトリガーポイントの位置を類推することができる（本書では各筋の説明に関連痛の図が示されている）。

　しかし、痛みの訴え自体が主観的なものであり、客観的に判断する術がないということと、

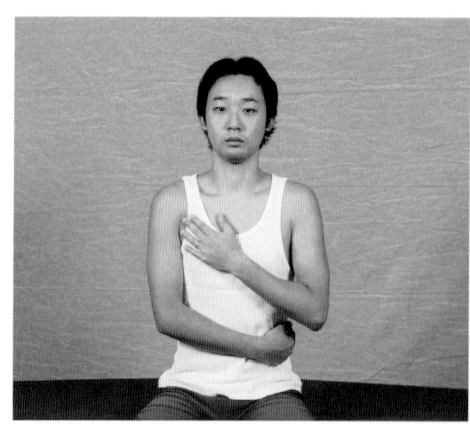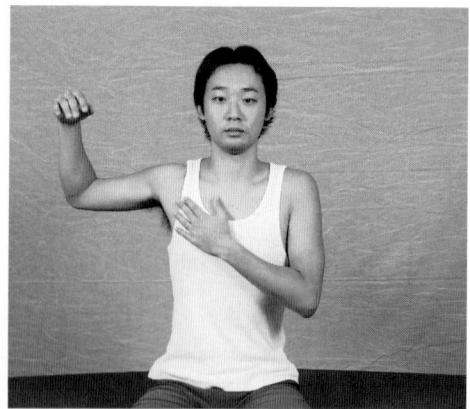

治療すべき組織を見つける方法は、1人でも練習できる。大胸筋を例に挙げると、筋のゆるむ位置で手をあてて（左図）、上肢を外転したときの大胸筋の筋線維の伸張を感じとる（右図）。周囲の筋線維と比べて硬くなった部位を見つけたら、問題の部位の可能性がある。大胸筋は扇状に広がっていて、肩関節外転で鎖骨部、外旋で肋骨部の筋線維がより伸張されるので、各方向で調べたほうがよい。

図4　治療すべき組織を見つけるための訓練法

　各筋のトリガーポイントによる症状の分布域はかなりオーバーラップしていることなどから、図表のパターンを覚えるだけでは正確な診断をすることができないのも事実である。また、Travell&Simonsの『Trigger point manual』（Williams & Wilkins）のような詳細な文献といえども、すべての筋をカバーしてはいないし、代表的なトリガーポイントの位置を挙げているに過ぎないので、やはり問診と診察が重要である。実際の臨床の現場では、このパターニングと診察を組み合わせて、判断していくことになる。

　診察の結果、問題があると判断した筋と、パターニングから類推した筋がぴったりと一致するのが診断の理想であるが、単一の筋が障害されるケースばかりとは限らない。発症してからの経過が長期にわたる例では、二次的なトリガーポイントの形成や関節機能障害・拘縮も加わり、診断も治療も一筋縄ではいかないことがある。また、一見単純に1つの筋が障害されているように思えても、ASTRを行うことで症状の一部が改善したときに、さらにその周囲を調べると、それまで気がつかなかった部位に硬結、圧痛、トリガーポイントが見つかることもある。そして、これをASTRで治療すると、その後には、また次の問題の部位が見つかることもある。したがって、診察による筋のチェックとASTRによる治療のトライアルの効果判定を繰り返し、これをパターニングと照らし合わせていく作業が必要になる。

CHAPTER 3
ASTRの実際

◆治療手順

目標となる筋が決定したらASTRを行う。基本的な手順は、筋を弛緩させ、トリガーポイント・硬結・圧痛のある部位を圧迫・固定し、筋が伸張される方向に関節を動かすというもので、以下の3ステップから成る。

Step1 プレポジション
対象となる筋の起始と停止を近づけて弛緩させた状態である。

Step2 フックポジション
制限のある組織に押圧を加え、長軸方向に牽引することにより、あらかじめ軟部組織に軽い緊張状態をつくり出した状態である。なお、本書では、ASTRの治療対象となるトリガーポイントや硬結、圧痛が存在する部位をフックポイントと呼んでいる。

Step3 ストレッチポジション
フックポジションで制限のある組織（フックポイント）に押圧を加えた状態から、関節運動により対象となる筋の起始と停止を遠ざけた状態である。関節運動を伴わせることで、より大きなテコの力を発生させ、フックした組織をさらに伸張させる。

著者らは、通常、患者の着衣はそのままで治療を行っている。薄手のブラウスやシャツならば、問題はない。ジーンズのような厚い生地のときは、治療上必要な範囲をさわれるように服をめくってもらうか、もしくは着替えてもらうようにしている。患者によっては皮膚上の油脂で指先がすべりやすく、布地の上からASTRを行ったほうがかえってフックをかけやすいことがある。もちろん皮膚に対して直接ASTRを行ったほうがよい場合もあるので、その場その場でもっともやりやすい方法を選択している。

フックの方法には、①母指を用いる方法、②示指・中指など1～2指を用いる方法、③示指から小指を用いて指先全体の力を利用する方法、④肘など手指以外の部位を用いる方法がある（図5）。一般的には①と②を使用するが、目的部位、患者のポジション、筋の状態によって、臨機応変に用いてよい。特に、指を用いたフックは慣れないと、指先に力を入れがちになる。フックしたところに体重をかけ、指先にその重みが伝わるような感覚で圧迫する。術者の疲労やオーバーユースを避けるため、また様々な状況に対応するためにもいろいろな方法を用いたほうがよい。

1つの圧痛点に対し、まず4、5回のASTRを行った後、症状の改善ないし消失を確認する。改善が不十分な場合、筋内の圧痛部位のやや遠位と近位にASTRを追加すると効果的なことが多い。この際、筋結合の走行を意識して遠位・近位を判断する必要がある。単一のトリガーポイントだけとは限らないので、筋内に複数の硬結や圧痛点、トリガーポイントを認めれば、その1つ1つにASTRを行う。

◆治療のポイント

治療の基本は「押しながら、伸ばす」だけであるが、次に述べる治療上のポイントをあらかじめ知っておくと、役に立つ。

複数の筋にトリガーポイントがあると考えられる場合、初めに比較的大きい筋、近位にある筋から治療を行ってみたほうが、経験上治療の効果が出やすい。その後で、より遠位にある筋に移っていくとよい。

中殿筋と小殿筋のように筋の配置がほとんど重なっている部位では、トリガーポイントがどちらにあるのか、あるいは双方の筋に存在するのかを確認することが難しいケースもある。こういう場合、浅層にある筋からASTRを行い、症状の軽減の程度を見ながらより深層の筋のASTRを行っていくとよい。

組織の制限の方向がわかりにくい場合は、左右の関節可動域を比較するときと同時に、対側も同様に触診して組織の動きを比較するとよい。あるいは、複数の方向へASTRをトライアルとして行い、患者が最もつっぱり感を自覚する方向を探すのもよい（通常のASTRは筋組織の走行に沿って行うが、筋線維間の癒着が生じている場合、筋に対して横方向のASTRが必要なこともある）。

発症してからの経過が長いほど、組織の伸張性が失われているためにASTRによる力のかけぐあいを強め（組織が鋭くはがされるような痛みを感じる程度）にしたほうが効果的なことが多く、比較的発症から経過の短い例では弱いASTR（痛みがないか、あっても軽くて、術者と

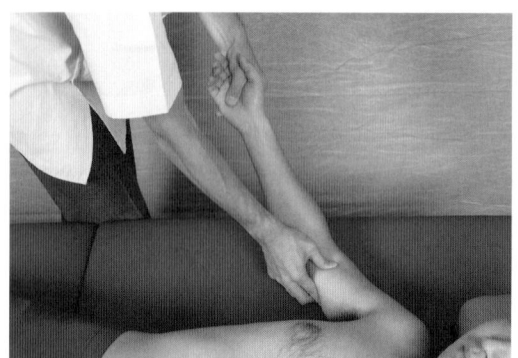

母指を用いる方法

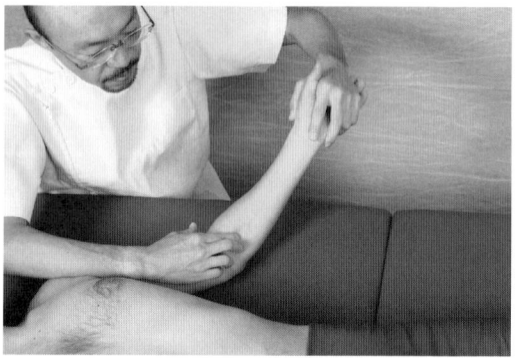

示指・中指など1～2指を用いる方法

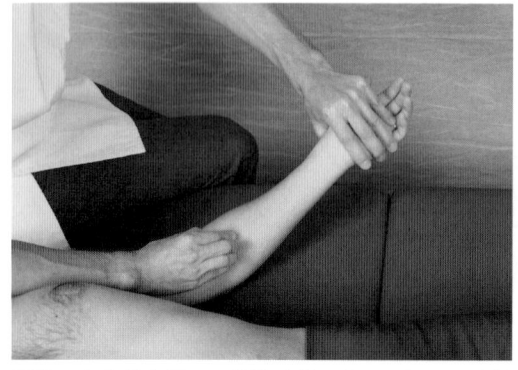

示指から小指を用いて指先全体の力を利用する方法

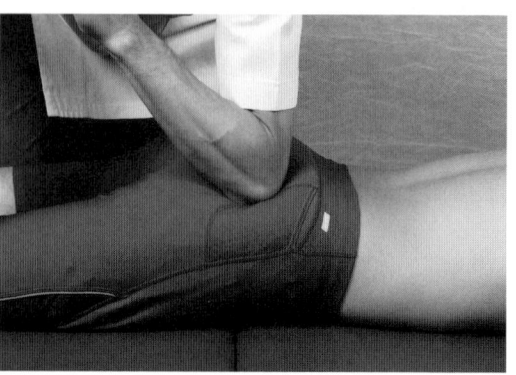

肘など手指以外の部位を用いる方法

図5　フックの方法

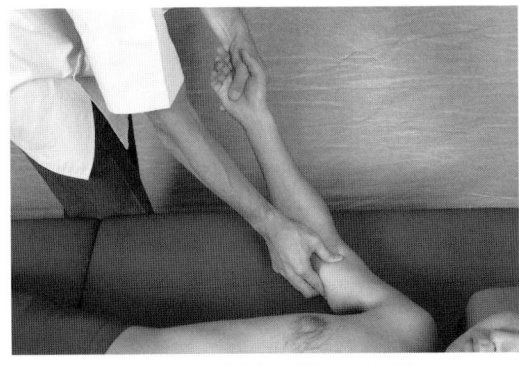
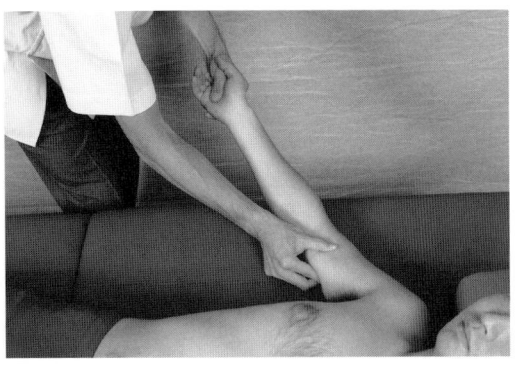

弱いフック（皮膚に対して鈍角）　　　　　　　強いフック（皮膚に対して鋭角）

図6　フックの強弱のつけ方

普通に話ができる程度）でも効果を生じやすい傾向がある。判断に迷う場合は、弱めのASTRから開始し、患者の反応を見ながら次第に程度を強めていくとよい。フックの強さを変えるときは、指先に入れる力を変えるだけではなく、強めたいときは皮膚に対して鋭角に、弱めたいときは鈍角にあてるとよい（図6）。角度を変えることにより、組織への摩擦抵抗も変化し、フックの強さを調節できる。

　同様に、関節の動きについても痛みの程度を聞きながら変えていく。スパズムの生じやすい場合には、関節可動域の中間域を用いてASTRを行うと、スパズムを誘発せず効果的である。拘縮のため可動域が狭い症例では、狭い可動域の範囲内でも短い振幅で関節運動を行いながらASTRで治療することで、痛みによるスパズムを誘発せずに軟部組織のリリースを行うことができる。上腕二頭筋のような二関節筋に対する治療では、圧痛部位により近い関節の動きを主に利用すると効果的なことが多い。ちなみにASTRにおける関節運動のスピードは、患者がリラックスできるならば、ゆっくりでも速くてもよい。回数は2、3回のこともあれば、10-20回のこともある。痛みの改善や組織の局所的な弛緩が得られれば終了とする。

　また、関節運動を行うと同時に、圧迫固定した部位を筋の長軸方向に沿って牽引することもある。関節の動きに逆らうように、固定部位を反対方向に牽引していくと、より強力なASTRを行うことができる。関節の動きに従うように、固定部位を同じ方向へ牽引していく場合、一見ASTRの効果を弱めるようであるが、これも有効な方法である。圧痛部位は決して単一点の筋膜の制限ではなく、実際には遠位・近位方向への筋膜の短縮を伴っており、それには圧痛部位から長軸方向へ広がる筋・筋膜組織の制限をリリースする必要があるためであろう。時には筋線維間の癒着を取るためにフックの方向を横方向にしてASTRを行うこともある。

　しっかりとしたASTRを行うと、患者から「引きはがされるようだ」「ツメを立てられているみたいだ」といった訴えを聞くことがあるが、この感覚は治療上目的が達せられているときに感じることが多い。あらかじめ、患者にこのような痛みが生じることを説明しておくことが必要である。また、治療後に組織内の血管が拡張し、皮膚の発赤が見られることがあり、特に頚部では目立つので説明しておくとよい。

　ASTRの治療手順はシンプルなので、本書に書かれた方法からさらに発展して、各自の工夫を加え、筋以外の軟部組織へのASTRにもトライアルしていただきたい。

PART I
基礎編

CHAPTER 4
セルフASTR

　ASTRは患者自身でも行うことができる。指先が届くところであれば、身体のどの部分でも行うことができ、上肢の運動制限がない限り、ほぼ全身の治療が可能である（図7）。初めにASTRの治療を受け、リリースされるときの感覚を実感することで、セルフASTRに必要な力のかけ方をすみやかに会得することができる。特殊な器具を使わず、通常のストレッチに比べても短時間で、場所をとらずにできるので、職場や家庭で気軽に行える。実際の方法については、技術編の「セルフASTR」の項で示す。

　こうしなければいけないという決まりはないので、身体のポジション、手指の位置や使い方など、自由に工夫してみてほしい。

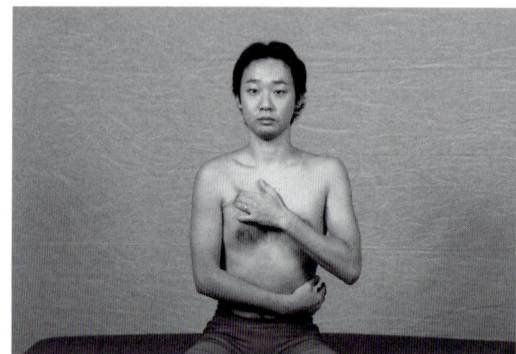
フックポジション

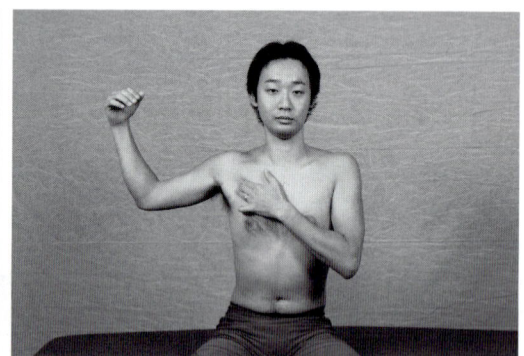
ストレッチポジション

図7　セルフASTRの例

PART 2 技術編

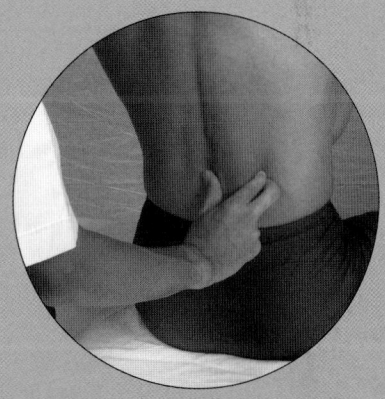

技術編のはじめに

　各部位における具体的な方法を説明する前に、治療対象や治療手順、推奨するフックの技法について解説する。

◆ 治療対象

　技術編では、便宜的に代表的な筋肉に対する治療手技を紹介しているが、皮膚・筋膜・腱・靭帯などの軟部組織全般がASTRの治療対象に含まれる。ASTRの治療手順はシンプルである。臨床家はこのシンプルさを生かして、適応と禁忌の評価の後に、様々な軟部組織に対するASTRを試みていただきたい。なお本書では、からだの右側に対する治療法を解説している。

◆ 技術編の各項目について

　技術編では筋肉ごとのイラストと下記のような解説を記載している。イラスト内にある×印はトリガーポイント、色のついた部分は関連痛の範囲を示している。

トリガーポイントによる症状

　主にトリガーポイントによって起こる症状について紹介している。

推奨するフックの手法

　推奨するフックの手法をイラストで示している。複数並んで記載している場合は、その中から術者が行いやすい方法を用いるとよい。

- 母指　　母指を用いてフックする。
- 示・中指　示指と中指を用いてフックする方法を示している。
- 四指　　四指を使ってフックする。
- 肘　　　ASTRでは肘を用いる場合もあり、その場合を示している。

治療手順

　前述したようにASTRは以下の3つのステップから成る。この3ステップに従って、ASTRの治療手順を説明する。

1. プレポジション

　対象となる筋の起始と停止を近づけた状態をプレポジションと呼ぶ。患者と術者の位置関係を示すとともに、（）内には、治療を行いやすい患者の姿勢を示している。

2. フックポジション

　プレポジションの状態で制限のある組織に押圧を加え、縦方向に牽引することにより、組織を局所的に伸張した状態を示す。なお、ASTRの治療対象となるトリガーポイントや硬結、圧痛が存在する部位をフックポイントと呼ぶ。

3. ストレッチポジション

　フックしたまま、対象となる筋の起始と停止を遠ざけた状態がストレッチポジションである。関節運動を伴わせることによって、より大きなテコの力を発生させ、フックした組織をさらに伸張させているのである。ストレッチポジションでは、主に他動運動による方法を紹介しているが、自動ないし自動介助運動で行う場合は、患者に口頭にて運動方向の指示を行うとよい。

テクニックの補足

　テクニックを行う際のポイントや別法、注意点などを記載した。触診するのが難しいと思われる部位には、その方法を記した。

臨床的コメント

　著者らの臨床経験に基づいた、治療上のトピックスを記載している。

頭頚部

　頭痛、顔面痛、顎関節痛の中には、トリガーポイントが原因となっているケースが少なからず存在する。比較的小さくて薄い筋が多いので、周囲よりはっきりとした圧痛のある部位を見つけたときは、その下にある筋のトリガーポイントを考える。ここでは小さな顔面筋については触れていないが、顔面痛の原因が明らかでない場合は、顔面を丁寧に触診し、筋のトリガーポイントを検索してほしい。

PART 2
技術編

前頭筋
[Frontal belly of occipitofrontal]

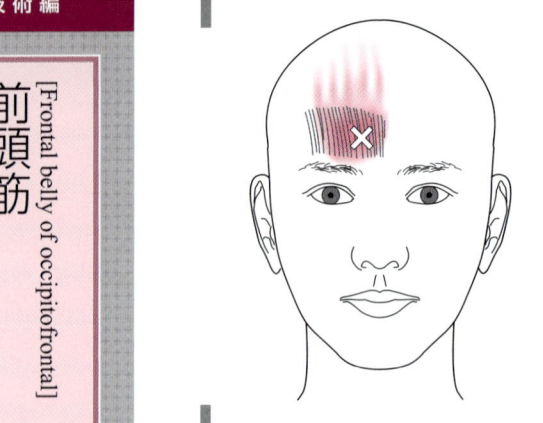

トリガーポイントによる症状
前頭筋のトリガーポイントは前頭部痛の原因となる。

推奨するフックの手法

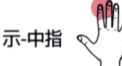 示-中指　 四指

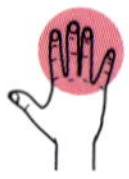

治療手順
1. **プレポジション** … 前頭筋の起始と停止を近づける。
   患者（背臥位）に意識的に目を大きく開けさせる。
2. **フックポジション** … 前頭筋を制限方向へフックする。
   前頭筋に押圧を加え、頭側へ引いて保持する。
3. **ストレッチポジション** … 前頭筋の起始と停止を遠ざける。
   患者に眼を閉じて、顔をしかめさせる。
   1.～ 3. を繰り返す。

テクニックの補足
皮脂のためにすべって、しっかりとフックできないときは、ティッシュやハンカチなどを間にはさむと行いやすい。

臨床的コメント
緊張性頭痛の患者では、後頚部の筋にトリガーポイントが見つかることが多いが、治療後も前頭部の痛み・不快感が残る場合、前頭筋のトリガーポイントを考える。

■ フックポジション

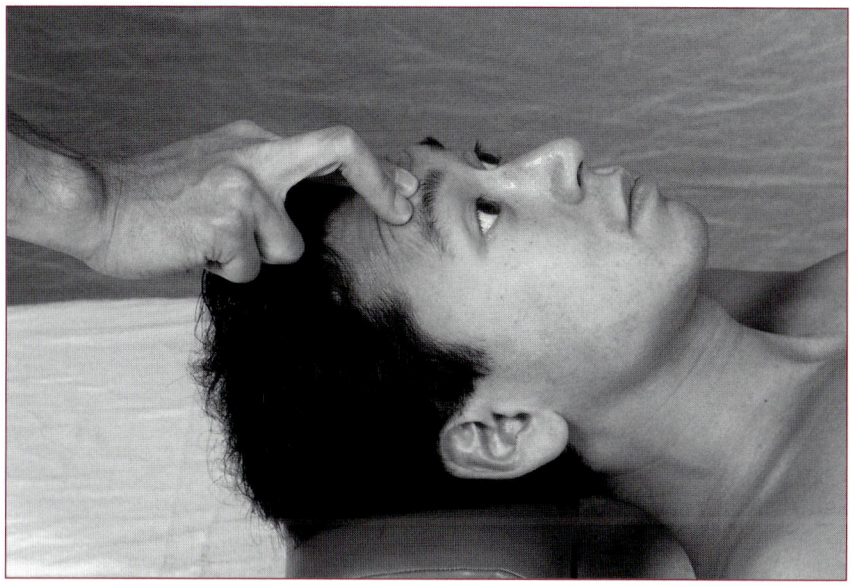

■ ストレッチポジション

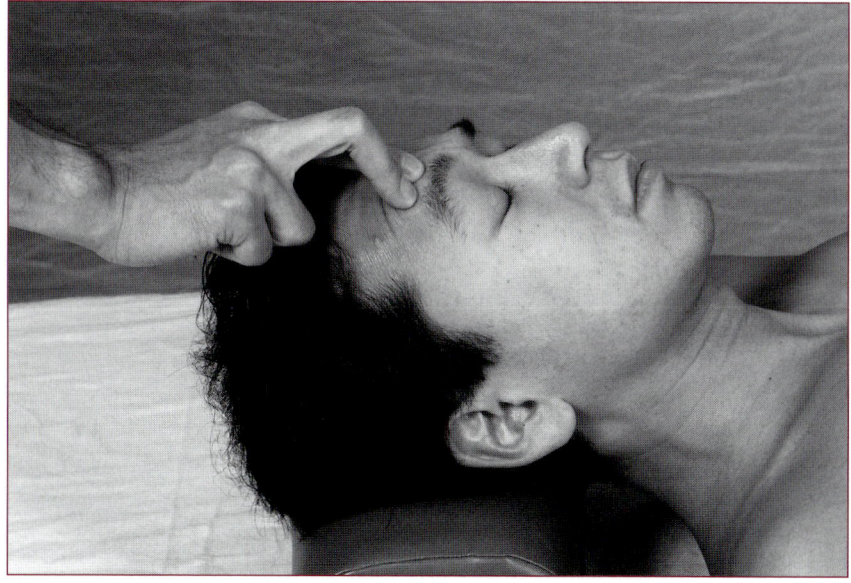

PART 2 技術編

後頭筋 [Occipital belly of occipitofrontal]

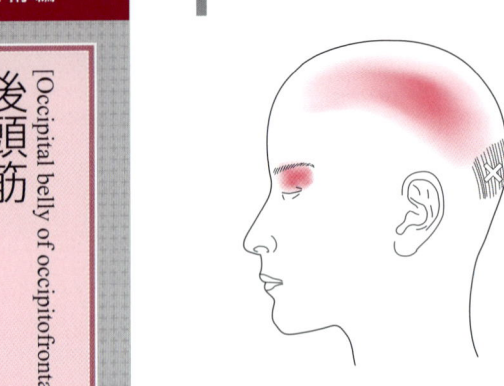

トリガーポイントによる症状

後頭筋のトリガーポイントは後頭痛の原因となる。

推奨するフックの手法

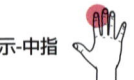 示-中指　 四指

治療手順

1. **プレポジション** … 後頭筋の起始と停止を近づける。
   患者（背臥位）に意識的に目を大きく開けさせる。
2. **フックポジション** … 後頭筋を制限方向へフックする。
   後頭筋に押圧を加え、頭側へ引いて保持する。
3. **ストレッチポジション** … 後頭筋の起始と停止を遠ざける。
   頚椎を屈曲させると同時に、目をかたくつぶらせる。

   1.〜 3. を繰り返す。

テクニックの補足

上項線（大後頭隆起の左右に伸びる骨隆起）の上縁に位置する筋なので、患者を背臥位にして頭の重みを利用するとフックをかけやすい。

臨床的コメント

前頭筋と後頭筋は、目を強く開く動作を行うときに、ともに収縮する。したがって近視・遠視など調節機能障害や視力障害のある患者では、ものをよく見ようとする動作の際に無意識にこれらの筋を収縮させていることが多く、筋疲労からトリガーポイントを形成しやすい。

■ フックポジション

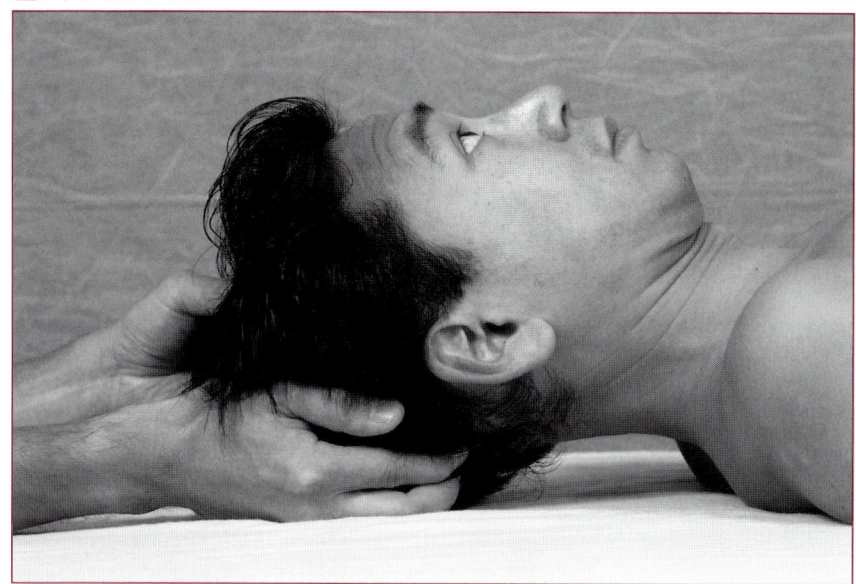

■ ストレッチポジション

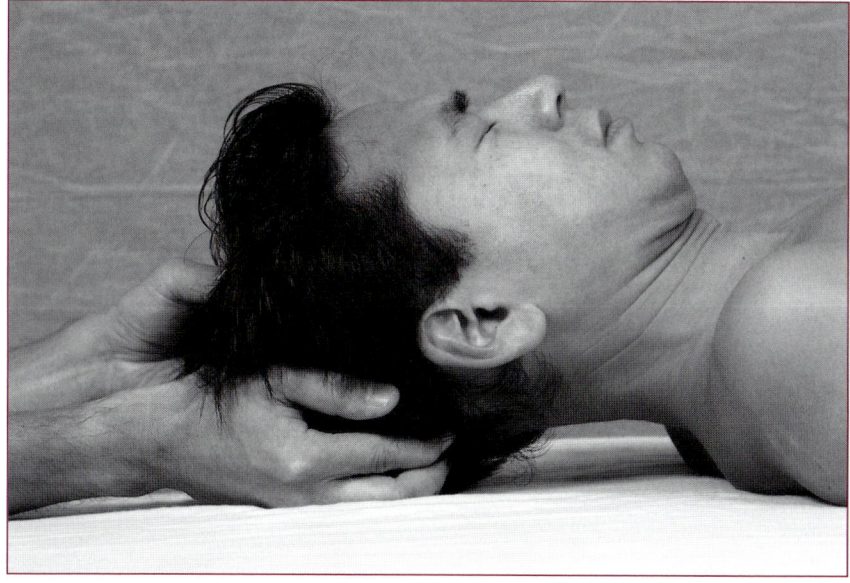

眼輪筋 [Orbicularis oculi]

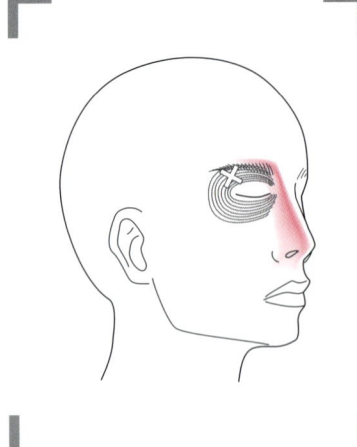

トリガーポイントによる症状

　眼輪筋にトリガーポイントがあると、眼瞼周囲に痛みが放散する。眼瞼けいれんにも有効である。

推奨するフックの手法

示-中指

治療手順

1. **プレポジション** … 眼輪筋の起始と停止を近づける。
   患者（背臥位）に開眼させ、眼輪筋の緊張をとる。
2. **フックポジション** … 眼輪筋を制限方向へフックする。
   眼輪筋に押圧を加える。
3. **ストレッチポジション** … 眼輪筋の起始と停止を遠ざける。
   患者は目をつぶり、眼輪筋を収縮させる。
   1.～ 3. を繰り返す。

テクニックの補足

　眼球に圧迫を加えないように注意すること。

臨床的コメント

　目を細めてものを見ようとする習慣があると、眼輪筋の筋疲労からトリガーポイントを生じやすい。

■フックポジション

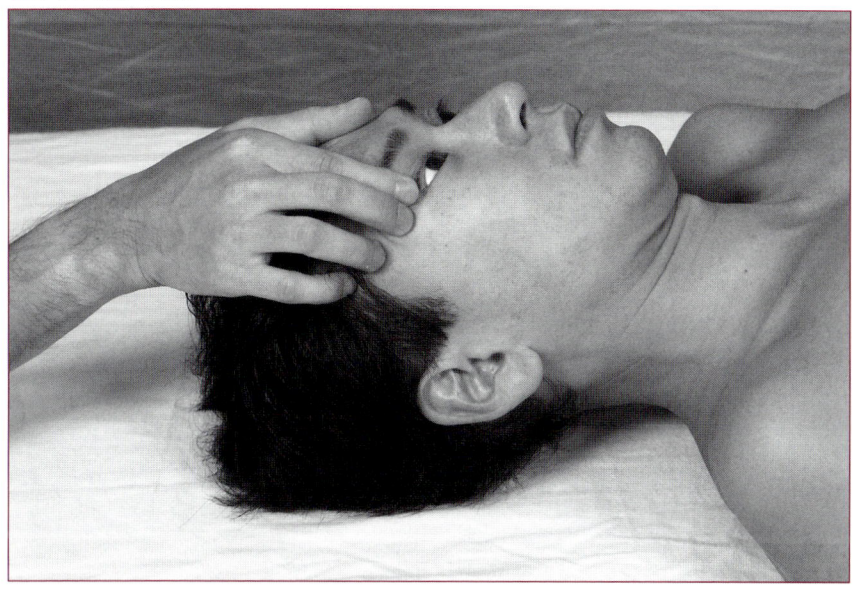

■ストレッチポジション

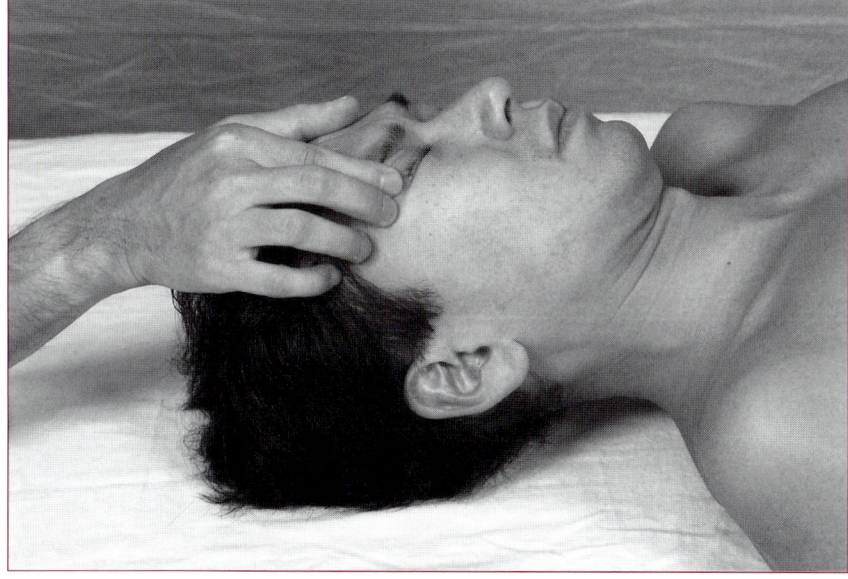

PART 2
技術編

上眼瞼挙筋 [Levator palpebrae superioris]

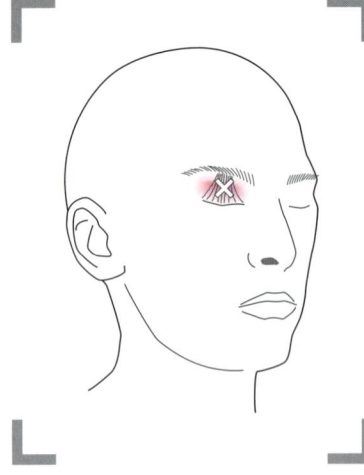

トリガーポイントによる症状
上眼瞼挙筋に対する ASTR は、眼瞼けいれんへの治療効果が期待できる。

推奨するフックの手法
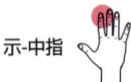
示-中指

治療手順
1. **プレポジション** … 上眼瞼挙筋の起始と停止を近づける。
   患者（背臥位）に開眼させる。
2. **フックポジション** … 上眼瞼挙筋を制限方向へフックする。
   上眼瞼挙筋に対し押圧を加え、頭側へ引いて保持する。
3. **ストレッチポジション** … 上眼瞼挙筋の起始と停止を遠ざける。
   患者に目を閉じさせる。

   1.〜 3. を繰り返す。

テクニックの補足
眼球ではなく、上眼窩縁に向かって押圧するとよい。

臨床的コメント
ASTR による治療後、「目がすっきりした」といわれることが多い。

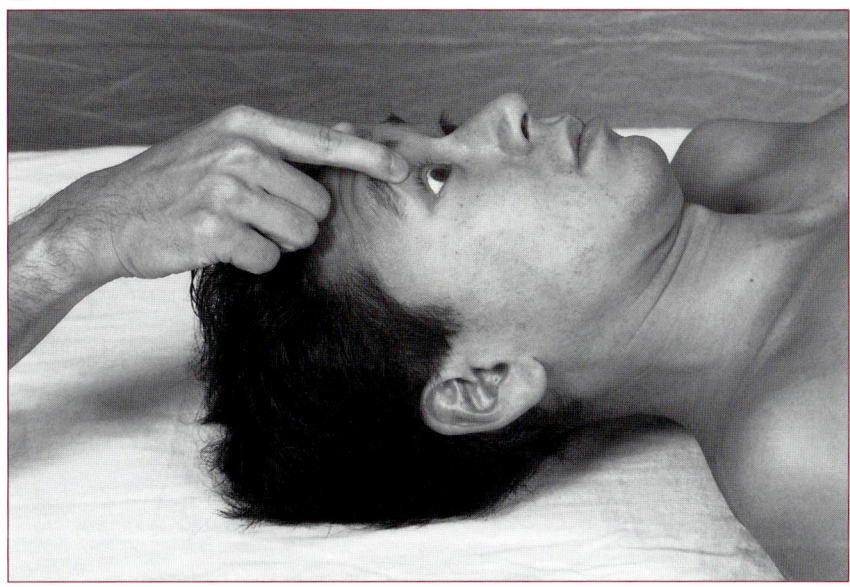

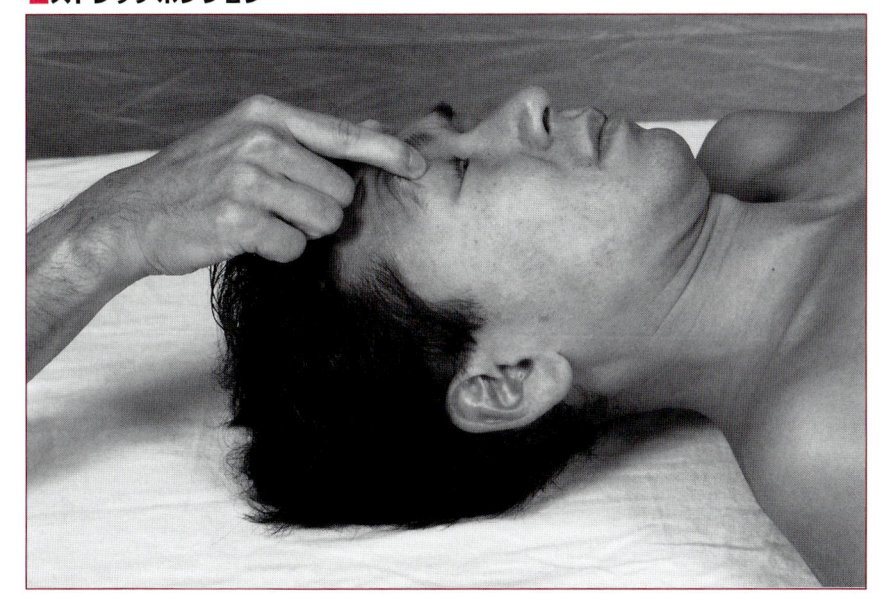

■フックポジション

■ストレッチポジション

[Temporalis] 側頭筋

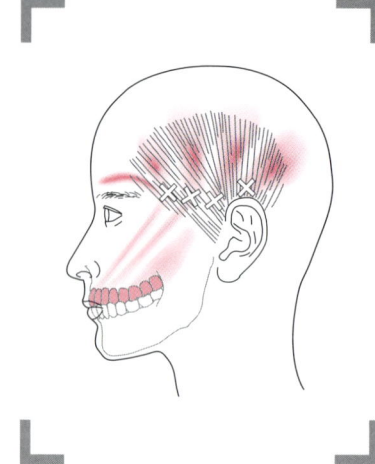

トリガーポイントによる症状
　側頭部痛が起こり、痛みは時に上顎にも放散する。顎関節痛、開口制限の原因筋の1つである。

推奨するフックの手法
示-中指　　四指

治療手順
1. **プレポジション** … 側頭筋の起始と停止を近づける。
   患者（左側臥位）に口を軽く閉じさせる。
2. **フックポジション** … 側頭筋を制限方向へフックする。
   側頭筋に押圧を加え、軽く頭側へ引いて保持する。
3. **ストレッチポジション** … 側頭筋の起始と停止を遠ざける。
   患者は口を開ける。
   1.～ 3. を繰り返す。

テクニックの補足
　扇状に広がった筋なので、丹念に触診して左右の圧痛の程度を比較する。痛みの強い側でASTRのトライアルをして効果を判定する。

臨床的コメント
　歯ぎしりの有無、口の片側で物を嚙む癖、歯を嚙み締める癖がないか確認する。歯科的ケア（嚙み方の指導、スプリントの使用）や姿勢指導（過度の筋緊張を改善する）を行わないと、トリガーポイント再発の可能性が高い。

■フックポジション

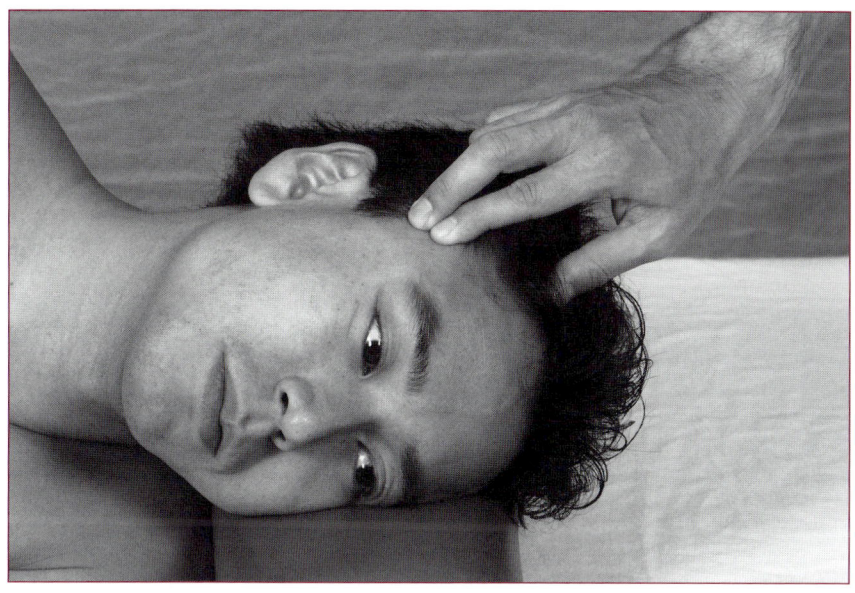

■ストレッチポジション

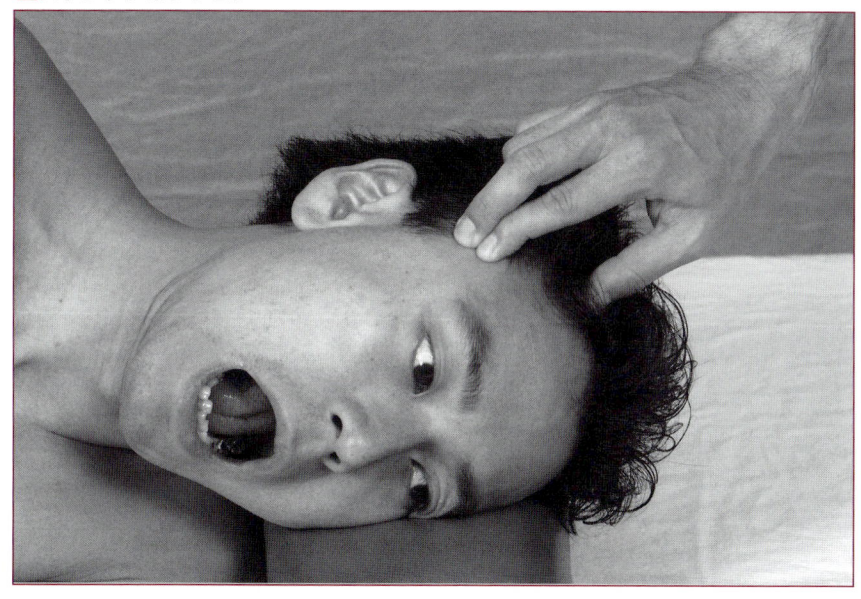

頭頚部 側頭筋

頭頚部

体幹

上肢帯〜上腕

前腕〜手指

骨盤〜大腿

下腿〜足

セルフASTR

咬筋 [Masseter]

トリガーポイントによる症状

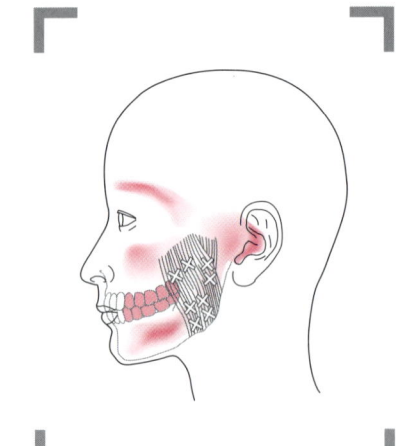

顎関節痛、開口制限の原因筋の1つ。時に耳の奥の痛み、耳鳴の原因になる。

推奨するフックの手法

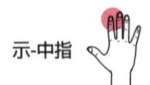

示-中指

治療手順

1. **プレポジション** … 咬筋の起始と停止を近づける。
   患者（左側臥位）に口を閉じさせて、軽く上下の歯を噛み合わせる。
2. **フックポジション** … 咬筋を制限方向へフックする。
   咬筋に押圧を加え、頭側ないし尾側へ引いて保持する。
3. **ストレッチポジション** … 咬筋の起始と停止を遠ざける。
   患者は口を開ける。
   1.～3.を繰り返す。

臨床的コメント

　顎関節症の原因としてはもっとも多い。しっかりしたASTRを行うと即効性があるが、治療時の痛みも強いので、そのほかの手技（ストレッチ、筋エネルギーテクニックなど）を併用して行うとよい。
　顎関節症の原因としては、ほかに内側・外側翼突筋が重要である。いずれも口腔内から粘膜を介して触れることができる筋であるが、ASTRを行った経験がないので、本書では触れていない。臨床上は、ストレッチなどほかの手技で十分対応できる。

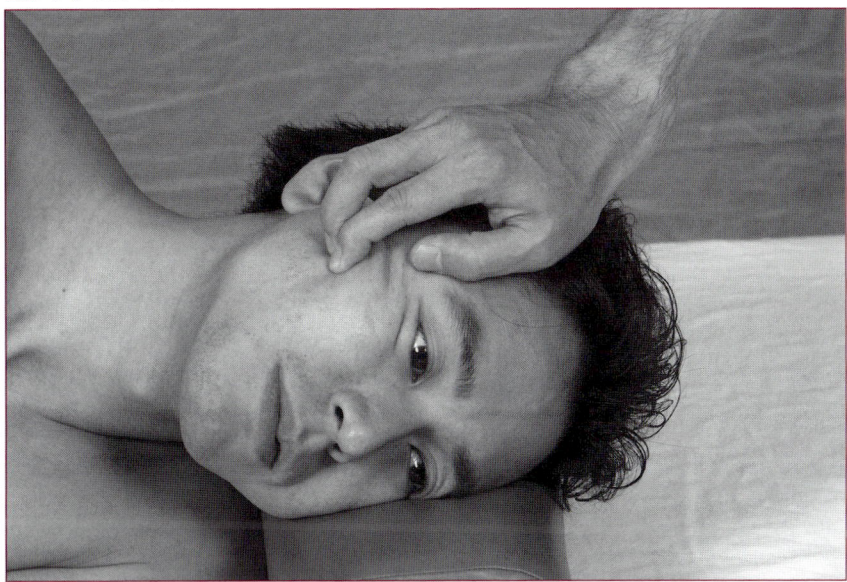

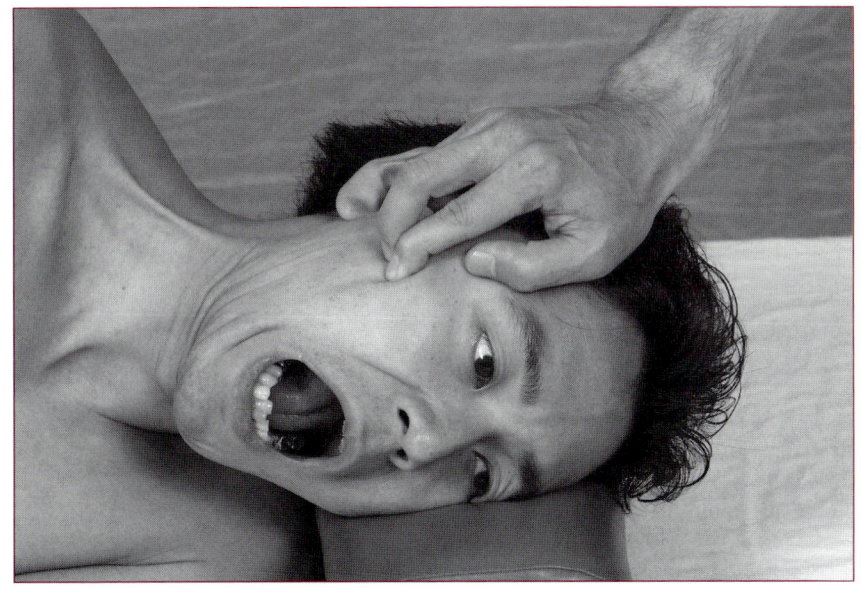

■フックポジション

■ストレッチポジション

顎二腹筋前腹 [Digastric muscle anterior belly]

トリガーポイントによる症状

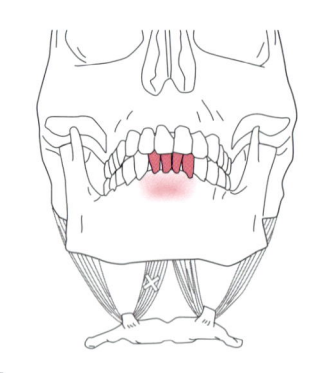

顎二腹筋前腹のトリガーポイントは、下顎、時に口底部の痛みの原因となる。開口時に痛みが悪化する。

推奨するフックの手法

示-中指

治療手順

1. **プレポジション** … 顎二腹筋の緊張をとる。
   患者（背臥位）に口を軽く閉じさせる。
2. **フックポジション** … 顎二腹筋前腹を制限方向へフックする。
   顎二腹筋前腹に押圧を加え、舌骨ないしオトガイの方向に軽く引いて保持する。
3. **ストレッチポジション** … 顎二腹筋の起始と停止を遠ざける。
   自動ないし自動介助で頚椎を伸展し、舌骨とオトガイの間を広げる。
   1.～ 3. を繰り返す。

テクニックの補足

舌骨の触診は、喉頭軟骨（のどぼとけ）を示指と母指でさわり、さらに上に指をすべらせると、馬蹄型の舌骨を触れる。さわった印象は、硬い骨というより軟骨のようである。つばを飲み込んでもらうと、瞬間的に舌骨が上がって触れなくなるのがわかるはずである。

臨床的コメント

顎二腹筋は、まれではあるが、顎関節症の原因の1つになる筋である。顎二腹筋は舌骨の動きに連動する筋であり、舌骨は嚥下運動に関連する。したがって、顎二腹筋の障害が嚥下運動に影響を与えることがある。

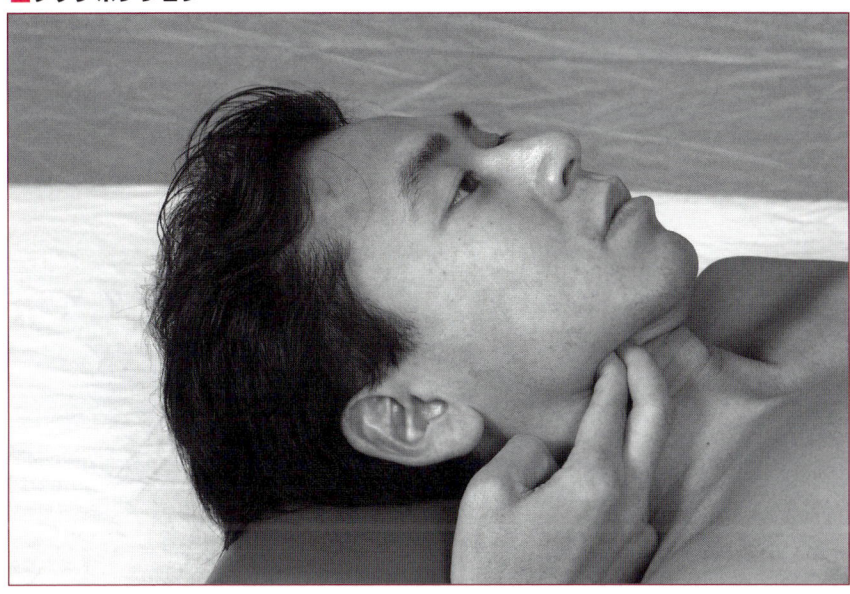

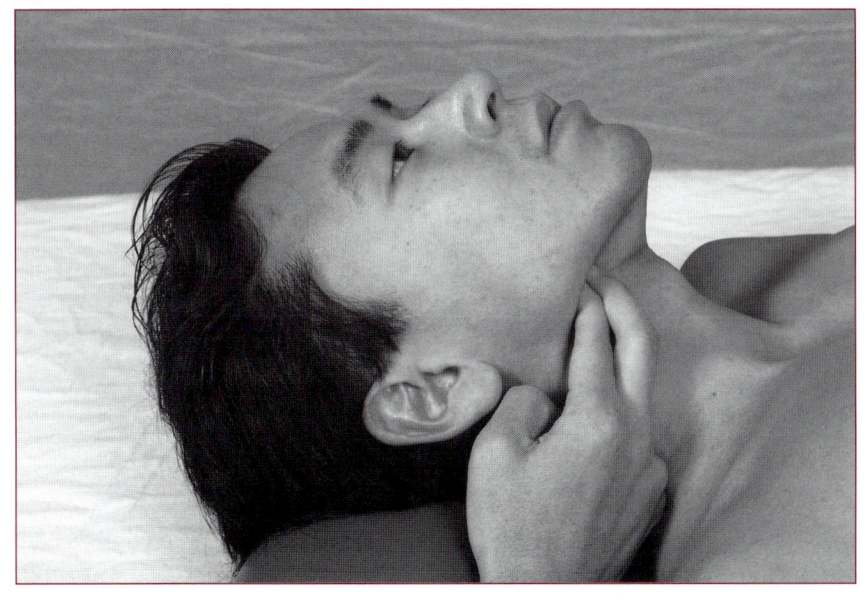

■フックポジション

■ストレッチポジション

顎二腹筋後腹
[Digastric muscle posterior belly]

トリガーポイントによる症状

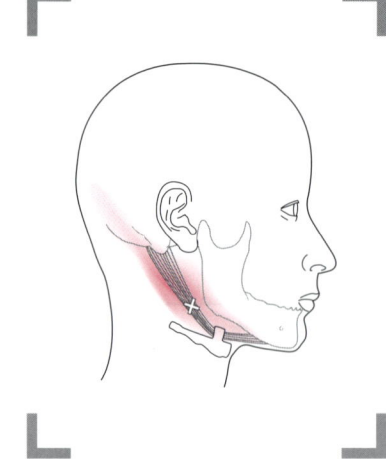

顎二腹筋後腹にトリガーポイントがあると、側頚部、顎周囲に痛みが放散する。また開口時に痛みが悪化する。痛みのため嚥下・発声障害を生じることがある。

推奨するフックの手法

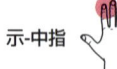

示-中指

治療手順

1. **プレポジション** … 顎二腹筋の緊張をとる。
   患者（背臥位）に口を軽く閉じさせる。
2. **フックポジション** … 顎二腹筋後腹を制限方向へフックする。
   顎二腹筋後腹に押圧を加え、舌骨ないし乳様突起の方向に軽く引いて保持する。
3. **ストレッチポジション** … 顎二腹筋の起始と停止を遠ざける。
   自動ないし自動介助で頚椎を左側屈・右回旋し、舌骨と乳様突起の間を広げる。
   1.〜3.を繰り返す。

テクニックの補足

乳様突起の前内方に位置する茎状突起は、圧迫により骨折を起こすリスクが高いところとされるので、強く圧迫しないように注意する。

臨床的コメント

外傷性頚部症候群（むち打ち損傷）の患者で、顎二腹筋後腹のトリガーポイントを認めた患者を治療した経験がある。原因のはっきりしない側頚部痛が続く場合に、忘れずにチェックしておきたい筋である。

■フックポジション

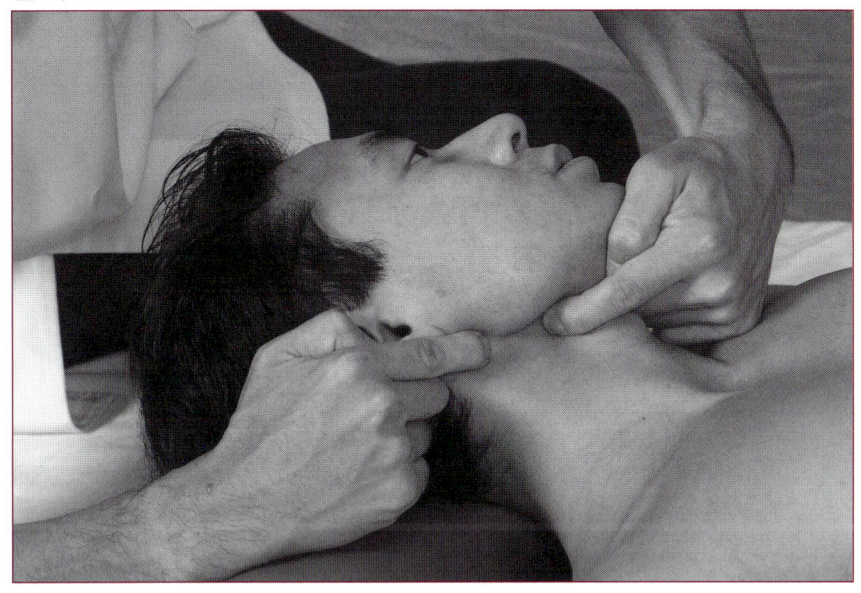

■ストレッチポジション

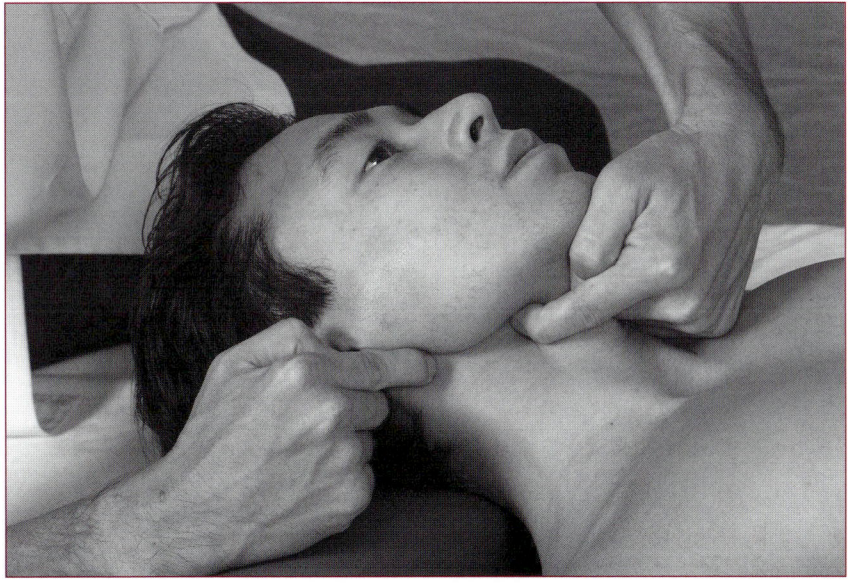

頭頚部 顎二腹筋後腹

頭頚部

体幹　上肢帯〜上腕　前腕〜手指　骨盤〜太腿　下腿〜足　セルフASTR

胸鎖乳突筋
[Sternocleidomastoid]

トリガーポイントによる症状

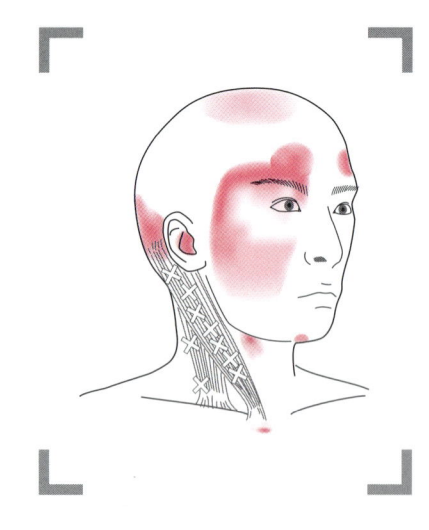

胸骨枝・鎖骨枝、近位・遠位により症状が異なる。近位では耳介・耳介後方・顎・顔面に痛みが放散する。遠位では肩や胸壁に放散する。

推奨するフックの手法

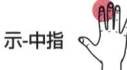

示-中指

治療手順

1. **プレポジション** … 胸鎖乳突筋の起始と停止を近づける。
   患者（座位）の頚椎を右側屈・軽度左回旋する。
2. **フックポジション** … 胸鎖乳突筋を制限方向へフックする。
   胸鎖乳突筋に押圧を加え、胸鎖関節（あるいは鎖骨）方向へ引いて保持する。
3. **ストレッチポジション** … 胸鎖乳突筋の起始と停止を遠ざける。
   頚椎を左側屈させる。
   1.～3. を繰り返す。

臨床的コメント

外傷性頚部症候群（むち打ち損傷）の患者でこの筋のトリガーポイントが見つかることが多いので、必ずチェックしておく必要がある。

長い間、頭部前方姿勢が続くと、この筋が肥大し、硬くはっていることがある。こういうときには、筋を横方向にフックして、通常の方法と異なり反対方向へ頭部を回すと効果的である。

■フックポジション

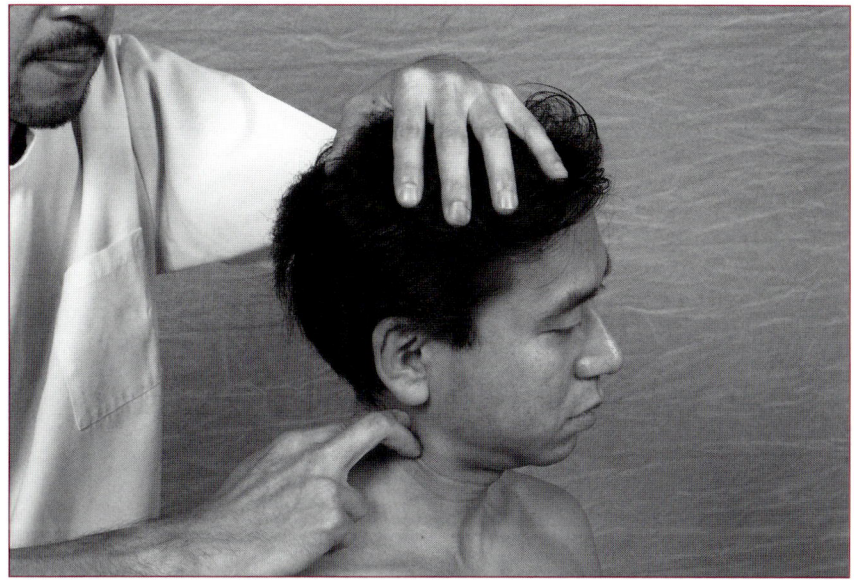

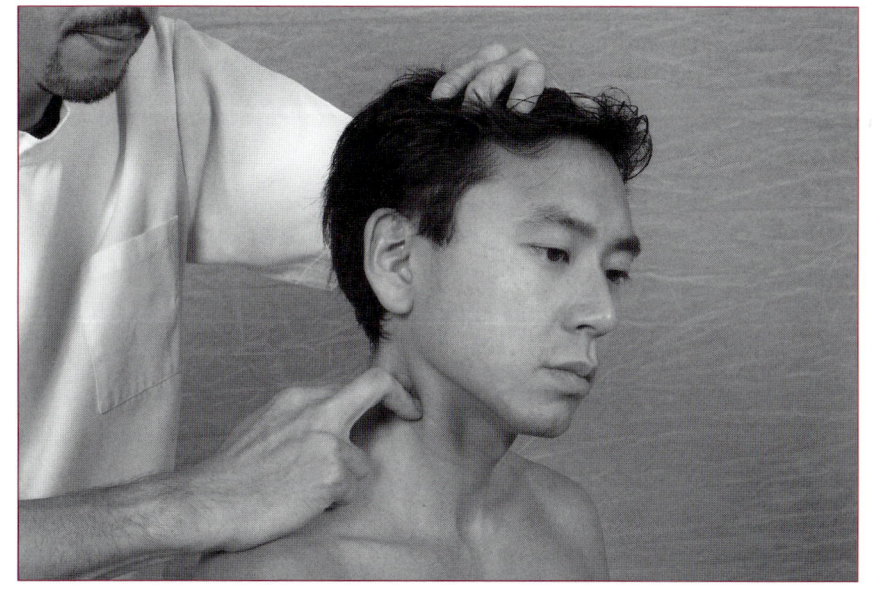

■ストレッチポジション

[Scalemus] 斜角筋群

トリガーポイントによる症状

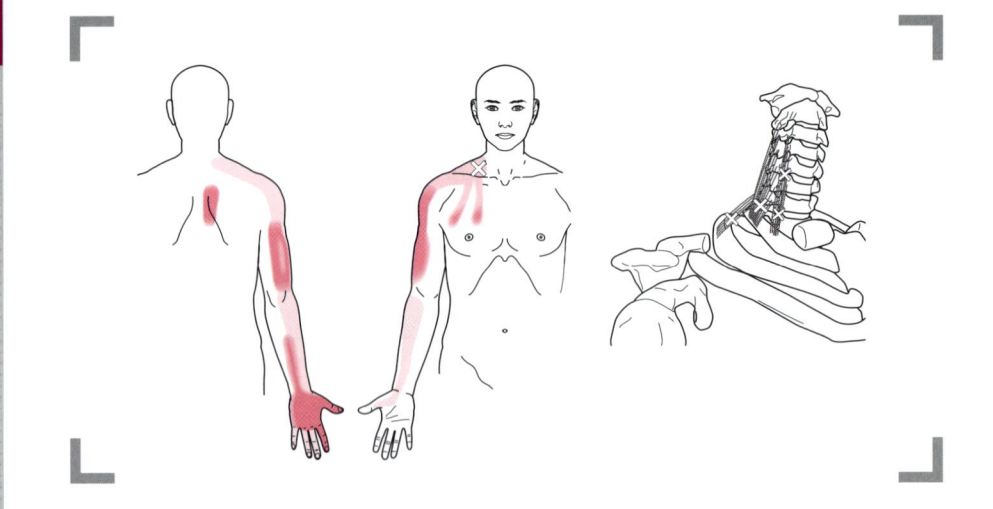

斜角筋にトリガーポイントがあると、頚部、胸部、上背部、上肢に痛みが放散する。胸郭出口症候群の原因になりうる。

推奨するフックの手法

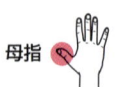

母指　示-中指

治療手順

1. **プレポジション** … 斜角筋の起始と停止を近づける。
   患者（座位）の頚椎を右側屈する。
2. **フックポジション** … 斜角筋を制限方向へフックする。
   斜角筋に押圧を加え、下外方の第1・2肋骨方向へ引いて保持する。
3. **ストレッチポジション** … 斜角筋の起始と停止を遠ざける。
   頚椎を左側屈する。

1.〜3.を繰り返す。

テクニックの補足

後斜角筋は側屈方向へのASTRでよいが、中・前斜角筋に移るに従い、屈曲・伸展動作も入れるとよい。

臨床的コメント

外傷性頚部症候群（むち打ち損傷）で胸背部や上肢に痛みを訴えるケースでは、必ずこの筋をチェックする必要がある。

背臥位で枕を使わずに本を読むと、この筋の疲労を招きやすい。また、バイオリンなどの楽器を演奏したり、頭を左右いずれかに傾けた姿勢を長時間続けたりすると、筋疲労からトリガーポイントを生じやすい。

慢性閉塞性肺疾患（ぜんそく、肺気腫など）の患者では、呼吸補助筋である斜角筋・胸鎖乳突筋のトリガーポイントを生じやすい。

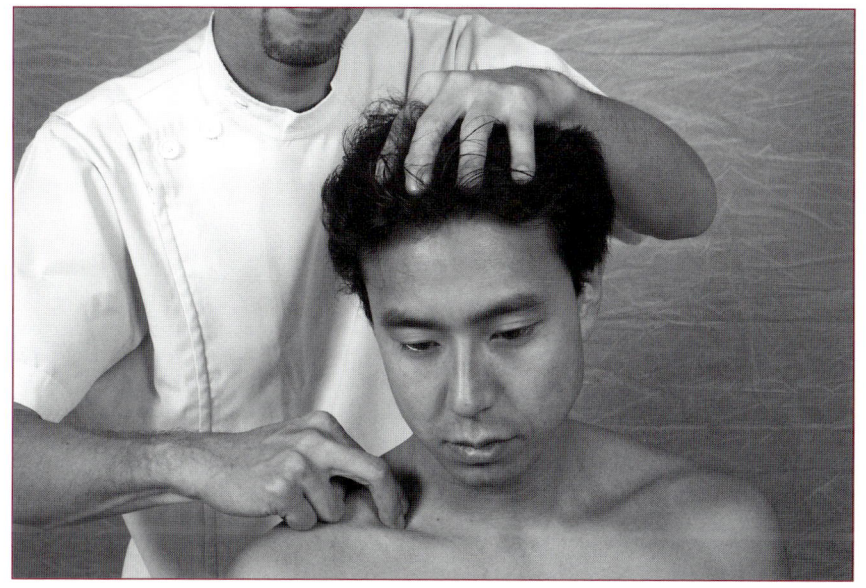

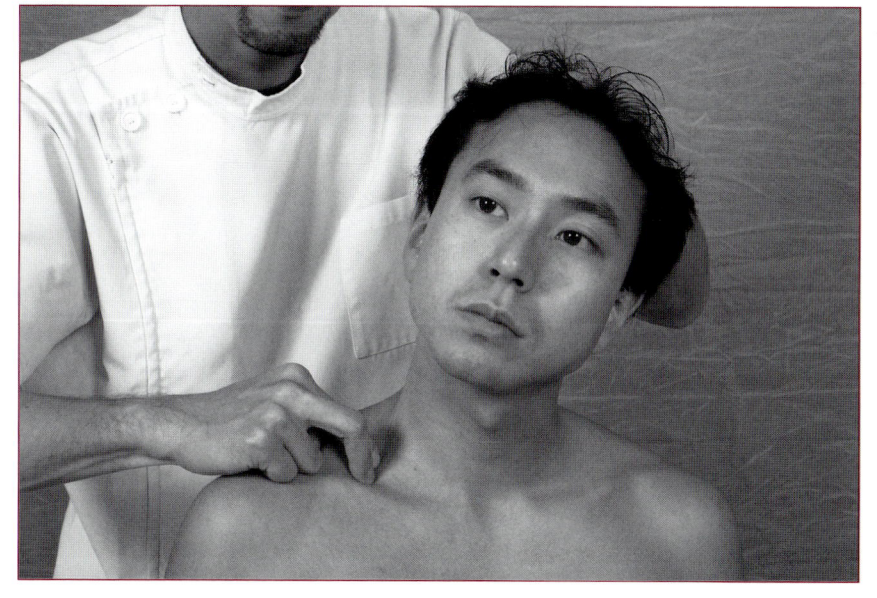

■フックポジション

■ストレッチポジション

PART 2
技術編

頸長筋 [Longus colli]

トリガーポイントによる症状

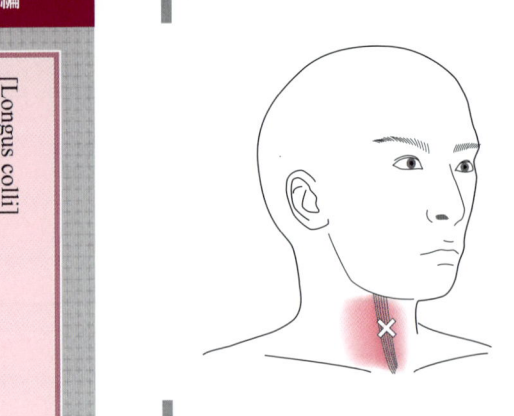

頸長筋のトリガーポイントは、頸部前面の痛みを生じる。むち打ち損傷における頸部痛のかくれた原因である。

推奨するフックの手法

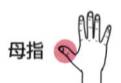

母指　示-中指

治療手順

1. **プレポジション** … 頸長筋の起始と停止を近づける。
   患者（背臥位）の頸椎を軽度屈曲する。
2. **フックポジション** … 頸長筋を制限方向へフックする。
   頸長筋に押圧を加え、頭側ないし尾側へ引いて保持する。
3. **ストレッチポジション** … 頸長筋の起始と停止を遠ざける。
   頸椎を伸展し、軽度左側屈位にする。

   1.～ 3. を繰り返す。

テクニックの補足

胸鎖乳突筋と喉頭軟骨の間を頸椎の方向に指先を進めていくと、頸椎の前面に頸長筋を触れることができる。外側の内頸動脈を圧迫しないように注意すること。

臨床的コメント

むち打ち損傷後にこの筋の筋力低下が見られることがあり、背臥位で頭部を持ち上げるように指示すると、顎を引かずに突き出す動きをすることでわかる。こういった際には、トリガーポイントを治療した後に筋力強化を行う必要がある。

■フックポジション

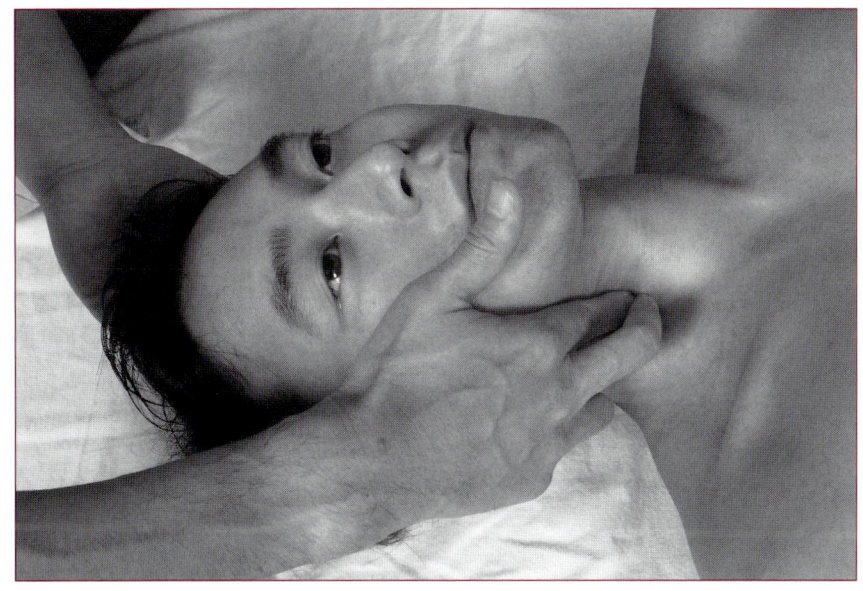

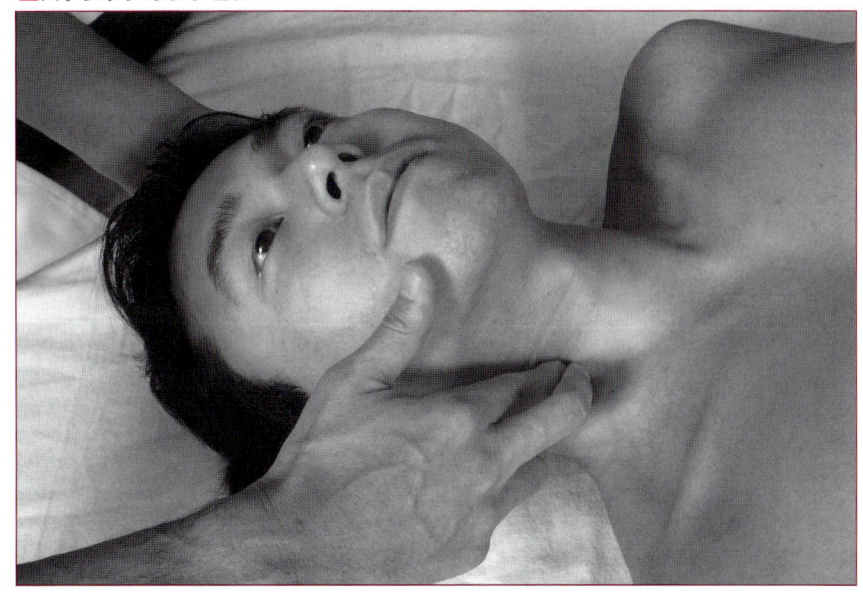

■ストレッチポジション

PART 2
技術編

広頚筋 [Platysma]

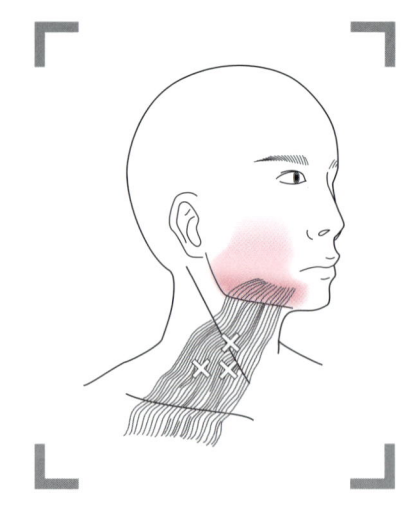

トリガーポイントによる症状
広頚筋のトリガーポイントは、顔面や頚部のはっきりとしない痛みの原因となりうる。むち打ち損傷の際にチェックが必要である。

推奨するフックの手法
示-中指　四指

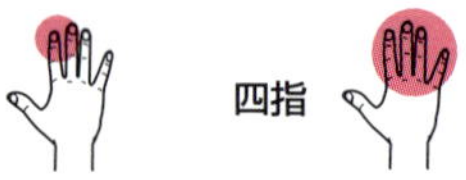

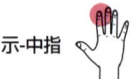

治療手順
1. **プレポジション** … 広頚筋の起始と停止を近づける。
   患者（背臥位）の頚椎を軽度屈曲する。
2. **フックポジション** … 広頚筋を制限方向へフックする。
   広頚筋に押圧を加え、頭側ないし尾側へ引いて保持する。
3. **ストレッチポジション** … 広頚筋の起始と停止を遠ざける。
   頚椎を伸展する。トリガーポイントの位置により、回旋や側屈の動きを加えてもよい。
   1.～ 3. を繰り返す。

テクニックの補足
広頚筋の緊張が強いときにASTRを施すと、「耳がちぎれそう」「下顎がピリピリする」「皮膚が破れそう」といわれることがある。患者には心配のないことを説明し、場合によってはフックを軽くしてもよい。1～2回の治療でこの訴えがなくなることも多い。

臨床的コメント
猫背で顎の突き出た姿勢（頭部前方姿勢）の人では、広頚筋が短縮し、下顎角から鎖骨にかけて索状にこわばりを触れることもある。姿勢改善のためにも、治療しておくとよい。

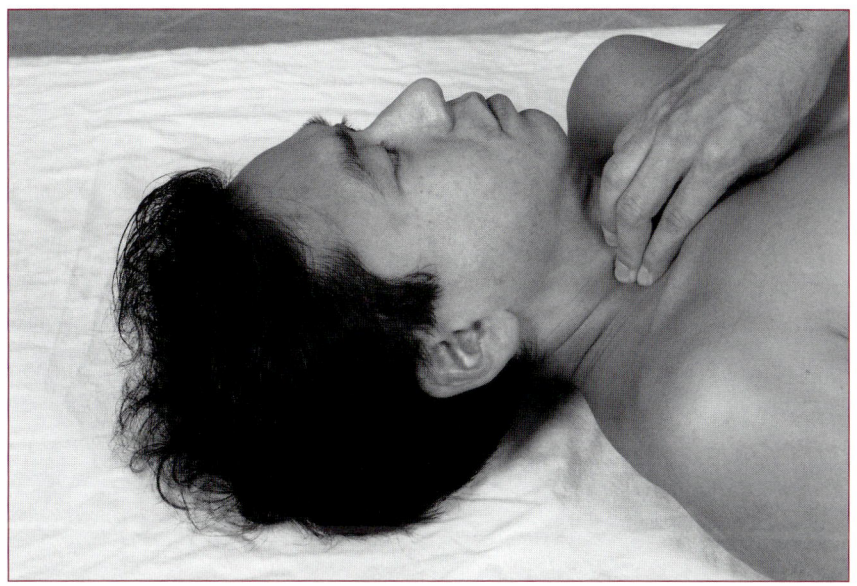

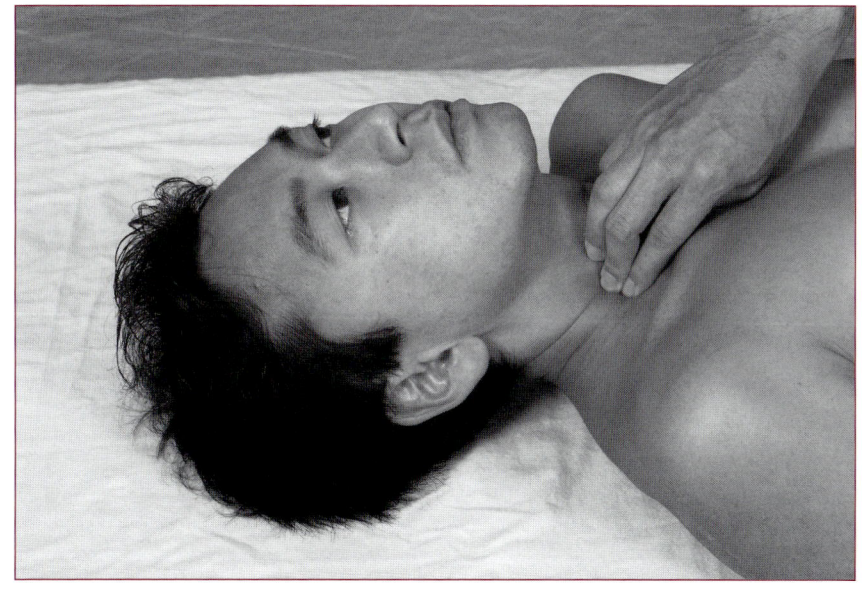

■フックポジション

■ストレッチポジション

[Upper trapezius] 上部僧帽筋

トリガーポイントによる症状

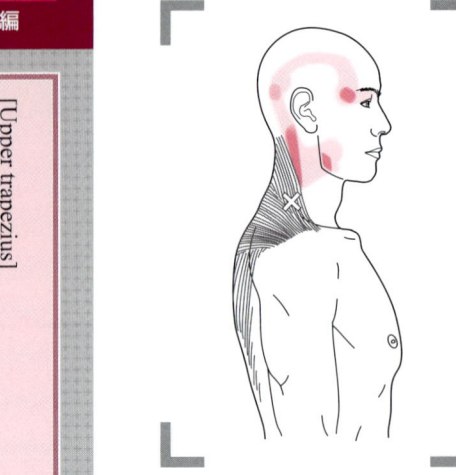

　上部僧帽筋にトリガーポイントがあると、その部位により頭部、肩周囲、背部に痛みが放散する。

推奨するフックの手法

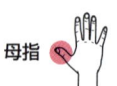

母指　示-中指　四指　肘

治療手順

1. **プレポジション** … 上部僧帽筋の起始と停止を近づける。
   患者（座位）の頚椎を右側屈する。
2. **フックポジション** … 上部僧帽筋を制限方向へフックする。
   右上部僧帽筋に押圧を加え、外方へ引いて保持する。
3. **ストレッチポジション** … 上部僧帽筋の起始と停止を遠ざける。
   頚椎を左側屈する。
   1.〜 3. を繰り返す。

テクニックの補足

　示-中指・四指でフックを行う際は、肘を外方に突き出すように引くと、指にかかる負担が少ない。

臨床的コメント

　頭部前方姿勢の人では、筋の前縁が硬くなり、テント状にはりだしている例も多い。こういうケースでは、前縁を後方に引くようにフックすると、効果的なASTRを行うことができる。

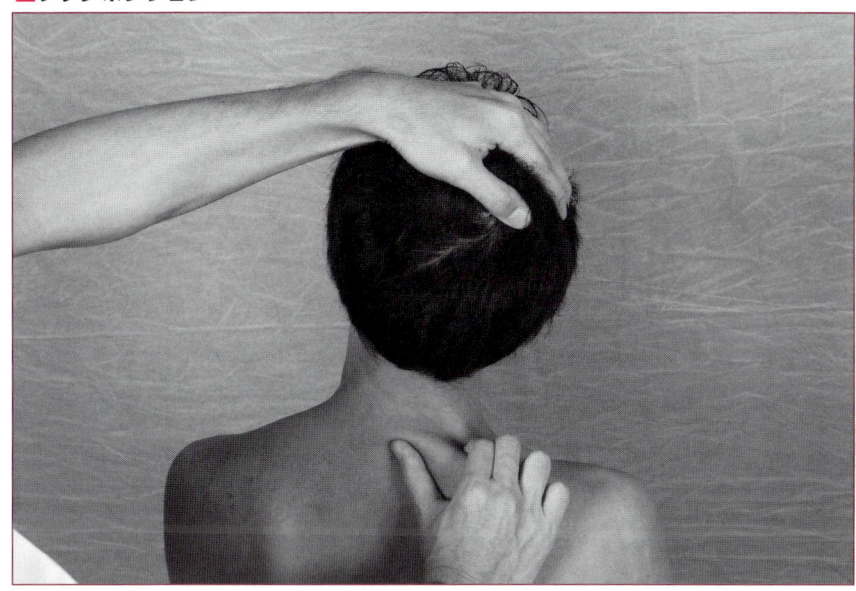

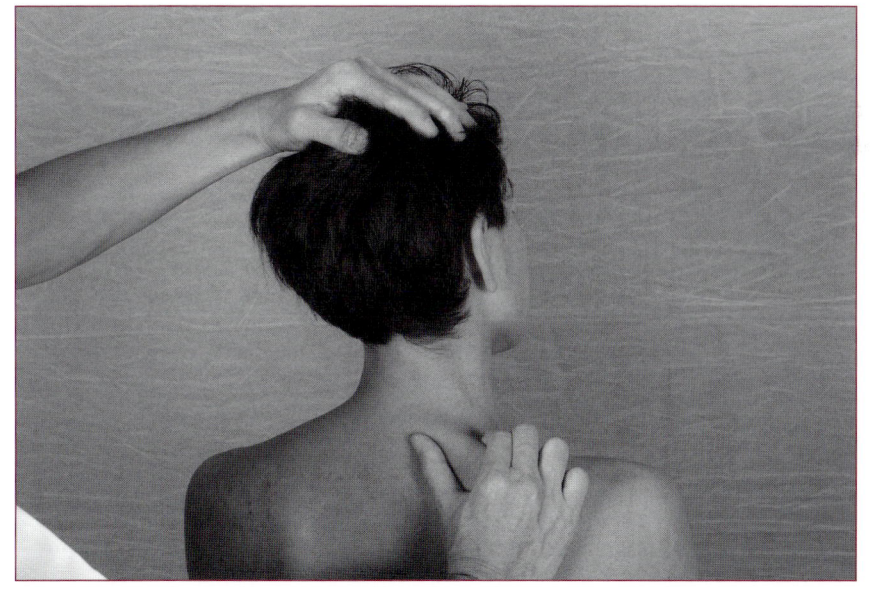

■フックポジション

■ストレッチポジション

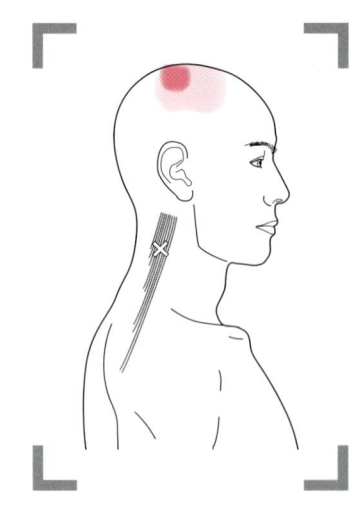

頭板状筋 [Splenius capitis]

トリガーポイントによる症状
頭板状筋のトリガーポイントは、こめかみ周囲から後頭部にかけての痛みの原因となる。片頭痛と誤認されることがある。

推奨するフックの手法
母指　示-中指

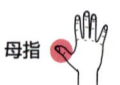

治療手順
1. **プレポジション** … 頭板状筋の起始と停止を近づける。
   患者（座位）の頚椎を伸展・右側屈・右回旋する。
2. **フックポジション** … 頭板状筋を制限方向へフックする。
   右頭板状筋に押圧を加え、中位頚椎〜上部胸椎棘突起方向へ引いて保持する。
3. **ストレッチポジション** … 頭板状筋の起始と停止を遠ざける。
   頭部を屈曲・左側屈・左回旋する。
   1.〜3.を繰り返す。

臨床的コメント
外傷性頚部症候群（むち打ち損傷）では、極めてよく見られるトリガーポイントである。

なお、むち打ち損傷で後頭部痛を訴えるケースでは、後頭下筋群（大・小後頭直筋、上・下頭斜筋）と頭板状筋の障害が極めて多い。本書では後頭下筋群について触れていない。後頭骨と頚椎に囲まれた深い位置に存在する筋であるため、著者らはASTRではなく筋筋膜リリースで対応している。

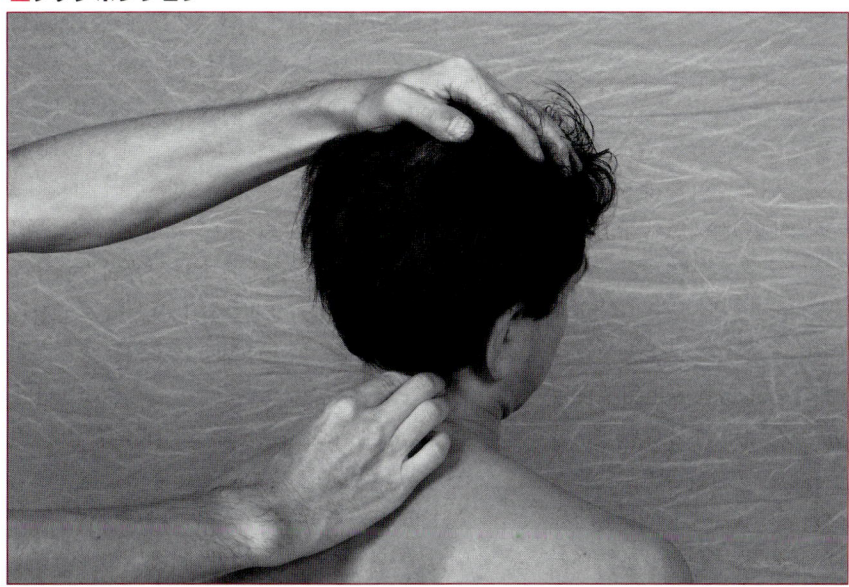

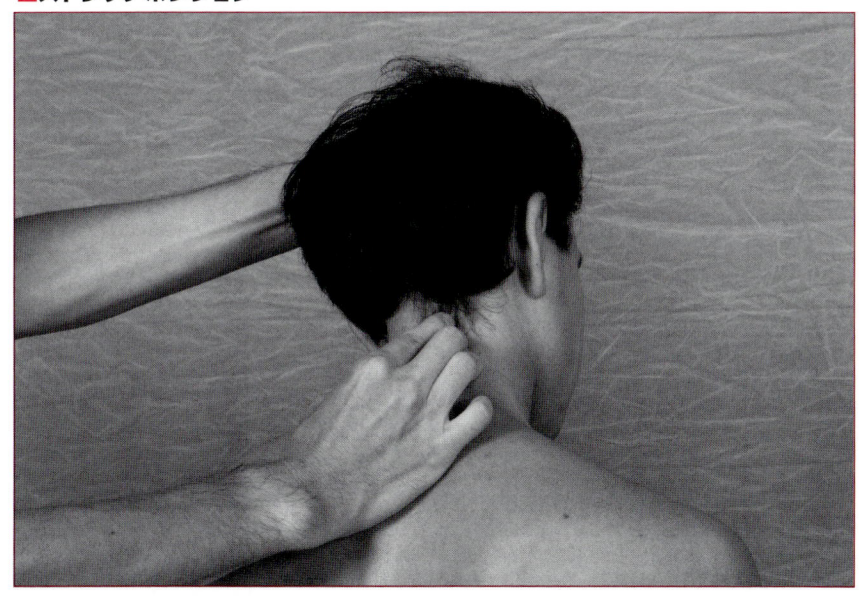

■フックポジション

■ストレッチポジション

臨床コラム
頭部前方姿勢の治療と「かくれねこ背」

　頭部前方姿勢（forward head posture）、いわゆる「ねこ背」は、耳孔が肩峰より前方にあることがもっともわかりやすい特徴なので、名称に頭部と含められているが、実際は全身的な姿勢の変化を示す用語である。頭部前方姿勢では、後頭環椎関節は伸展し、頚椎の前弯は増大する。胸椎から腰椎にかけてはSカーブが増大したり、反対に全体が円背状になることもある。

　姿勢の変化に伴って筋のアンバランスも生じ、上背部ではVladimir Jandaが上位交差症候群（Upper crossed syndrome）と名づけた状態になる。すなわち、大／小胸筋・肩甲挙筋・上部僧帽筋・胸鎖乳突筋など頚部後方～側方と胸部にかけての筋群が緊張・短縮する一方、中／下部僧帽筋・前鋸筋・菱形筋などの背部の筋群、頚長筋など頚部前方の筋群は筋力低下をきたす。こういった筋のアンバランスの結果、トリガーポイントが発生すると、頭痛、肩こり、顎関節症や胸部痛など多彩な症状を訴えるようなる。

　治療にあたっては、緊張亢進・短縮した筋を伸張することから始める。脊椎の可動域制限があるときにはモビリゼーション※も行ってみる。

　セルフケアや姿勢のアドバイスも重要である。この際セルフASTRはとても役に立ち、患者自身が効果を実感できるので、モチベーションの向上にもよい。特に大胸筋が伸びてくると「胸を張りやすくなった」と感じることが多い。短縮した筋が次第に伸びてくると、姿勢に対する感覚が変化して、前に楽だと感じていた円背型の姿勢より、本来の脊椎のカーブにより近い姿勢を好むようになる。ここまで来れば、あとは楽である。

　しかし、姿勢が大事だということを患者自身がよく理解して、生活習慣病などと同様に、自らが変えていくのだという気持ちを持たない限り、きちんとした成果は出にくいのも事実である。また、「喉元過ぎれば熱さを忘れる」ということわざどおり、症状がなくなるとエクササイズを忘れてしまうのも人情で、結果的に元通りに戻ってしまうこともある。そのようなことを何度か繰り返し、心の底からわかってもらうことができて、やっとよい生活習慣、よい姿勢を身につけることができるのである。臨床家、患者ともに辛抱が必要である。

　ところで姿勢のアドバイスをするとき、単に「姿勢をよくしてください」というだけでは、かえって逆効果になることがある。患者によっては、腰を反らして体の重心を後方に移すことがよい姿勢だと思っている人もいるからである。こうすると、重心は後ろに移動するものの頭部は依然として前方にあり、腰部は弯曲が強くなり、かえって腰痛などを起こしやすくなってしまう。著者らはこれを「かくれねこ背」と名づけて、患者にも説明している。

　「かくれねこ背」を予防するためには、アドバイスにもひと工夫が必要である。感覚的なイメージをつかむのが得意な患者には、アレクサンダーテクニック※※のように、「身体を縦に、まっすぐに伸ばすようなイメージで」といった説明がよいかもしれない。反対に、具体的な指示の方がわかりやすい患者には、「臍を動かさずに、みぞおちを前に出すつもりで」という説明でわかってもらった

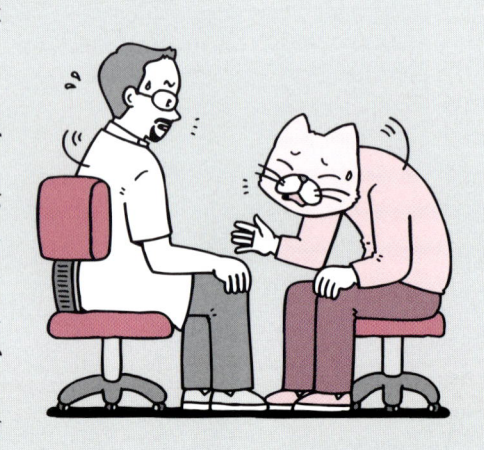

こともある。このあたりは、トライアンドエラーで試してみるしかないようである。
　正確な診断・治療が大前提であることはいうまでもないが、姿勢のアドバイスを行っていると、患者に本当にわかってもらう言葉、心の底から実感してもらう言葉を見つけることも、治療の現場では大切だと感じさせられる。

※モビリゼーション……関節の自・他動の授動訓練
※※アレクサンダーテクニック……欧米でポピュラーな姿勢指導のテクニック

体　幹

　体幹筋のASTRを行う場合、座位での自動運動、側臥位での他動運動を利用することが多い。腰背部痛の治療では、体幹筋のASTRを行うことで、体動困難なほどの痛みがその場で改善され、歩行可能になることもしばしばである。骨盤周囲の筋にトリガーポイントが並存するケースでは、腰背部から下肢にかけての疼痛となり、椎間板ヘルニアなどの脊椎疾患との鑑別が問題になる。

PART 2
技術編

腹直筋
[Rectus abdominis]

トリガーポイントによる症状

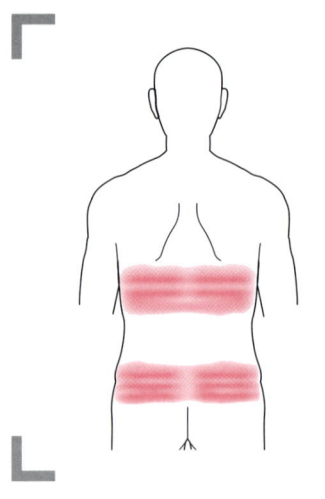

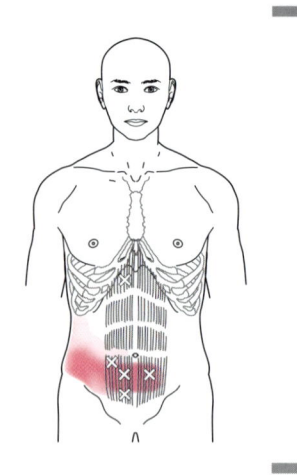

腹直筋にトリガーポイントがある場合、体幹の伸展時に腹部から背部にかけて電撃様の疼痛が生じる。

推奨するフックの手法

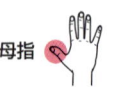

母指　四指

治療手順

1. **プレポジション** … 腹直筋の起始と停止を近づける。
   患者（背臥位）の両下肢を屈曲させる。
2. **フックポジション** … 腹直筋を制限方向へフックする。
   右腹直筋に押圧を加え、剣状突起方向へ引いて保持する。
3. **ストレッチポジション** … 腹直筋の起始と停止を遠ざける。
   右下肢を伸展させる。
   1.～ 3. を繰り返す。

テクニックの補足

腹直筋治療後に、腹斜筋のトリガーポイントが見つかることがある。腹斜筋の場合、筋の走行に沿ってフックし、骨盤の回転を利用してASTRを施すとよい。

臨床的コメント

腹直筋の短縮があると、胸椎の後弯（円背）が生じやすい。あらかじめ腹直筋にASTRを行って緊張をゆるめておくと、患者への姿勢指導も容易となる。
過換気症候群の患者では、腹直筋のトリガーポイントを治療すると、発作の頻度や強さが軽減することがある（72ページの「臨床コラム」参照）。

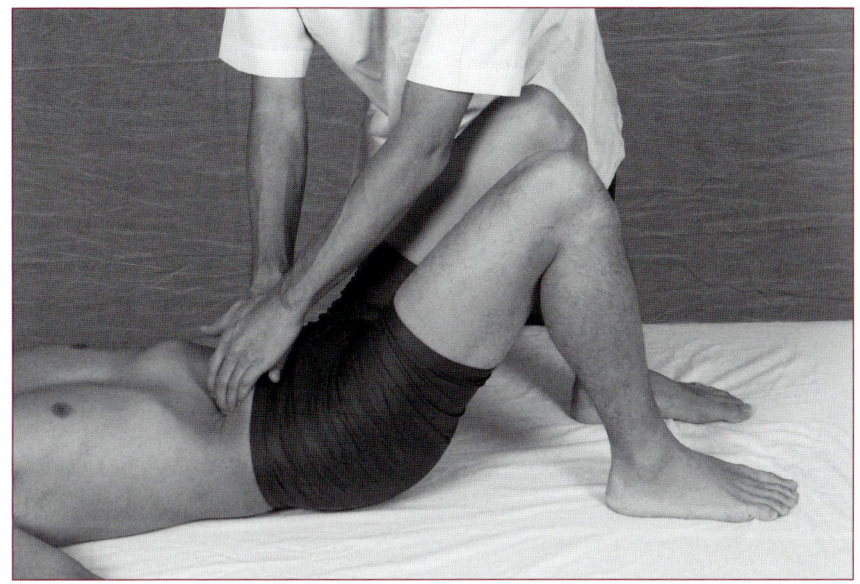

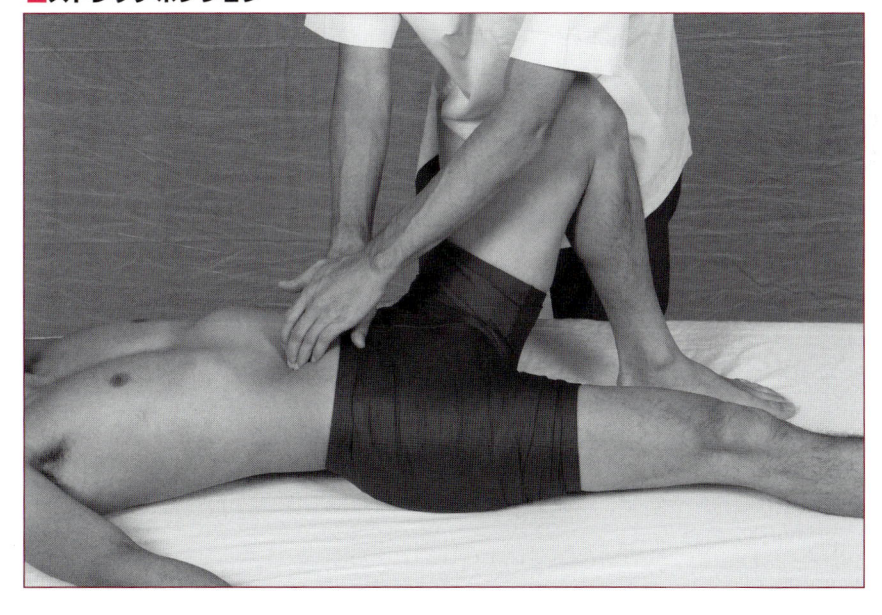

■フックポジション

■ストレッチポジション

広背筋 [Latissimus dorsi]

トリガーポイントによる症状

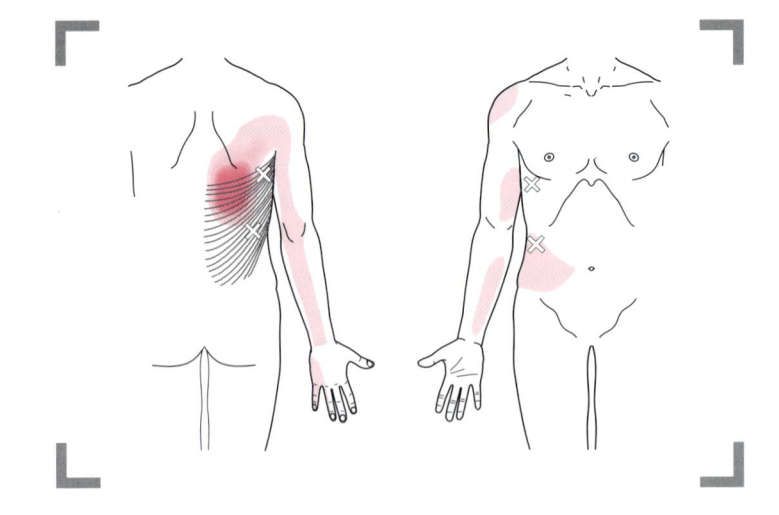

腋窩近くのトリガーポイントでは、肩甲から上肢尺側に痛みが放散する。肩関節の外転・外旋制限が見られることもある。背部では腰背部痛の原因となり、対側への側屈運動に制限が生じる。

推奨するフックの手法

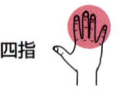

四指

治療手順

1. **プレポジション** … 広背筋の起始と停止を近づける。
   患者（腹臥位）の右上腕を体幹に近づけ、筋の緊張をとる。
2. **フックポジション** … 広背筋を制限方向へフックする。
   右広背筋に押圧を加え、頭側ないし尾側へ引いて保持する。
3. **ストレッチポジション** … 広背筋の起始と停止を遠ざける。
   右上肢を外転・挙上させ、体幹を軽度左側屈位にする。
   1.～3. を繰り返す。

テクニックの補足

広背筋起始側（背部）では、母指を使って体表に沿うようにフックする方法でもよい。

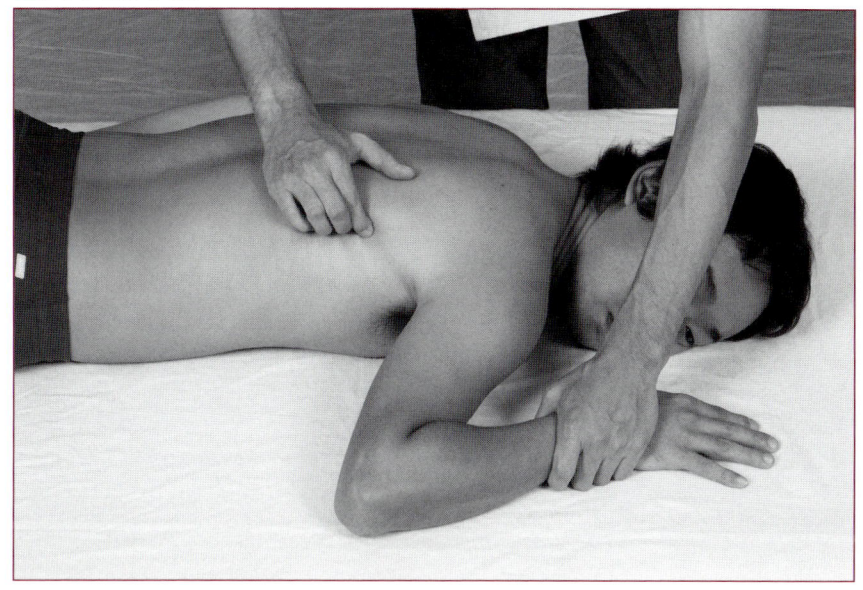

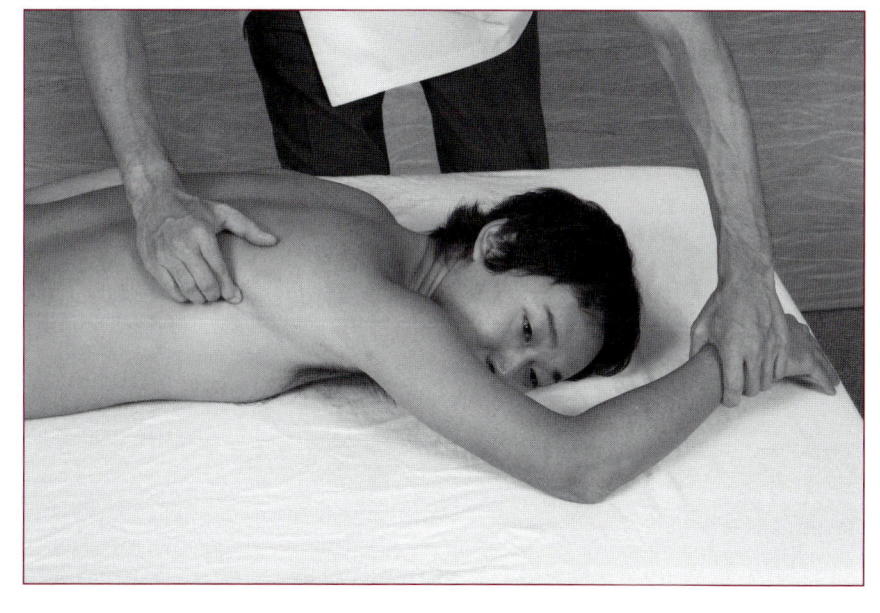

■フックポジション

■ストレッチポジション

PART 2
技術編

腰方形筋 [Quadratus lumborum]

▍トリガーポイントによる症状

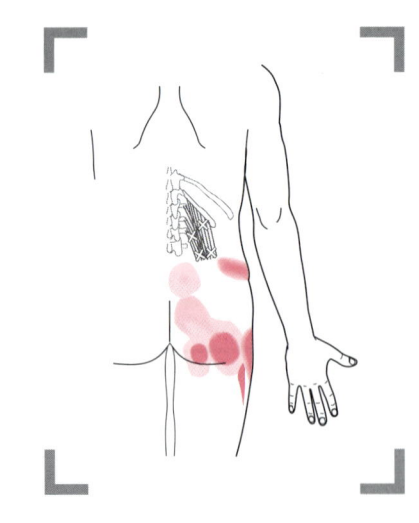

腰痛の原因として、この筋のトリガーポイントが極めてよく見られる。腰椎の急激な伸展・回旋動作で発症し、その場で体動困難となることもある（いわゆるぎっくり腰）。股関節や殿部・大腿に放散することがあり、股関節や下部腰椎の疾患と誤認されることもある。

▍推奨するフックの手法

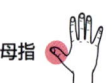

母指　　示-中指　　四指　　肘

▍治療手順

1. **プレポジション** … 腰方形筋の起始と停止を近づける。
   患者（座位）に、臍が前に突き出るように体幹を伸展・右側屈させる。
2. **フックポジション** … 腰方形筋を制限方向へフックする。
   腰方形筋に押圧を加え、腸骨稜方向に引いて保持する。
3. **ストレッチポジション** … 腰方形筋の起始と停止を遠ざける。
   体幹を屈曲・左側屈させる。
   1.〜 3. を繰り返す。

▍テクニックの補足

腰方形筋は比較的深部に位置するため、胸背筋膜の緊張が強いと片手のフックではうまくいかないことがある。その場合は、肘もしくは両母指で筋の外縁を頭側から尾側へ、体重をかけてフックするとよい。

▍臨床的コメント

両側の腰方形筋のトリガーポイントが長期にわたって存在すると、痛みというよりも腰椎の運動制限が目立つようになり、その代償として殿部や大腿の筋の負担が増大する。その結果、殿筋やハムストリングを主とする下肢の筋に複数のトリガーポイントが生じることがある。こういうケースでは、単一のトリガーポイントで見られるよりも症状は複雑となり、患者の訴えは下肢全体の痛みやしびれ感となる。主訴は腰下肢痛だが、テンション・サイン（ラセーグ徴候など）がなく、明らかな知覚障害や筋力低下を生じていない患者を診たときには、腰部・下肢の筋のトリガーポイント・硬結・圧痛を丁寧に検索し、トライアルとしてASTRを行ってみるとよい。はっきりした改善が見られることもまれではない。

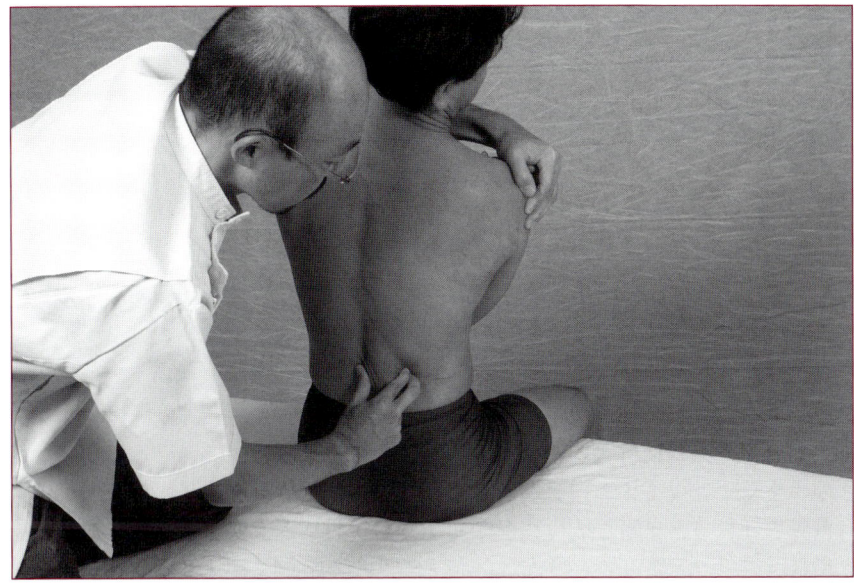

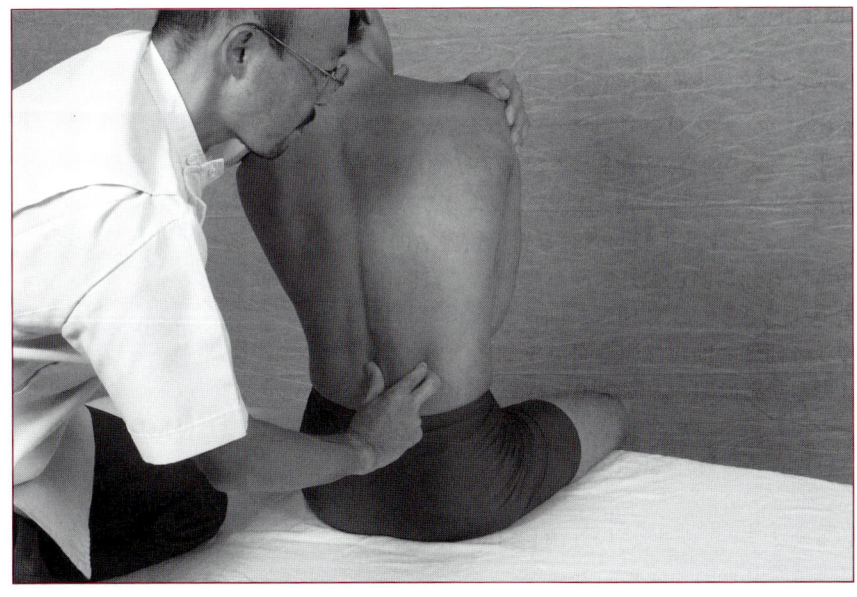

■フックポジション

■ストレッチポジション

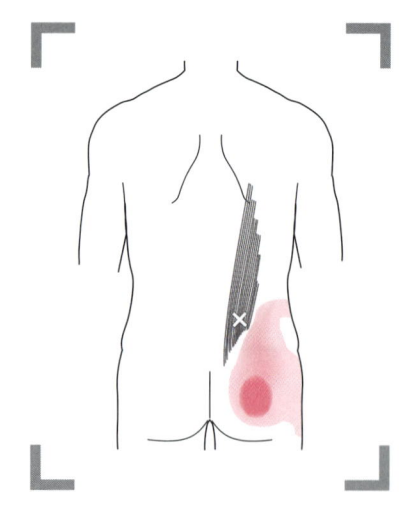

腰腸肋筋 [Iliocostalis lumborum]

トリガーポイントによる症状
トリガーポイントの尾側に痛みが放散する。殿部痛として感じられることもある。

推奨するフックの手法
母指　　示-中指　　四指

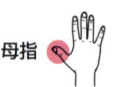

治療手順

1. **プレポジション** … 腰腸肋筋の起始と停止を近づける。
   患者（座位）の体幹を伸展させる。
2. **フックポジション** … 腰腸肋筋を制限方向へフックする。
   腸肋筋に押圧を加え、腸骨稜方向へ引いて保持する。
3. **ストレッチポジション** … 腰腸肋筋の起始と停止を遠ざける。
   体幹を屈曲・左側屈・左回旋する。
   1.～ 3. を繰り返す。

テクニックの補足
臍を前に突き出すように指示すると、体幹の伸展動作を理解させやすい。

臨床的コメント
腰仙部近くにトリガーポイントがある場合、深部には腸腰靭帯があるので、実際の治療では筋・靭帯双方を治療することになる。

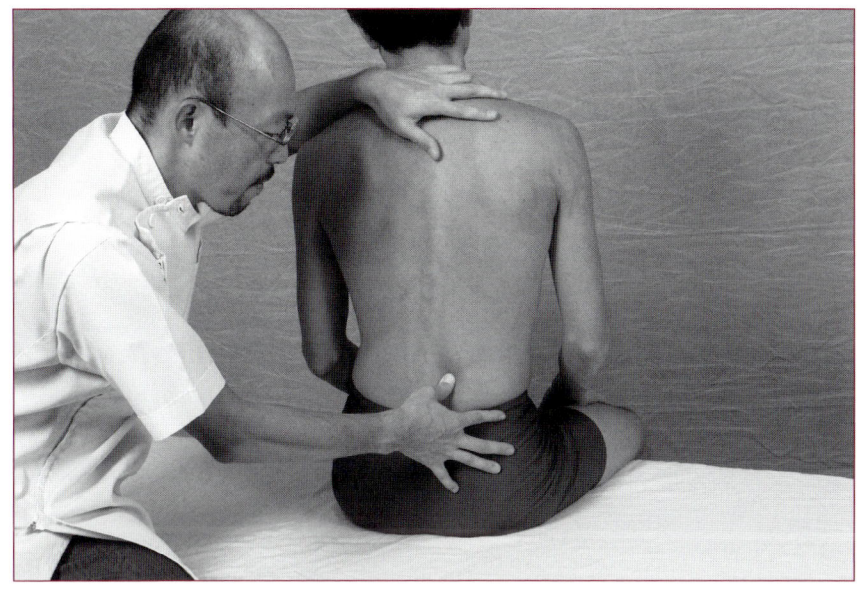

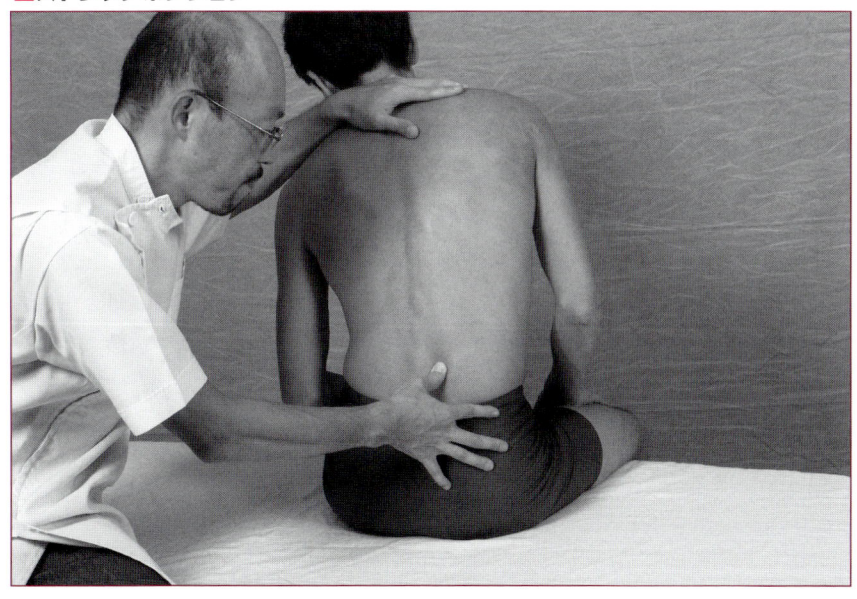

■フックポジション

■ストレッチポジション

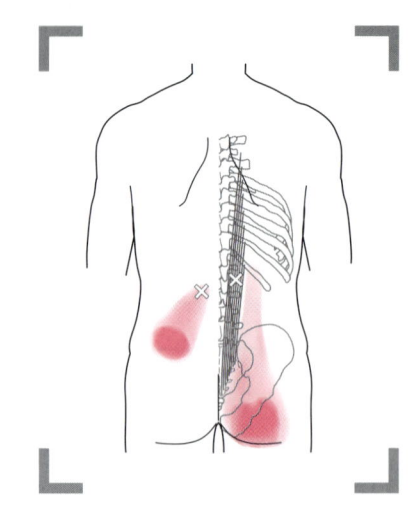

胸最長筋 [Longissimus thoracis]

トリガーポイントによる症状
　トリガーポイントの位置により痛みが変化する。胸腰椎移行部の頭側では背部方向に放散し、尾側では腰殿部に放散する。

推奨するフックの手法
母指　　示-中指　　四指

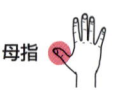

治療手順
1. **プレポジション** … 胸最長筋の起始と停止を近づける。
　　患者（座位）に、臍が前に突き出るように体幹を伸展させる。
2. **フックポジション** … 胸最長筋を制限方向へフックする。
　　胸最長筋に押圧を加え、腸骨稜方向へ引いて保持する。
3. **ストレッチポジション** … 胸最長筋の起始と停止を遠ざける。
　　体幹を屈曲する。
　　1.～ 3. を繰り返す。

テクニックの補足
　腸肋筋・最長筋など脊柱起立筋の解剖的境界を触診することは困難であるが、トリガーポイントなどが存在する位置から判断する。フックをかける方向は、指に感じる緊張に従って決めるとよい。

■ フックポジション

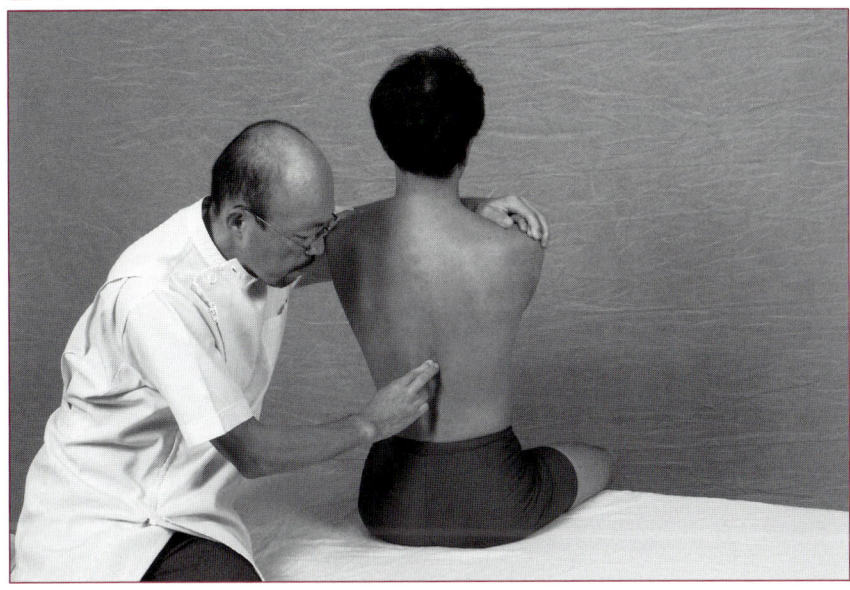

■ ストレッチポジション

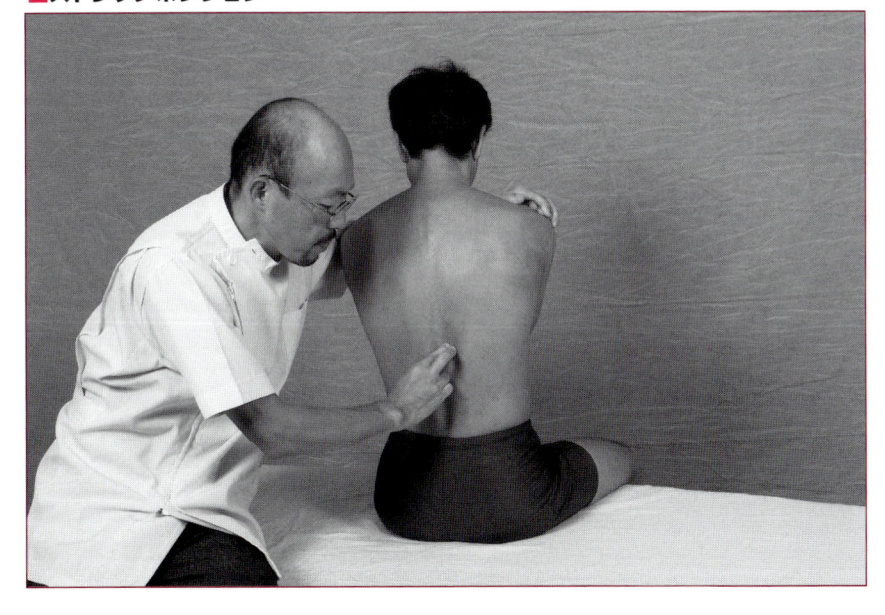

体幹……胸最長筋

[Multifidi] 多裂筋①

トリガーポイントによる症状

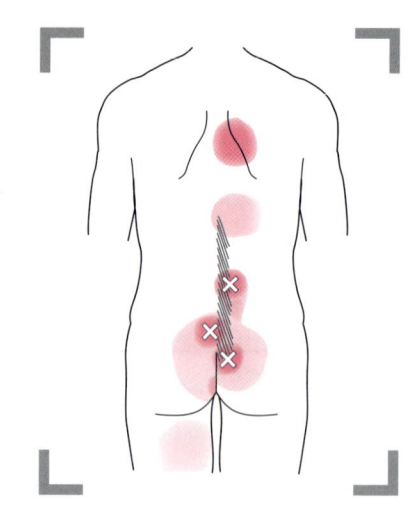

腰背部痛の原因として一般的なものである。尾側では仙骨・尾骨部の痛みの原因となる。

推奨するフックの手法

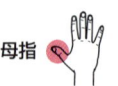

母指　示-中指

治療手順

1. **プレポジション** … 多裂筋の起始と停止を近づける。
   患者（座位）に、臍が前に突き出るように体幹を伸展させる。
2. **フックポジション** … 多裂筋を制限方向へフックする。
   多裂筋に押圧を加え、尾側・外方の起始側へ引いて保持する。
3. **ストレッチポジション** … 多裂筋の起始と停止を遠ざける。
   体幹を屈曲・右回旋する。
   1.～ 3. を繰り返す。

テクニックの補足

深部に存在するため、治療の際には棘突起に沿って強く圧迫することが必要である。

臨床的コメント

単独でトリガーポイントを形成することもあるが、ほかの脊柱起立筋とともに複数のトリガーポイントを形成することも多い。

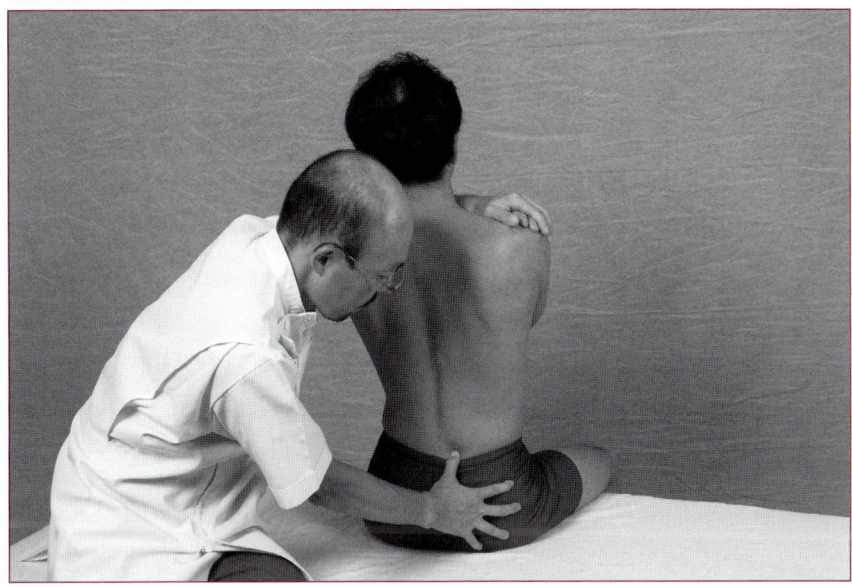

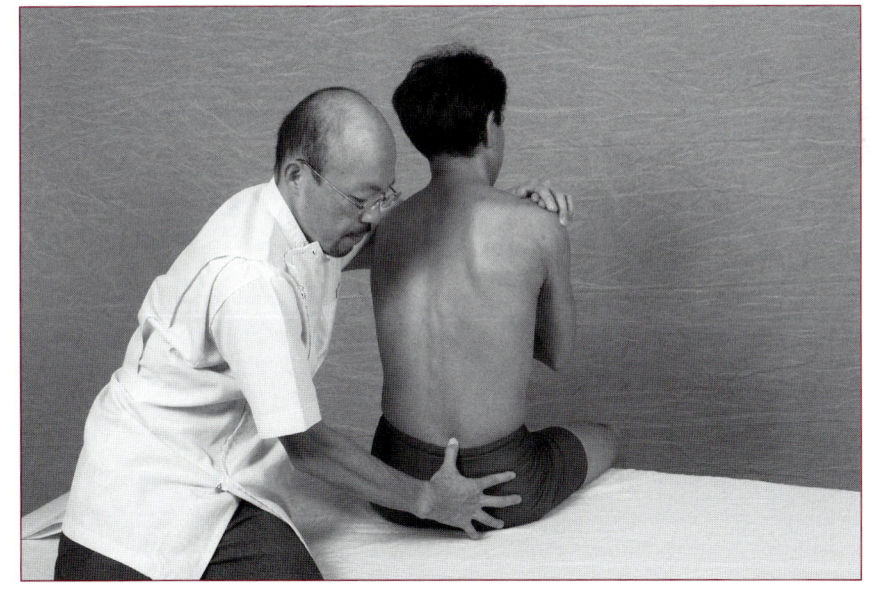

■フックポジション

■ストレッチポジション

[Multifidi] 多裂筋②

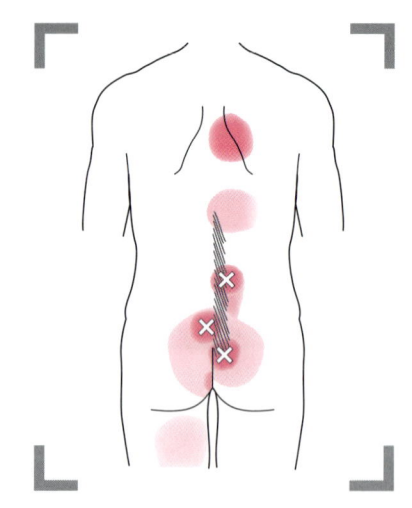

前ページで紹介した ASTR とは別のアプローチの仕方を紹介する。

推奨するフックの手法

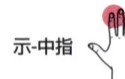

示-中指

治療手順

1. **プレポジション** … 多裂筋の起始と停止を近づける。
   患者（左側臥位）は右手を右側腹部に置く。右下肢は屈曲させる。術者の右手を、患者の腋窩に通して多裂筋が停止する棘突起に母指でコンタクトし、右肘で患者の右肩を固定する。左前腕は、患者の右殿部にあてる。
2. **フックポジション** … 多裂筋を制限方向へフックする。
   左手で多裂筋に押圧を加え、尾側・外方の起始側へ引いて保持する。
3. **ストレッチポジション** … 多裂筋の起始と停止を遠ざける。
   患者の体幹を右回旋させる。
   1.〜 3. を繰り返す。

テクニックの補足

側臥位は脊椎周囲の筋の緊張を除きやすいので、ASTR の操作にも有利である。筋よりも棘突起、横突起に力を加えれば椎間関節のモビリゼーションを併せて行うことができる。

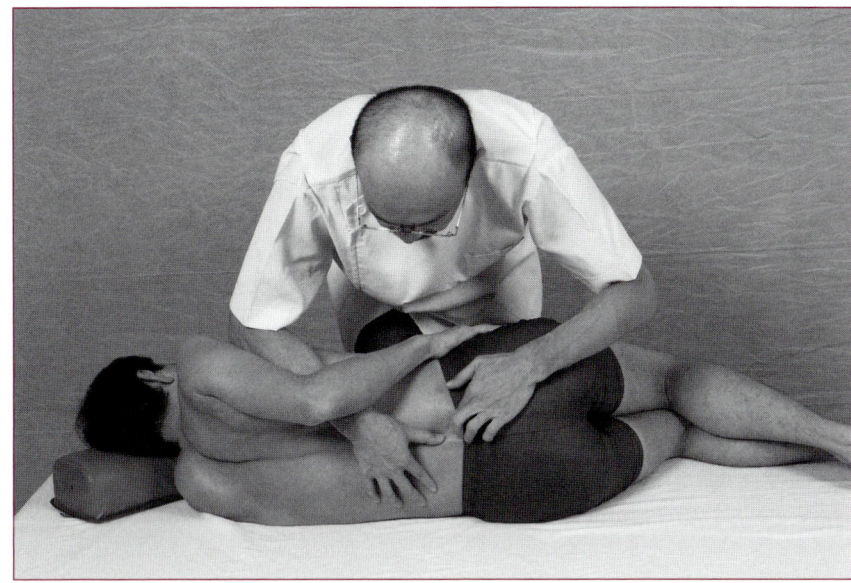

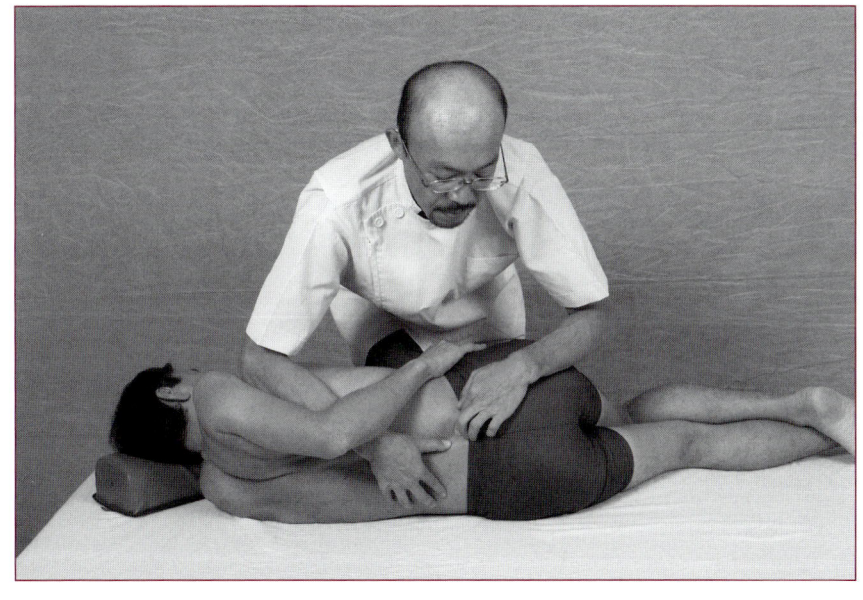

■ フックポジション

■ ストレッチポジション

外肋間筋 [External intercostar]

PART 2 技術編

トリガーポイントによる症状

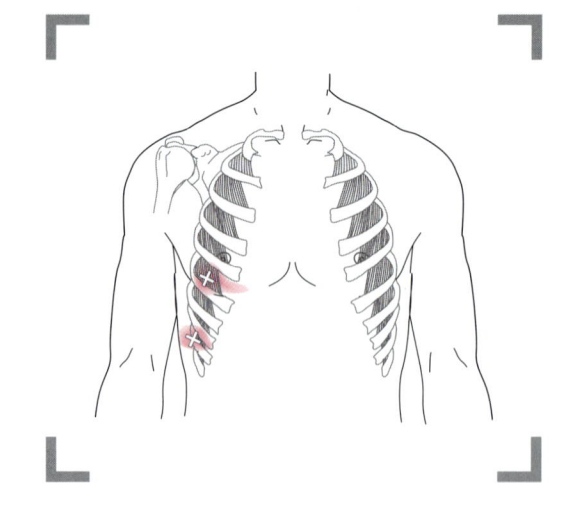

内肋間筋とともに胸背部痛の原因となる。吸気時に痛みが悪化し、体幹の屈曲・回旋でも痛みが生じる。痛みが強いと、同側の呼吸音が減弱する。

推奨するフックの手法

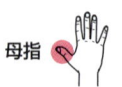

母指　示-中指

治療手順

1. **プレポジション** … 外肋間筋の起始と停止を近づける。
   患者（左側臥位）の右肩を前方に押して、体幹を左回旋させる。
2. **フックポジション** … 外肋間筋を制限方向へフックする。
   外肋間筋に押圧を加え、頭側または尾側に引いて保持する。
3. **ストレッチポジション** … 外肋間筋の起始と停止を遠ざける。
   右肩を後方に引いて体幹を右回旋させる。
   1.～3. を繰り返す。

テクニックの補足

肩関節の運動制限がない場合、上肢を挙上して行ってもよい。

臨床的コメント

円背の人では、下部肋間筋のストレッチ（ASTR）をしっかりと行うことが、姿勢の矯正に役立つことがある。

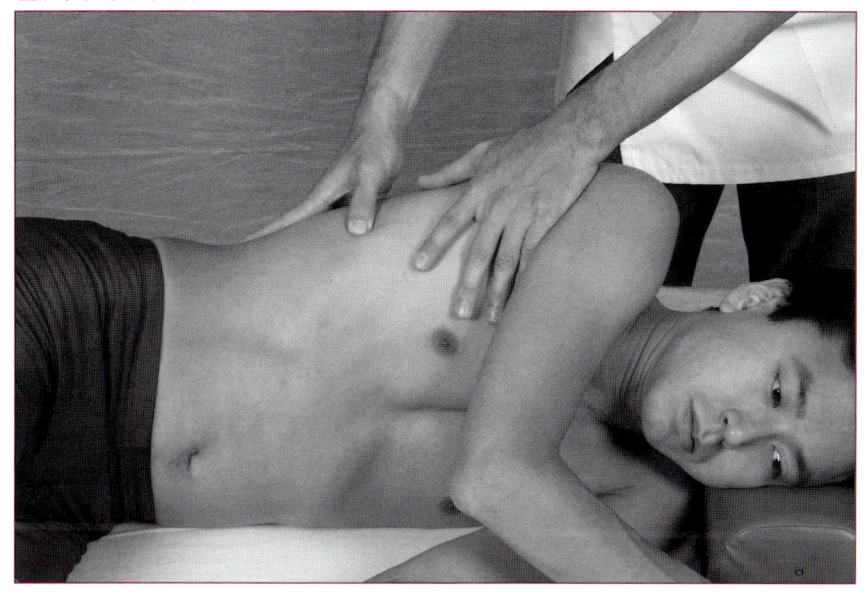

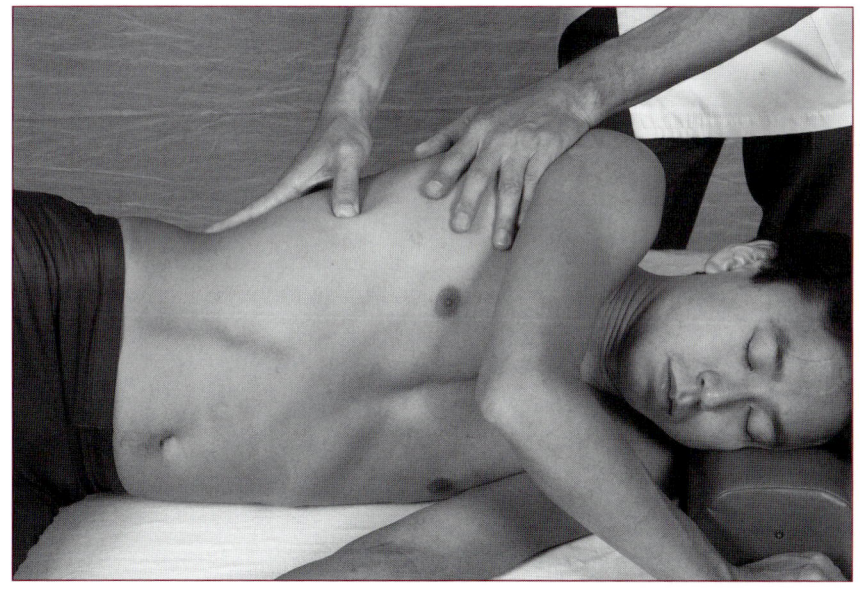

■フックポジション

■ストレッチポジション

内肋間筋 [Internal intercostar]

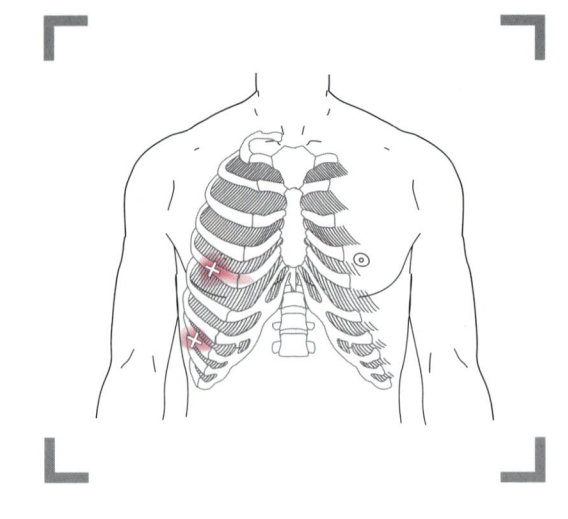

トリガーポイントによる症状
外肋間筋と内肋間筋の筋線維は交差しているのでストレッチの方向が異なる。

推奨するフックの手法
母指 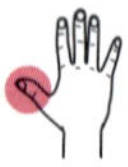　示-中指

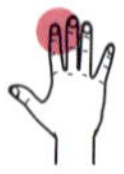

治療手順
1. **プレポジション** … 内肋間筋の起始と停止を近づける。
   患者（左側臥位）の右肩を後方に引いて、体幹を右回旋する。
2. **フックポジション** … 内肋間筋を制限方向へフックする。
   内肋間筋に押圧を加え、頭側または尾側に引いて保持する。
3. **ストレッチポジション** … 内肋間筋の起始と停止を遠ざける。
   右肩を前方に押して体幹を左回旋させる。
   1.～ 3. を繰り返す。

テクニックの補足
患者の肩関節に運動制限がない場合は、上肢を動かして ASTR を行ってもよい。

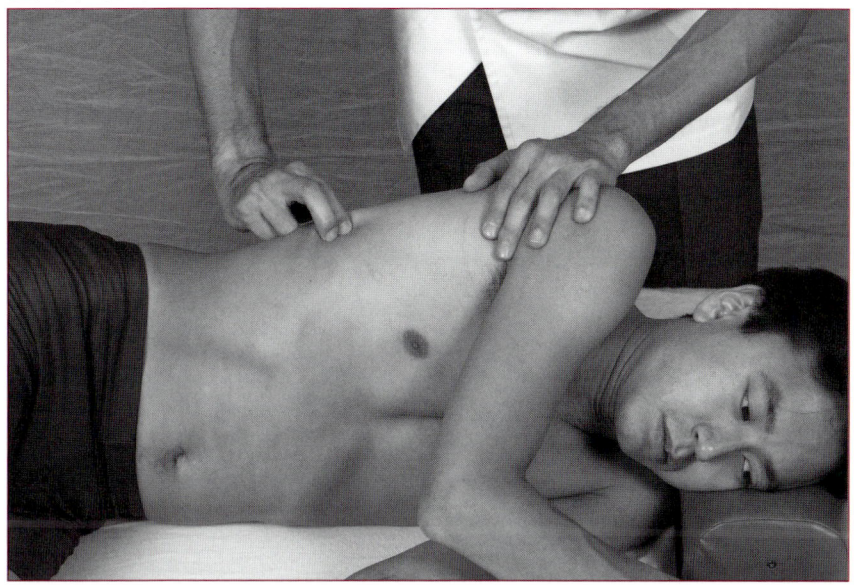

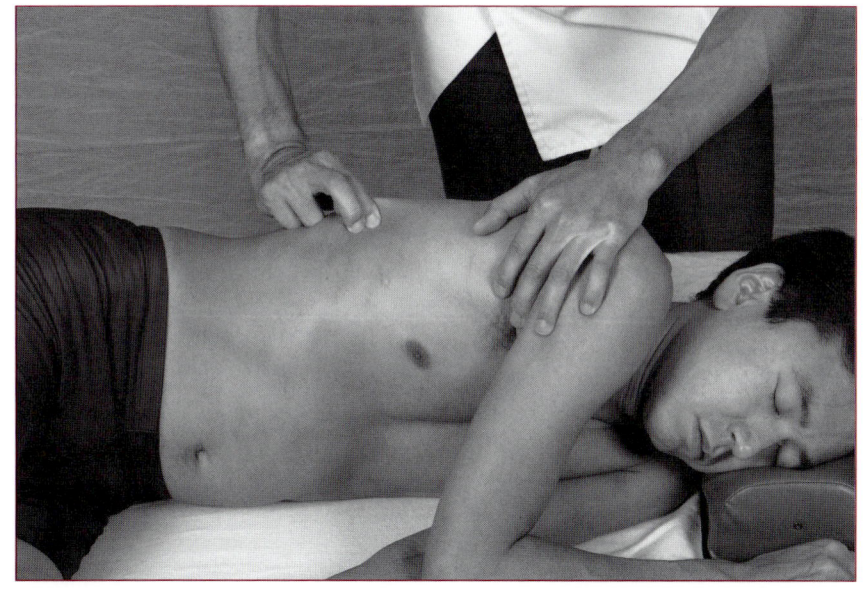

■フックポジション

■ストレッチポジション

臨床コラム
過換気症候群について（マニュアルメディシンによるアプローチ）

　過換気症候群とは何らかのストレスが引き金となって呼吸が亢進し、血液中の二酸化炭素が減少して呼吸性アルカローシスを起こす発作的な疾患である。患者は、息ができないという切迫感や、口や指先のしびれ感などを訴える。発作はふつう数十分ほどでおさまり、生命の危険はないものの、死ぬのではないかという不安に悩まされる。几帳面で神経質な性格や、精神的なストレスによる影響などが発症因子として考えられている。治療法は、精神安定剤などの薬物療法や、趣味や運動に打ちこんで気分転換を図るなどの心理的なアプローチが中心となっている。

　ASTRのような手技療法の診断治療学（マニュアルメディシン）の観点から考えると、過換気症候群の患者の多くは、呼吸に関係する筋のアンバランスが平常時からあることで、効果的な呼吸を行いにくくなっている。すなわち、腹壁は緊張亢進・短縮し、肋骨弓が引き下げられることで吸気時の胸郭拡大が制限される。腹壁の緊張が強いと、腹圧が高まるために、吸気時の横隔膜の収縮にも負担がかかる。的確な腹式呼吸ができないため、呼吸補助筋である僧帽筋・肩甲挙筋・胸鎖乳突筋・斜角筋を使って、上部胸郭の動きを利用した効率の悪い呼吸をすることになる。このときの浅い呼吸では、肺換気率が低いため、肺胞でのO_2交換が十分に行われず、身体は呼吸回数を増やしてこれを補おうとする。

　このように説明すると、読者は患者の姿勢がいかり肩になっていると考えるかもしれない。しかし、実際はなで肩の患者も多く、こういったケースで筋をさわると、短縮肥大はなく、筋がすじばって線維化しているのがわかる。いずれにせよ胸郭全体の可動性が低下し、物理的にも呼吸の効率が悪くなってしまう。

　ASTRなどの手技療法は、こうした短縮したり線維化を生じたりしている筋を十分に伸張することで、この呼吸パターンの障害を改善させることができる。そして、過換気発作そのものを減らしたり、症状を軽くすることが可能である。おそらく、こういった呼吸パターンの障害がもともとにあり、そこに何らかのストレスが加わることで過換気発作が起こるのではないかと、著者らは考えている。

　また、セルフASTRのように、患者自身が自分の身体に触れて行う治療法を用いることが、不安のコントロールにとても役に立つ。誰しも、心の奥に隠された不安や葛藤を客観的に見つめることは難しいが、無意識の反応として起きた身体の緊張を感じることは、練習すればそれほど難しいことではない。自分の身体に触れ、自ら治療をすることで、身体の変化を実感し安心感を持つことができる。

　このようにASTRのような手技療法は、過換気症候群などのストレス性疾患への治療法として一般的ではないものの、薬物療法や心理療法に併用すれば、さらに治療効果を高める可能性を持っているといえよう。

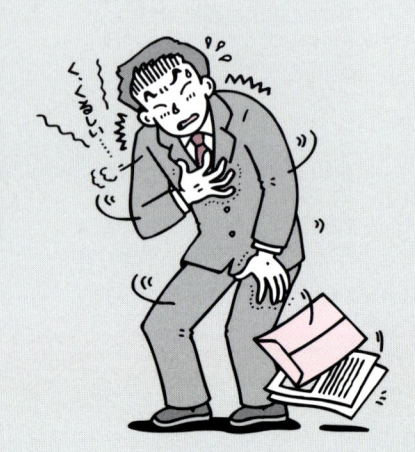

上肢帯〜上腕

　頚部・胸郭・上肢をつなぐ部分であるため、トリガーポイントからの関連痛が近位（頚部・頭部）、遠位（上肢・脇部・背部）に及ぶことがある。関連痛はしびれ感として表現されることも多いが、明確な知覚障害を伴うことはない。

PART 2 技術編

大胸筋 [Pectoralis major]

トリガーポイントによる症状

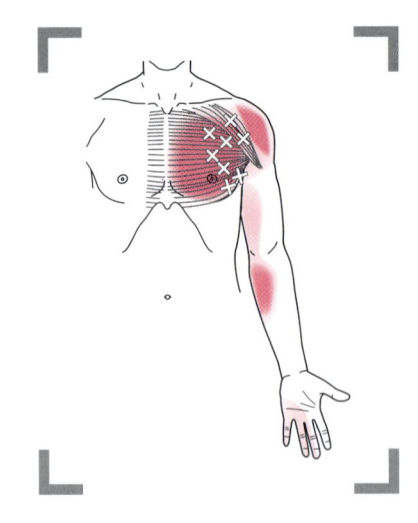

トリガーポイントが起始近くにあれば胸部痛が、停止近くにあれば肩関節付近に痛みを訴える。ときに上肢尺側のしびれ感を訴えることがある。

推奨するフックの手法

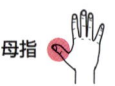

母指　　示-中指　　肘

治療手順

1. **プレポジション** … 大胸筋の起始と停止を近づける。
   患者（背臥位）の右上肢を屈曲・内転させる。
2. **フックポジション** … 大胸筋を制限方向へフックする。
   大胸筋に押圧を加え、体幹内方の起始側（鎖骨・胸骨・肋骨）に押して保持する。
3. **ストレッチポジション** … 大胸筋の起始と停止を遠ざける。
   右上肢を伸展・外転する。
   1.～ 3. を繰り返す。

テクニックの補足

　大胸筋鎖骨部に ASTR を施す場合は、より水平外転方向に、肋骨部では外転・外旋方向に動かすとよい。
　トリガーポイント等の過敏性が強い場合は、手根部でフックするとよい。
　線維化を伴って強く短縮しているときは、側臥位で肘を用いてフックすると行いやすい。

臨床的コメント

　線維性の短縮は、鎖骨部と肋骨部に比較的多く認められる。
　鎖骨下筋も同じ手法で治療可能である。うまくフックやストレッチができないときは、鎖骨を動かしやすいように側臥位で行うとよい。

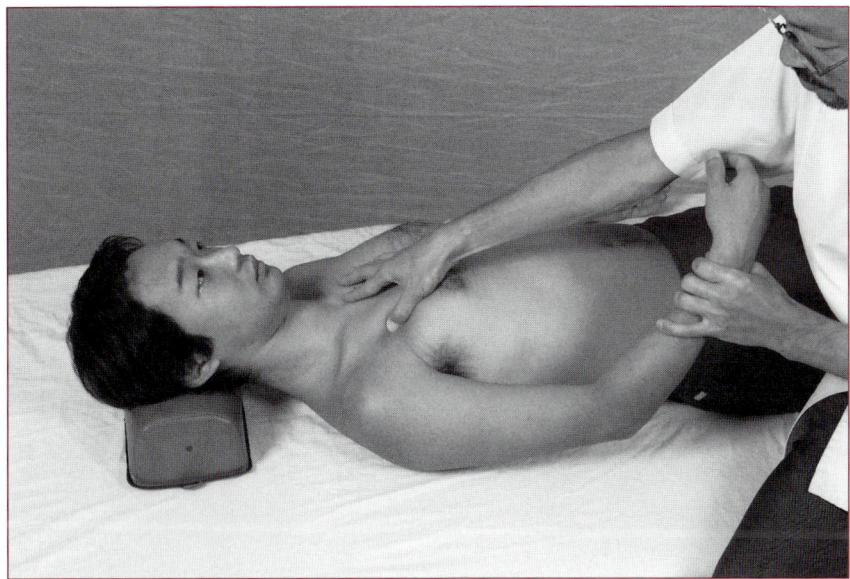

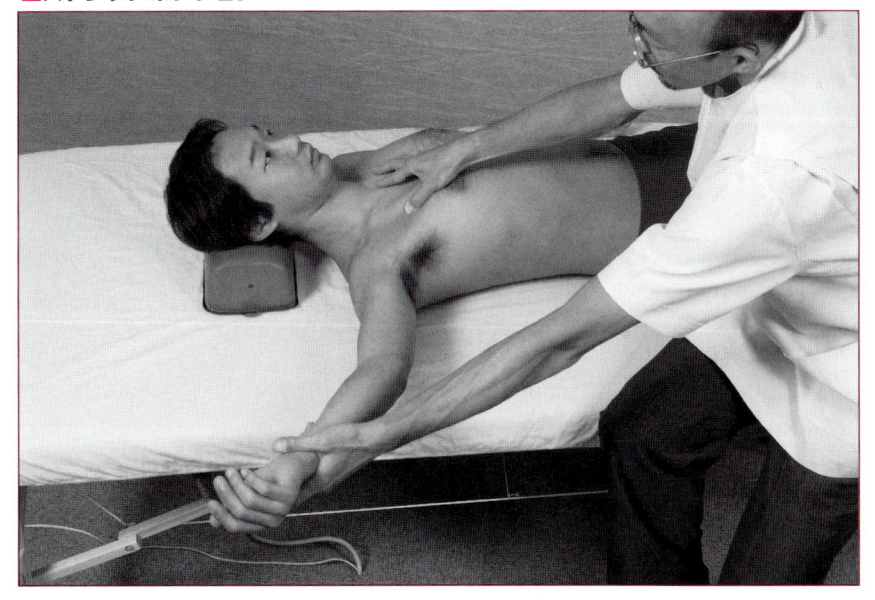

■フックポジション

■ストレッチポジション

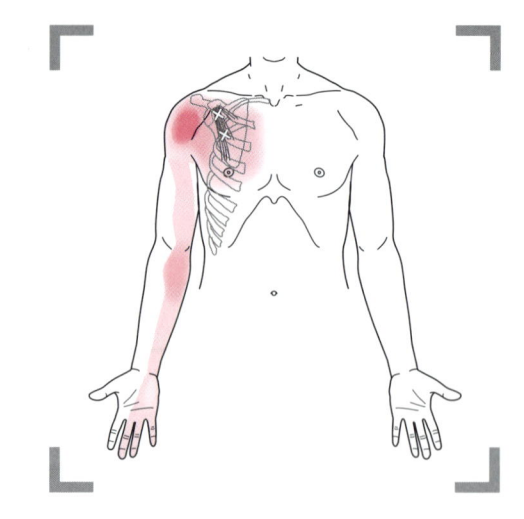

小胸筋 [Pectoralis minor]

トリガーポイントによる症状
小胸筋にトリガーポイントがあると、上肢尺側に痛み・しびれ感が放散する。

推奨するフックの手法
示-中指　四指

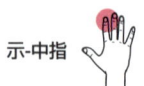

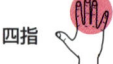

治療手順
1. **プレポジション** … 小胸筋の起始と停止を近づける。
   患者（背臥位）の右上肢を屈曲・内転させる。
2. **フックポジション** … 小胸筋を制限方向へフックする。
   小胸筋に押圧を加え、起始側（第3〜5肋骨）へ引いて保持する。
3. **ストレッチポジション** … 小胸筋の起始と停止を遠ざける。
   右上肢を伸展・外転・外旋する。

1.〜3.を繰り返す。

テクニックの補足
フックは大胸筋（肋骨部）外縁の後方より進入し、筋腹を前方へ押し出しながら進み、小胸筋にコンタクトしてもよい。

小胸筋がわかりにくい場合は、患者の肩に前方から手をあてて、前に押し返すように指示すると筋の収縮を確認しやすい。

臨床的コメント
一側の肩が対側より前方にあるように見える場合、小胸筋が短縮し、トリガーポイントを形成していることが多い。

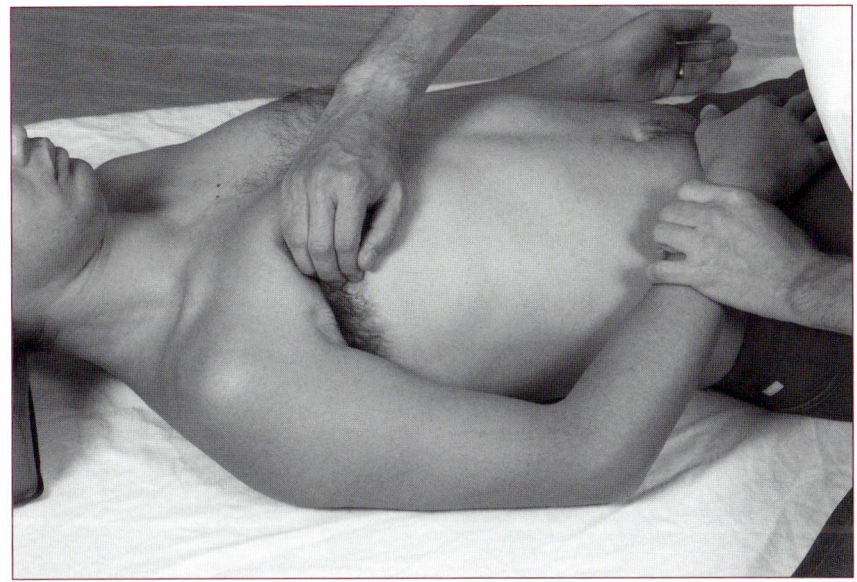

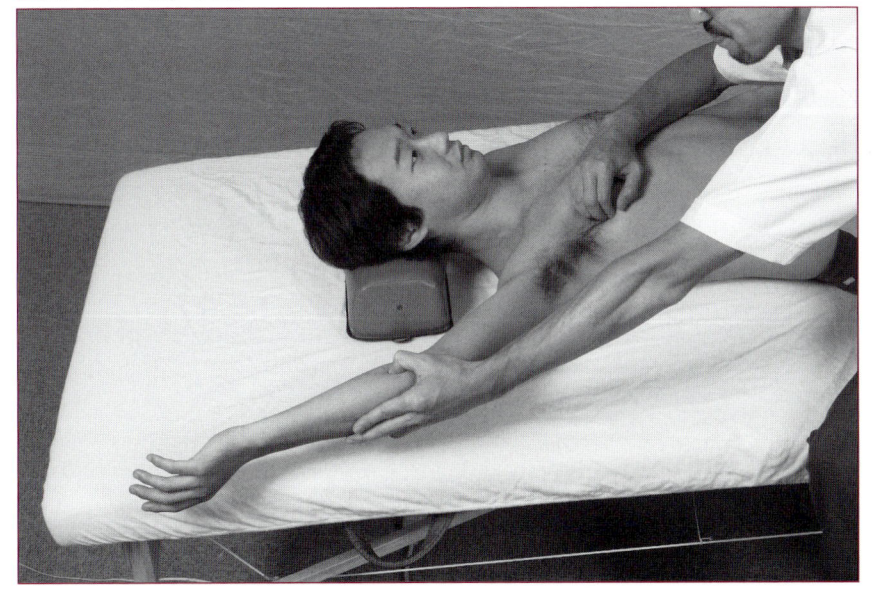

■フックポジション

■ストレッチポジション

PART 2 技術編

肩甲挙筋 [Levator scapulae]

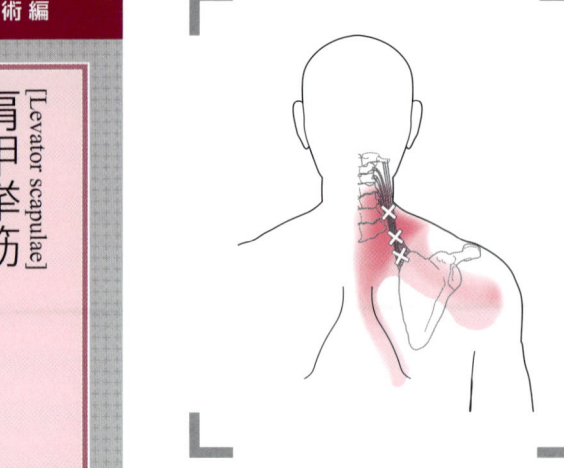

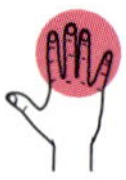

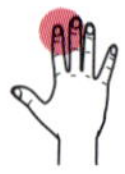

トリガーポイントによる症状

　肩甲挙筋にトリガーポイントがあると、頚部、肩甲骨内側縁、上肢尺側に痛みが放散する。上肢の神経根障害と症状が類似するが、明確な知覚障害はない。

推奨するフックの手法

示-中指　　四指

治療手順

1. **プレポジション** … 肩甲挙筋の起始と停止を近づける。
    患者（座位）に頭部を伸展・右側屈させる。
2. **フックポジション** … 肩甲挙筋を制限方向へフックする。
    肩甲挙筋に押圧を加え、肩甲骨上角方向へ引いて保持する。
3. **ストレッチポジション** … 肩甲挙筋の起始と停止を遠ざける。
    頭部を屈曲・左側屈させる。
    1.～ 3. を繰り返す。

テクニックの補足

　フックの際、肘を外方に突き出すように引くと、指にかかる負担が少なくて済む。

臨床的コメント

　僧帽筋と同時にトリガーポイントを形成していることが多い。

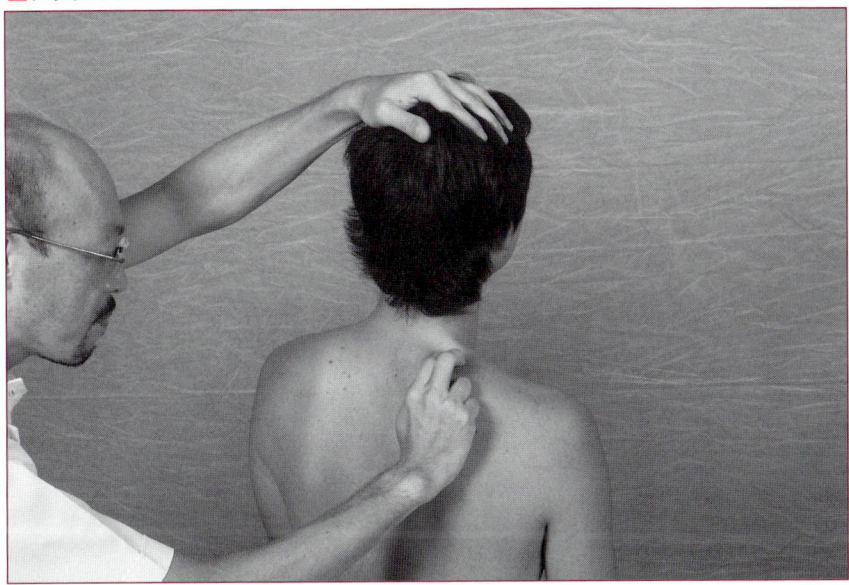

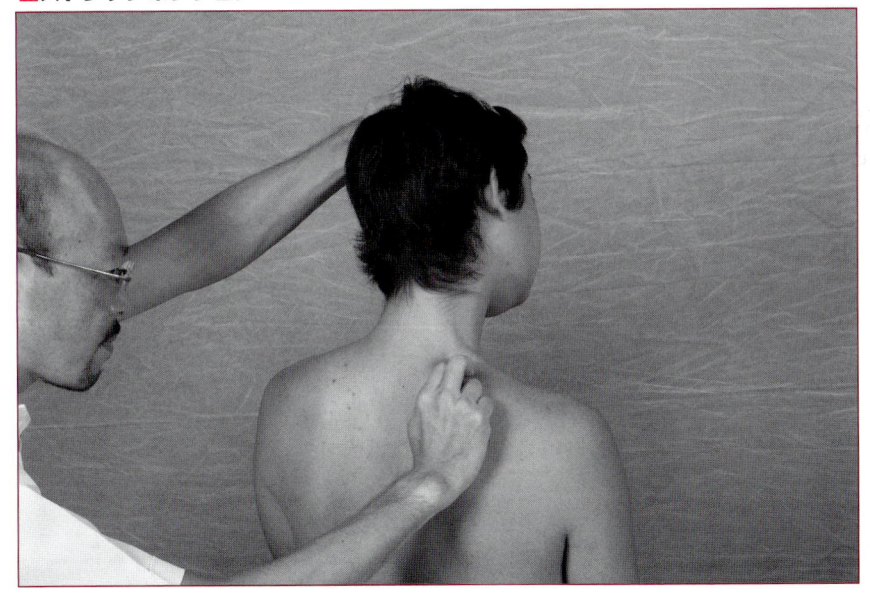

■フックポジション

■ストレッチポジション

PART 2
技術編

[Rhomboid] 菱形筋

トリガーポイントによる症状

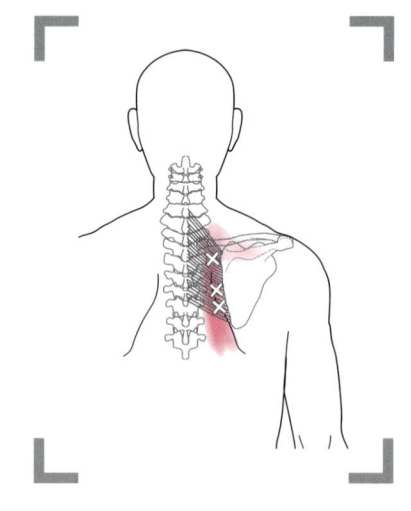

大小菱形筋ともに肩甲間部痛の原因となる。肩甲骨の動きで症状が誘発されるので、頚椎の障害と鑑別できる。

推奨するフックの手法

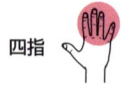

四指

治療手順

1. **プレポジション** … 菱形筋の起始と停止を近づける。
   患者（座位）は右肩甲骨を内転させる。
2. **フックポジション** … 菱形筋を制限方向へフックする。
   右手で棘突起を固定し、左手で菱形筋に押圧を加え、肩甲骨方向へ引いて保持する。
3. **ストレッチポジション** … 菱形筋の起始と停止を遠ざける。
   右肩甲骨を外転させる。
   1.～ 3. を繰り返す。

臨床的コメント

肺気腫により胸郭が拡大した患者では、菱形筋と小胸筋の緊張が強く、トリガーポイントを形成しやすい。患者が肩の力を抜いて座っているとき、菱形筋の筋線維は肩甲骨内縁から棘突起に向かって上方に斜走するが、僧帽筋の筋線維はより水平に近い方向へ走る。トリガーポイントに付随する緊張した筋線維の走行を確認することで、菱形筋と僧帽筋の鑑別の助けになる。

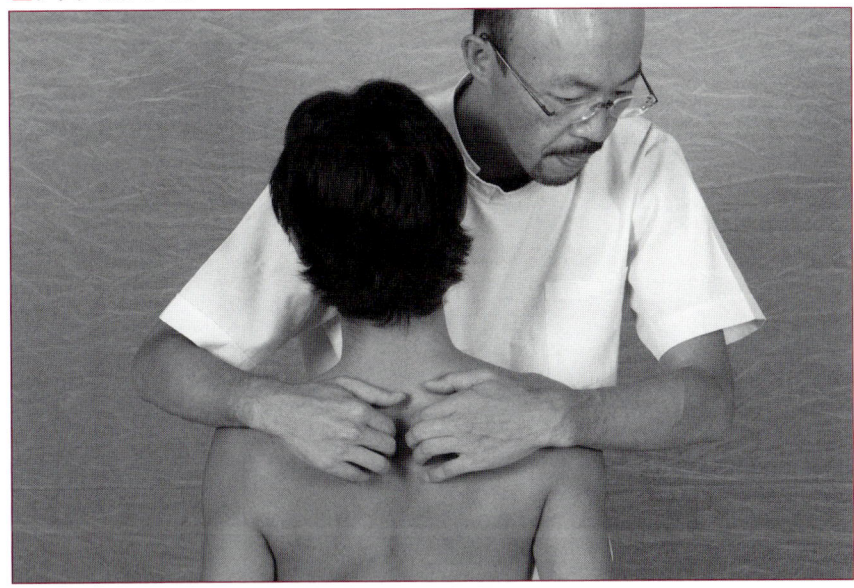

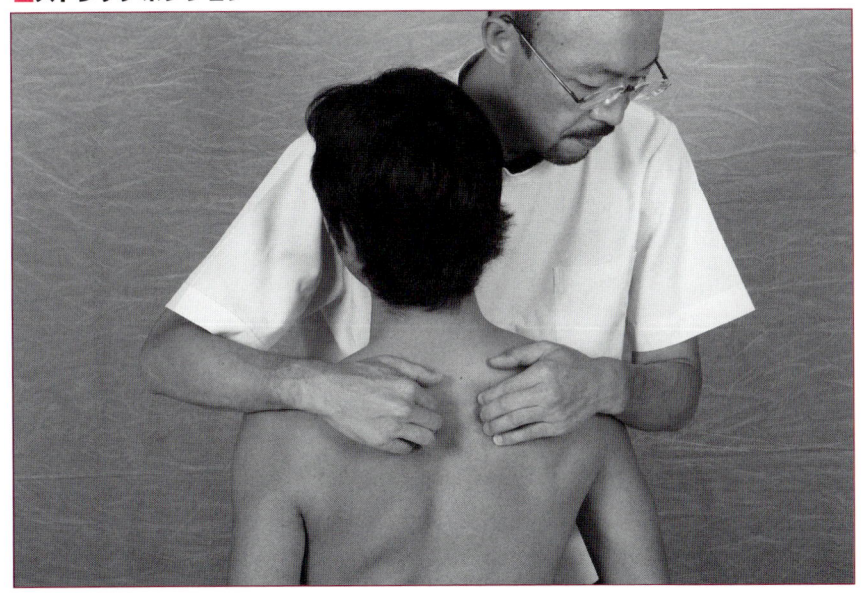

■フックポジション

■ストレッチポジション

三角筋 [Deltoid]

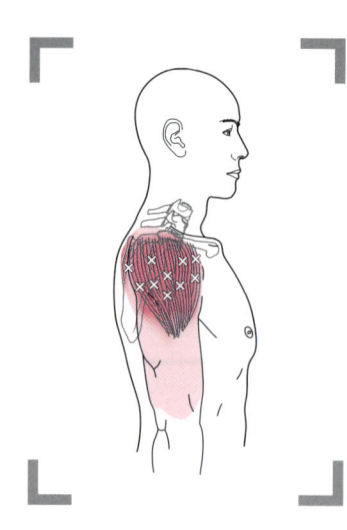

トリガーポイントによる症状
　トリガーポイント上に強い痛みを訴える。肩甲上腕リズム（整形外科・リハビリテーションの専門用語。「上腕の動き：肩甲骨の動き＝2：1」となるのが正常なリズム）に影響を与え、インピンジメント症候群を誘発することがある。

推奨するフックの手法
母指　　示-中指

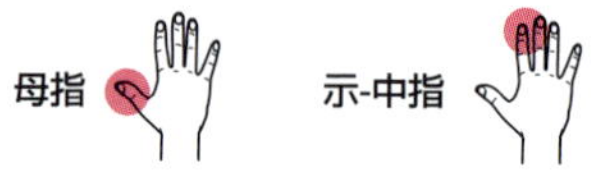

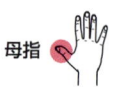

治療手順
1. **プレポジション** … 三角筋の起始と停止を近づける。
   患者（背臥位）の右上肢を外転させる。
2. **フックポジション** … 三角筋を制限方向へフックする。
   三角筋に押圧を加え、肩方向へ引いて保持する。
3. **ストレッチポジション** … 三角筋の起始と停止を遠ざける。
   右上肢を内転させる。
   1.～3. を繰り返す。

テクニックの補足
　前部線維をストレッチする際は伸展ぎみに、後部線維は屈曲ぎみに上肢を内転させるとよい。
　前・後部線維の走行が平行なのに対し、中部線維は線維が多羽状となっており、斜めに走行している。そのため、横方向にフックし上腕を内・外旋させるようにASTRをかけたほうが効果的なこともある。

臨床的コメント
　三角筋の短縮・緊張亢進があると、肩関節のインピンジメントを生じやすい。

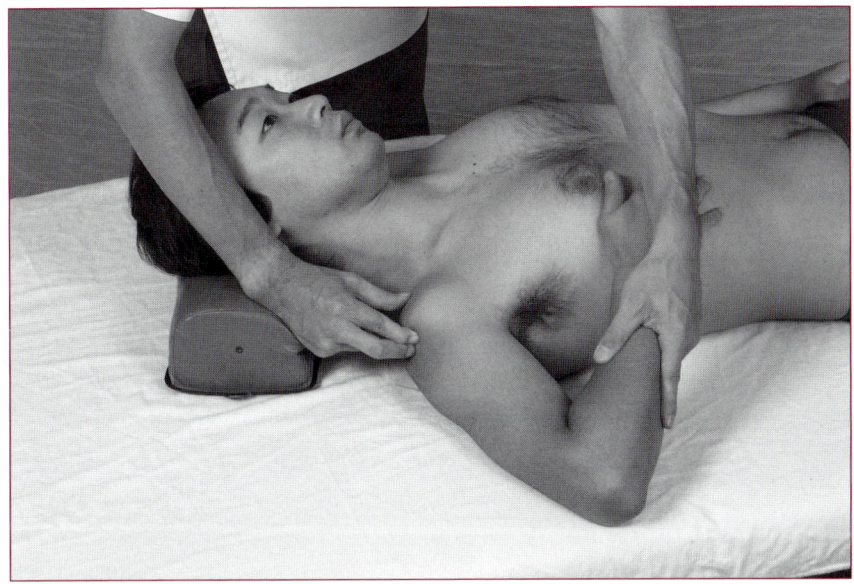

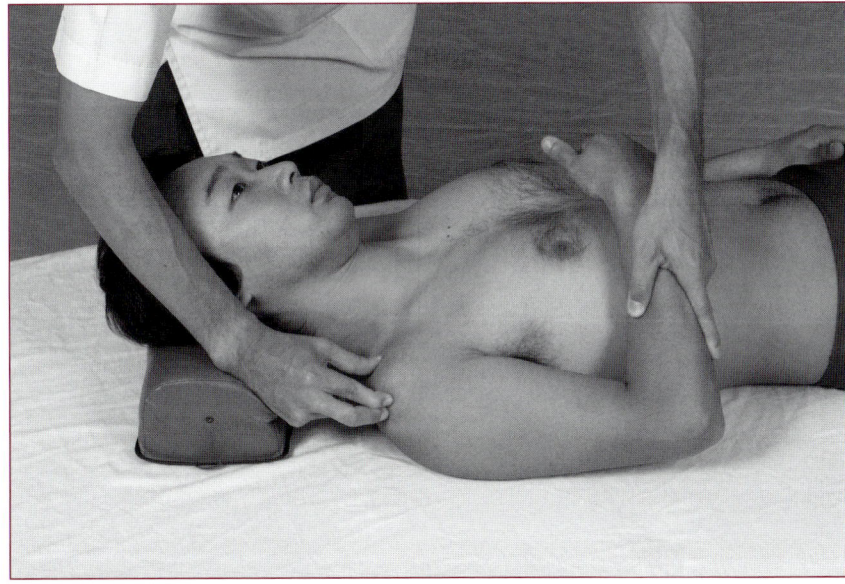

■フックポジション

■ストレッチポジション

棘上筋 ① [Supraspinatus]

PART 2 技術編

トリガーポイントによる症状

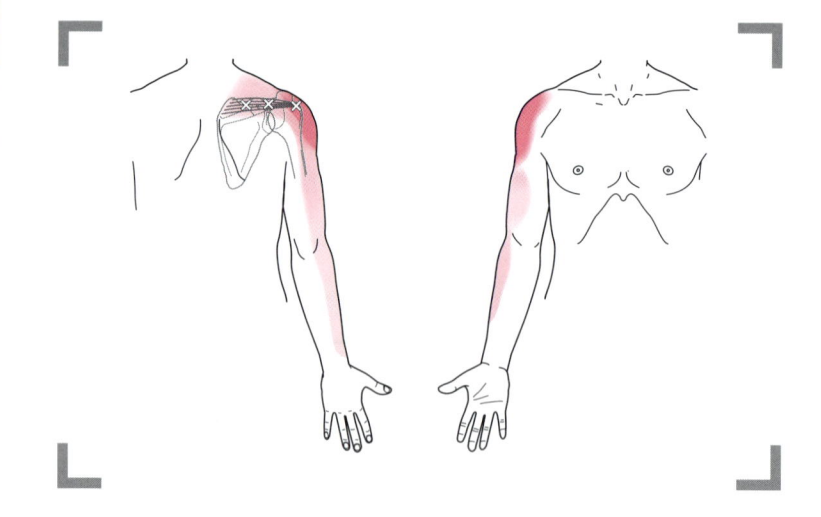

棘上筋にトリガーポイントがあると、肩周囲の痛みを生じる。安静時に筋を圧迫するとトリガーポイントからの関連痛が誘発されるので、腱板断裂との鑑別ができる。

推奨するフックの手法

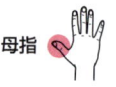

母指

治療手順

1. **プレポジション** … 棘上筋の起始と停止を近づける。
   患者（側臥位）に患側上肢を外転させる。
2. **フックポジション** … 棘上筋を制限方向へフックする。
   棘上筋に押圧を加え、棘上窩の内方へ引いて保持する。
3. **ストレッチポジション** … 棘上筋の起始と停止を遠ざける。
   上肢を内転させる。
   1.～ 3. を繰り返す。

テクニックの補足

上肢を内転する際に、屈曲・伸展のいずれかの動きも取り入れるとより効果的な ASTR となることがある。

臨床的コメント

腱板断裂との鑑別が問題となる。上腕骨大結節の上で断裂部を触れることがあるので、触診しておくとよい。

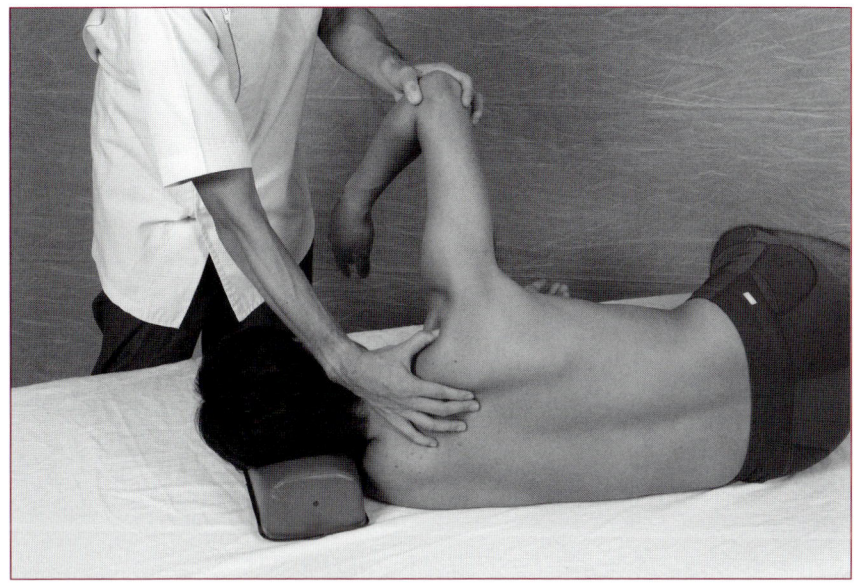

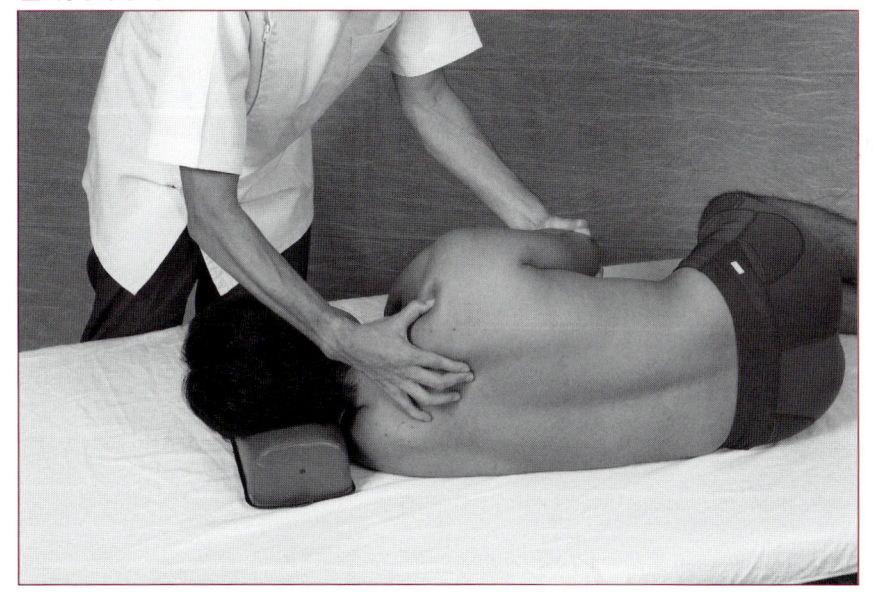

■ フックポジション

■ ストレッチポジション

PART 2 技術編

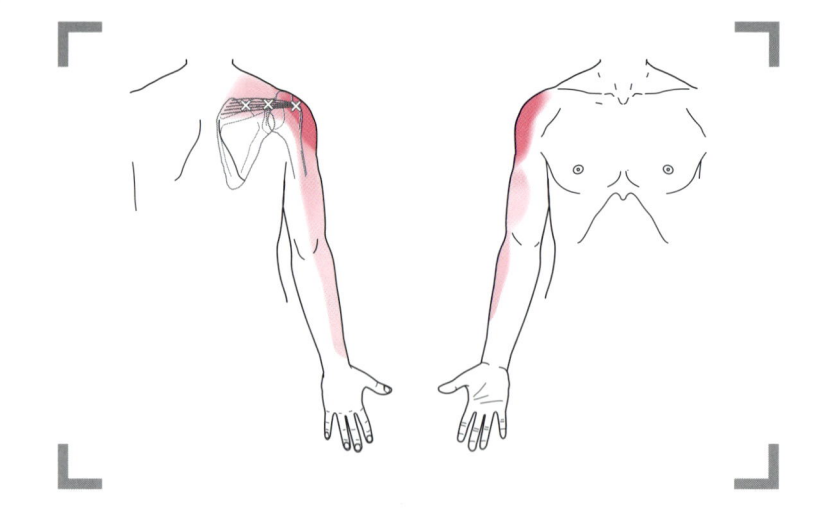

棘上筋② [Supraspinatus]

前ページで紹介したASTRとは別のアプローチの仕方を紹介する。

推奨するフックの手法

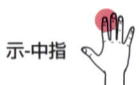

示-中指　　四指

治療手順

1. **プレポジション** … 棘上筋の起始と停止を近づける。
   患者（座位）の右上肢を外転させる。
2. **フックポジション** … 棘上筋を制限方向へフックする。
   棘上筋に押圧を加え、棘上窩の内方へ引いて保持する。
3. **ストレッチポジション** … 棘上筋の起始と停止を遠ざける。
   右上肢を内転させる。
   1.～3.を繰り返す。

テクニックの補足

フックの際、肘を外方につきだすように引くと、指にかかる負担が少なくて済む。

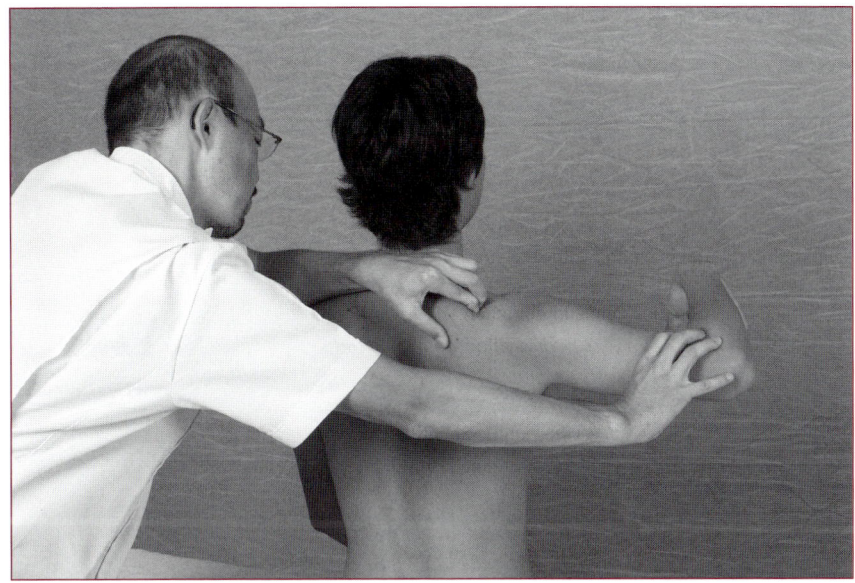

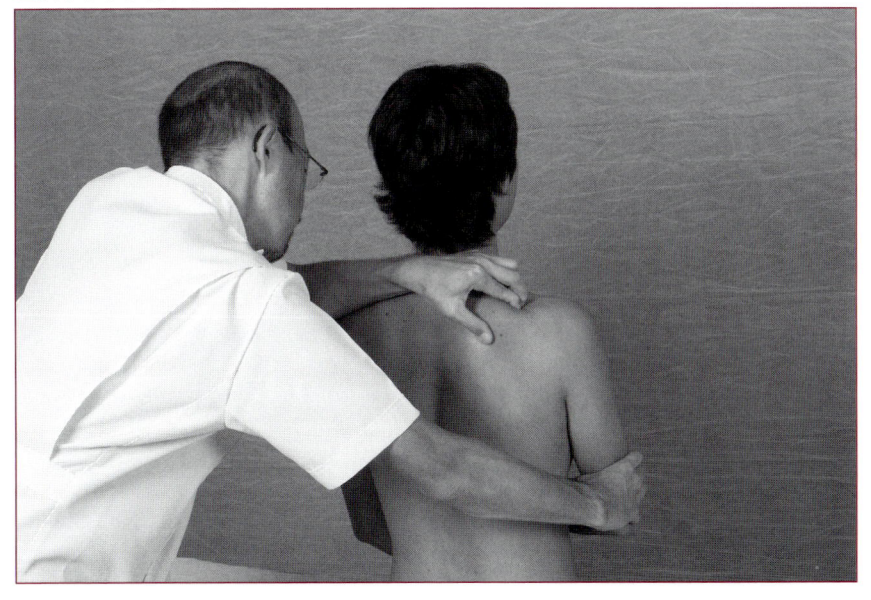

■フックポジション

■ストレッチポジション

棘下筋① [Infraspinatus]

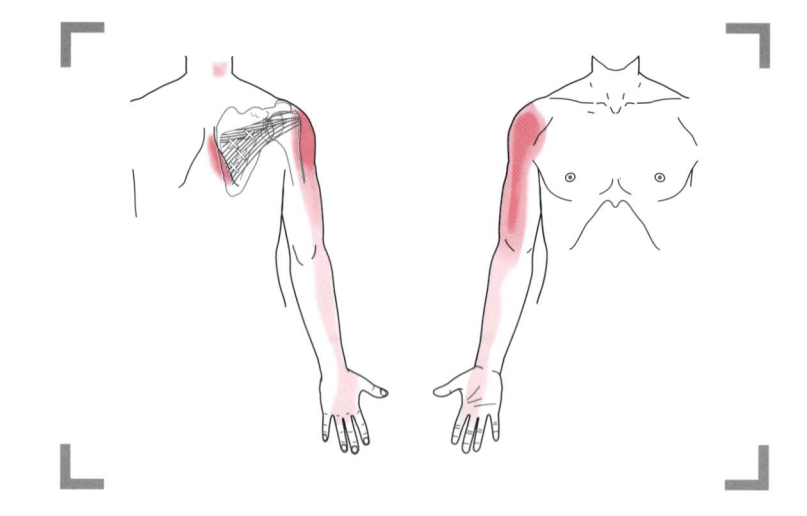

トリガーポイントによる症状
棘下筋のトリガーポイントによって、肩関節外側・上肢に痛みが放散する。ときには頚部にも放散する

推奨するフックの手法
母指　示-中指　四指

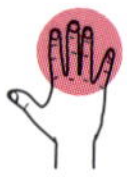

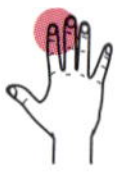

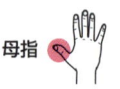

治療手順
1. **プレポジション** … 棘下筋の起始と停止を近づける。
    患者（側臥位）に患側上肢を後方伸展・外転させる。
2. **フックポジション** … 棘下筋を制限方向へフックする。
    棘下筋に押圧を加え、棘下窩の内方へ引いて保持する。
3. **ストレッチポジション** … 棘下筋の起始と停止を遠ざける。
    上肢を内転させる。
    1.〜3. を繰り返す。

テクニックの補足
棘下筋の肩甲棘に近い線維にASTRを施す際は、上肢を水平内転方向に、肩甲骨下角に近い線維では挙上方向に内転させるとよい。

臨床的コメント
棘下筋は外旋筋であるが、経験的に内転方向のほうがうまくASTRができる。
棘下筋にトリガーポイントがあると、背臥位で寝ているときに圧迫されて痛みを自覚する。そのため、夜間の肩関節痛を主訴とすることがある。

■ フックポジション

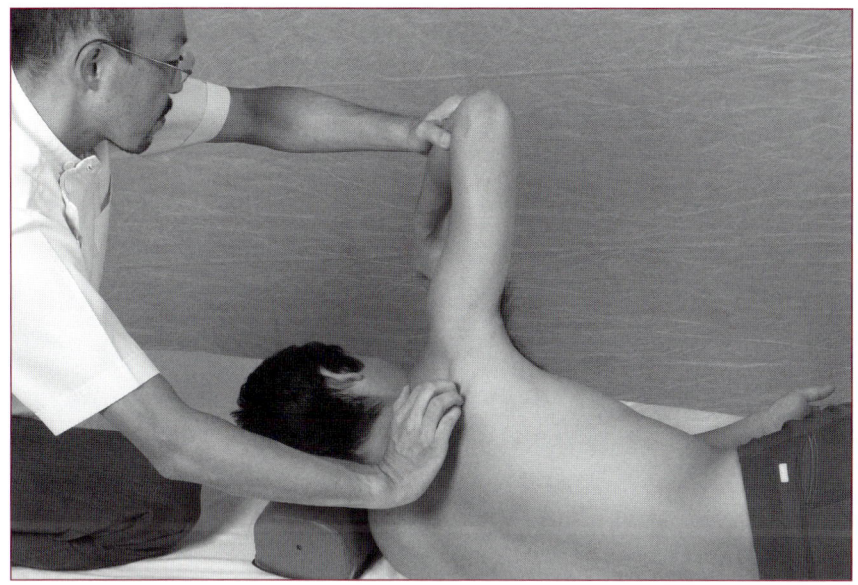

■ ストレッチポジション

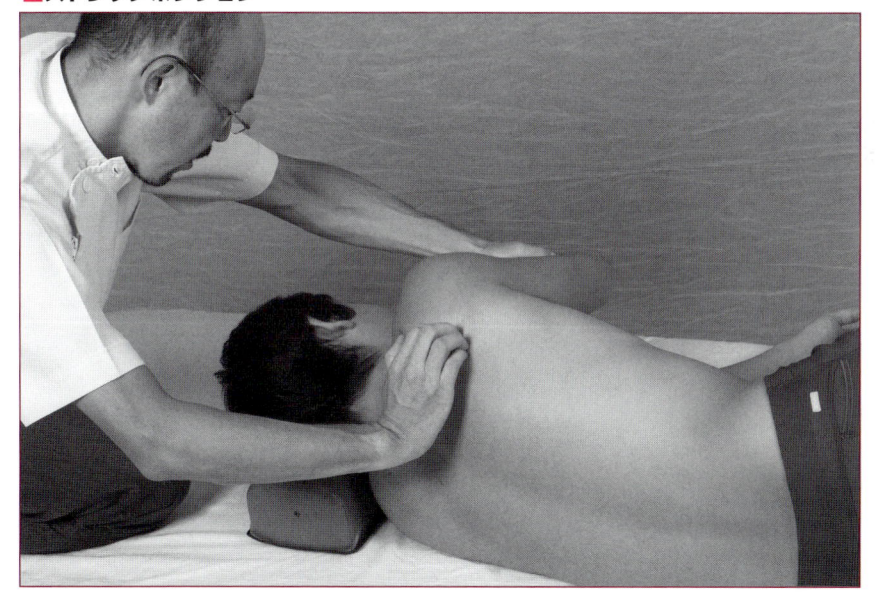

上肢帯〜上腕 ……… 棘下筋①

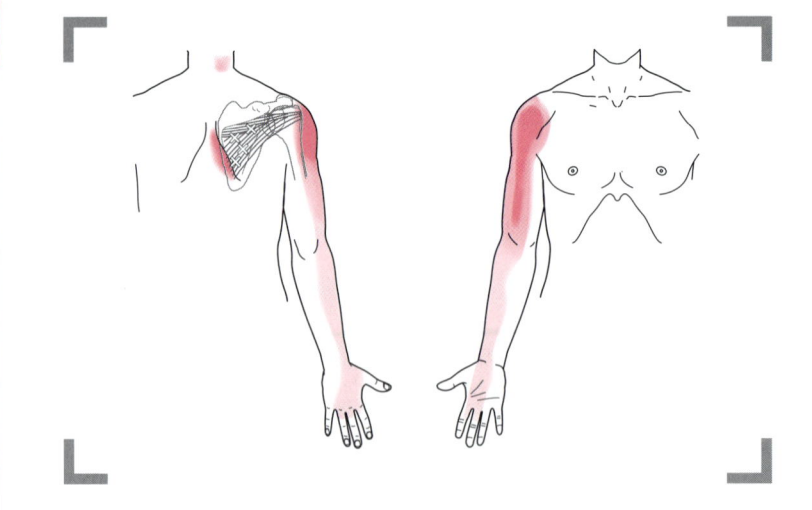

棘下筋② [Infraspinatus]

前ページで紹介したASTRとは別のアプローチの仕方を紹介する。

推奨するフックの手法

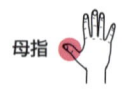

母指

治療手順

1. **プレポジション** … 棘下筋の起始と停止を近づける。
   患者（座位）の右上肢を後方伸展させる。
2. **フックポジション** … 棘下筋を制限方向へフックする。
   棘下筋に押圧を加え、棘下窩の内方へ引いて保持する。
3. **ストレッチポジション** … 棘下筋の起始と停止を遠ざける。
   右上肢を水平外転・屈曲する。

   1.〜 3.を繰り返す。

■フックポジション

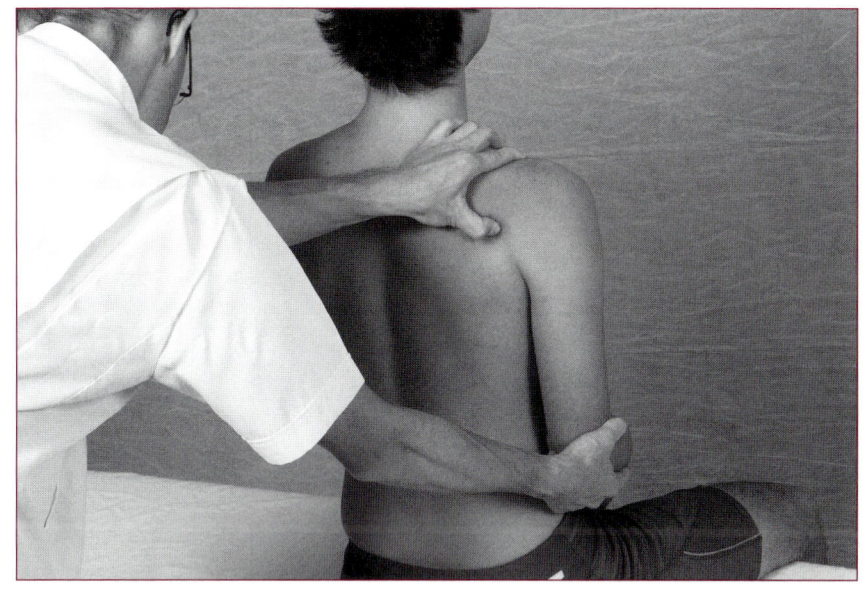

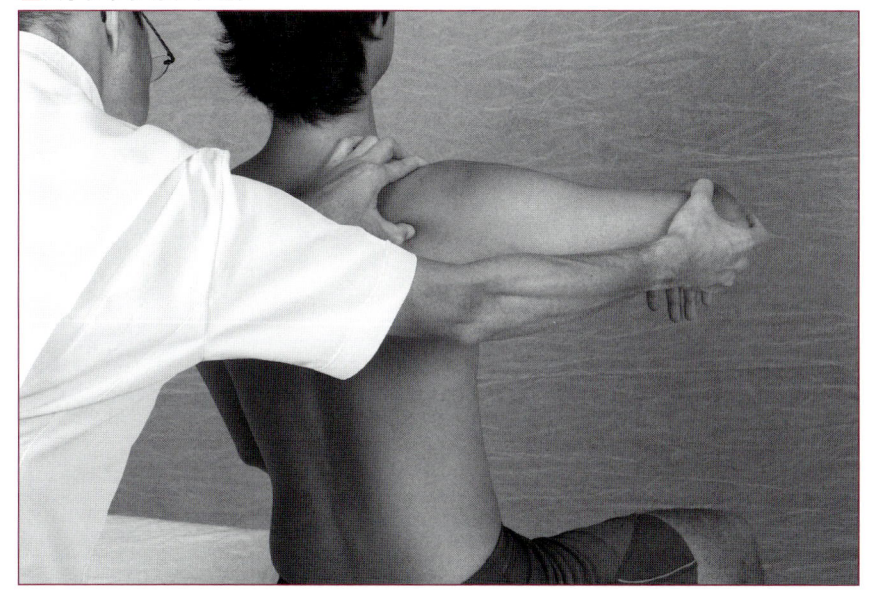

■ストレッチポジション

PART 2 技術編

大円筋① [Teres major]

トリガーポイントによる症状

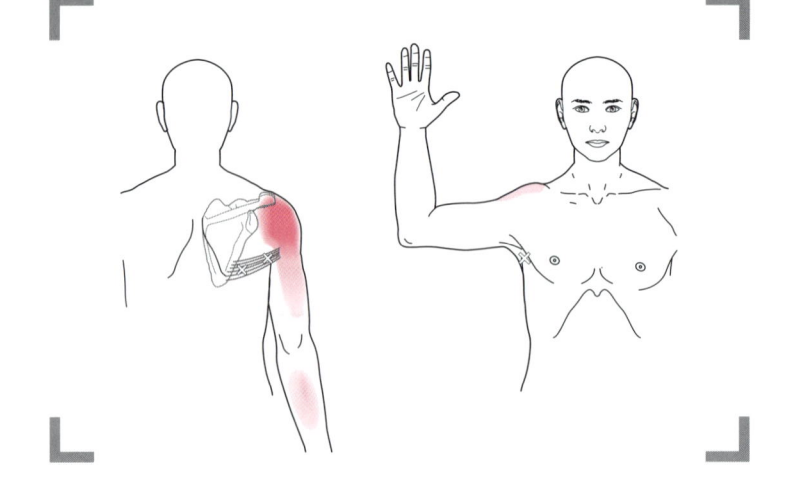

腋窩では、広背筋と同一の走行をとるが、肩甲骨外側に起始がある点が異なる。大円筋のトリガーポイントによって、肩関節から上肢の後方に関連痛・しびれ感が生じる。

推奨するフックの手法

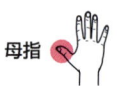

母指　示-中指

治療手順

1. **プレポジション** … 大円筋の起始と停止を近づける。
   患者（背臥位）の右上肢を内転・内旋させる。
2. **フックポジション** … 大円筋を制限方向へフックする。
   大円筋に押圧を加え、肩甲骨下角方向へ引いて保持する。
3. **ストレッチポジション** … 大円筋の起始と停止を遠ざける。
   右上肢を外旋する。
   1.～ 3. を繰り返す。

テクニックの補足

大円筋がわかりにくい場合は、患者の上肢を外旋位で固定した状態で、内旋方向に力を入れるよう指示する。この際に、肩甲骨外縁の下角よりに収縮して触れる筋が大円筋である。そのまま上腕骨小結節稜に向かってたどると、大円筋の走行が確認できる。

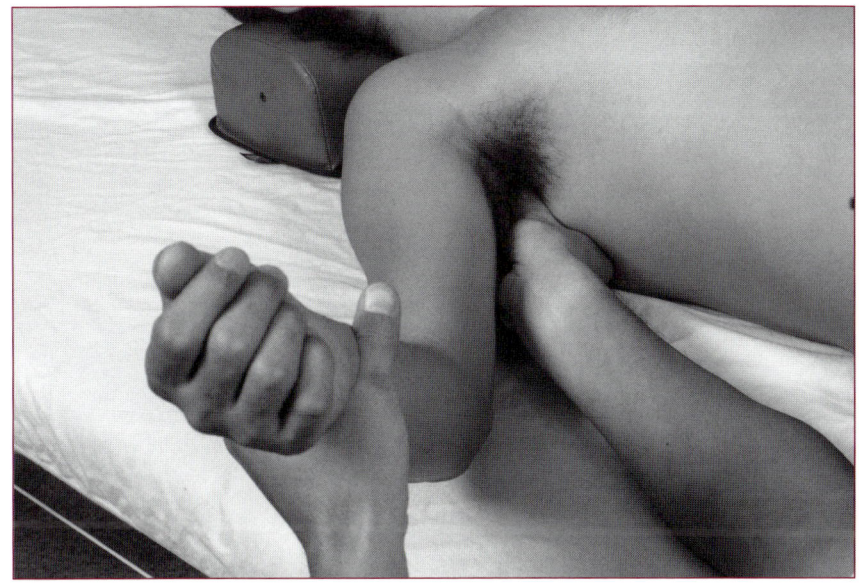

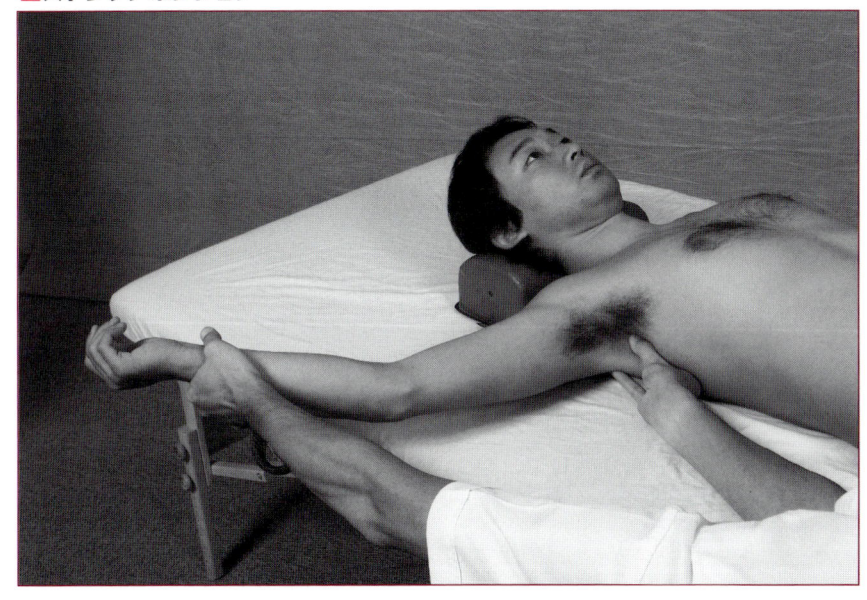

■ フックポジション

■ ストレッチポジション

PART 2 技術編

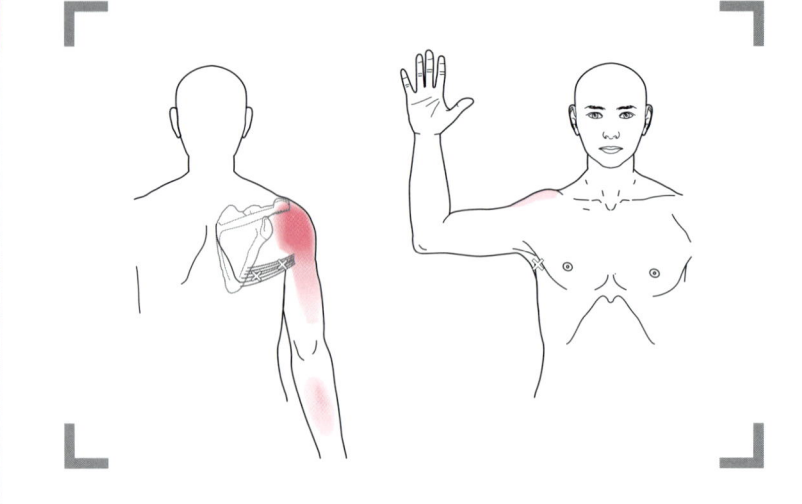

大円筋 ② [Teres major]

前ページで紹介した ASTR とは別のアプローチの仕方を紹介する。

推奨するフックの手法

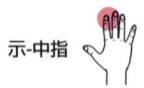

示-中指　四指

治療手順

1. **プレポジション** … 大円筋の起始と停止を近づける。
    患者（側臥位）の右上肢を屈曲・内転・内旋させる。
2. **フックポジション** … 大円筋を制限方向へフックする。
    大円筋に押圧を加え、肩甲骨下角方向へ引いて保持する。
3. **ストレッチポジション** … 大円筋の起始と停止を遠ざける。
    右上肢を外旋する。

    1.〜 3. を繰り返す。

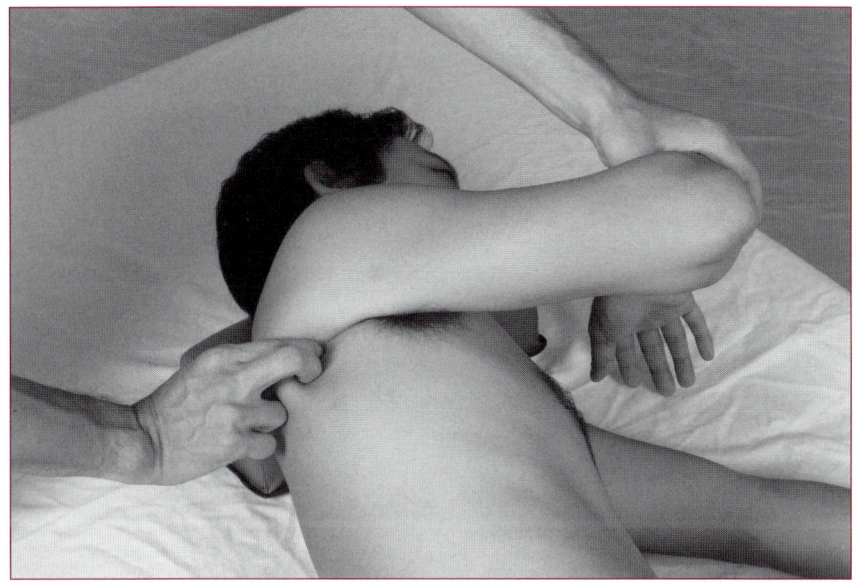

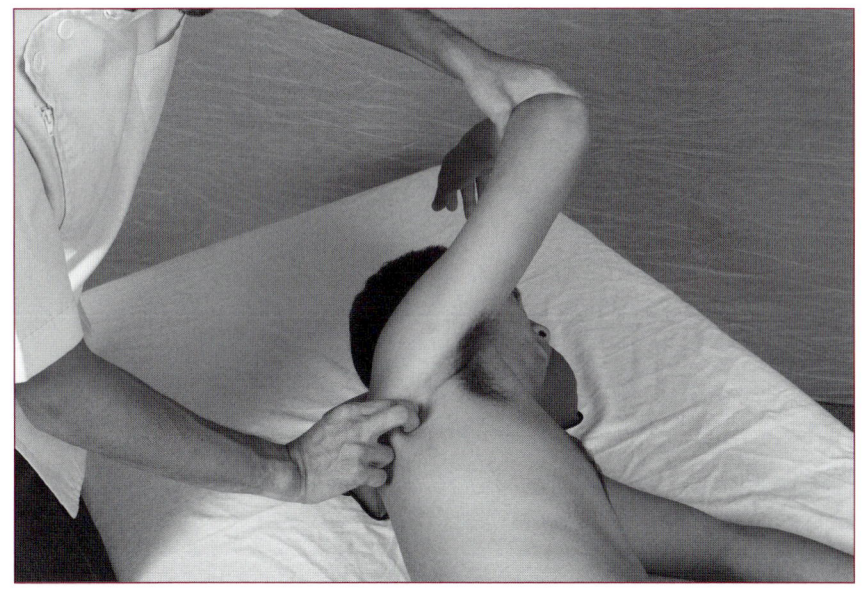

■フックポジション

■ストレッチポジション

PART 2
技術編

小円筋 [Teres minor]

トリガーポイントによる症状

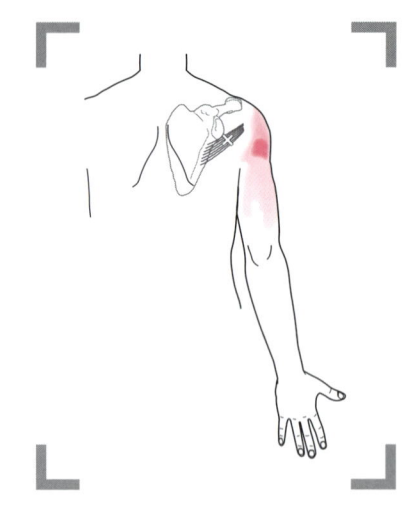

棘下筋とともにトリガーポイントを形成することが多い。肩関節外側に痛みが放散する。野球やラケットスポーツの選手に故障が多い。

推奨するフックの手法

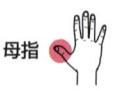

母指　示-中指

治療手順

1. **プレポジション** … 小円筋の起始と停止を近づける。
   患者（背臥位）の右上肢を外転・外旋させる。
2. **フックポジション** … 小円筋を制限方向へフックする。
   右小円筋に押圧を加え、肩甲骨下角方向へ引いて保持する。
3. **ストレッチポジション** … 小円筋の起始と停止を遠ざける。
   右上肢を内旋させる。
   1.～ 3. を繰り返す。

テクニックの補足

通常の手順でうまくいかない場合は、内転・外旋位でフックし、内旋させた後に外転方向にASTRを施すとよい。

小円筋がわかりにくい場合は、患者の上肢を内旋位で固定した状態で、外旋方向に力を入れるよう指示する。この際に、肩甲骨外縁の肩峰に近いところで収縮して触れる筋が小円筋である。肩甲骨の後方からコンタクトすると触れやすい。

臨床的コメント

小円筋の短縮があると、上腕骨骨頭を関節窩前方に押し出そうとする力がかかり、しだいに肩関節後方の関節包にも短縮が生じる。こうなると、上腕骨骨頭の後方すべり運動が制限され、関節機能障害も起こる。したがって、ASTR治療後には、上腕骨の後方へのすべりをチェックし、必要ならモビリゼーションを行う。前述した棘下筋でも同様のことがいえる。

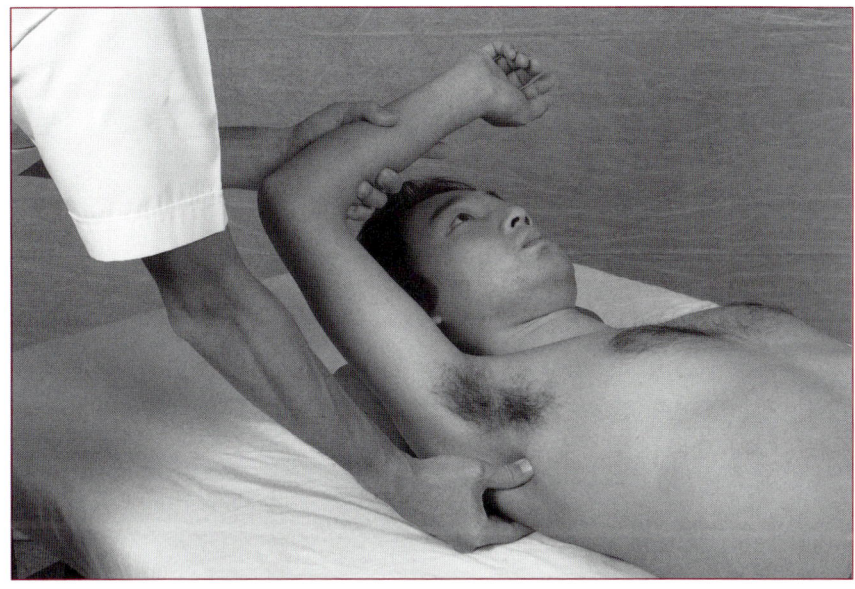

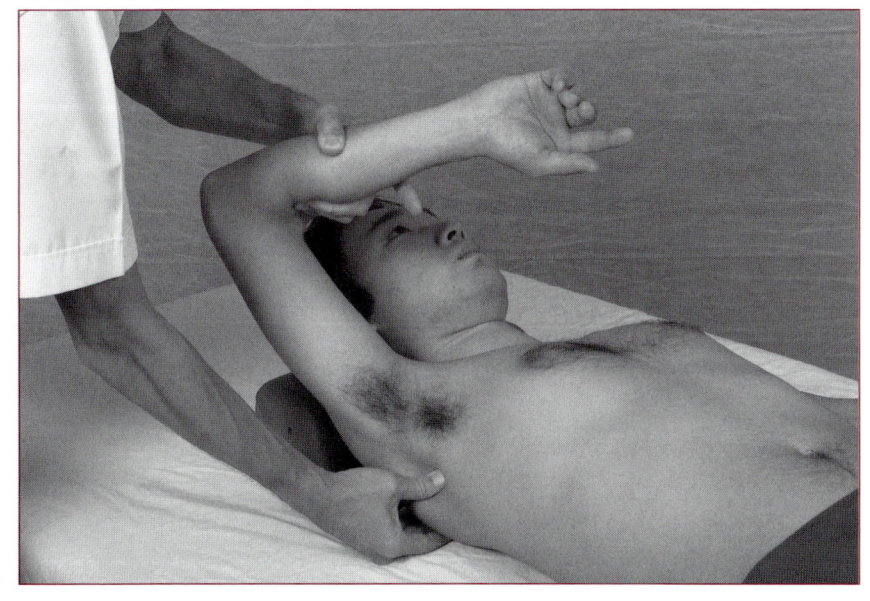

■フックポジション

■ストレッチポジション

PART 2
技術編

肩甲下筋（起始側）
[Subscapularis]

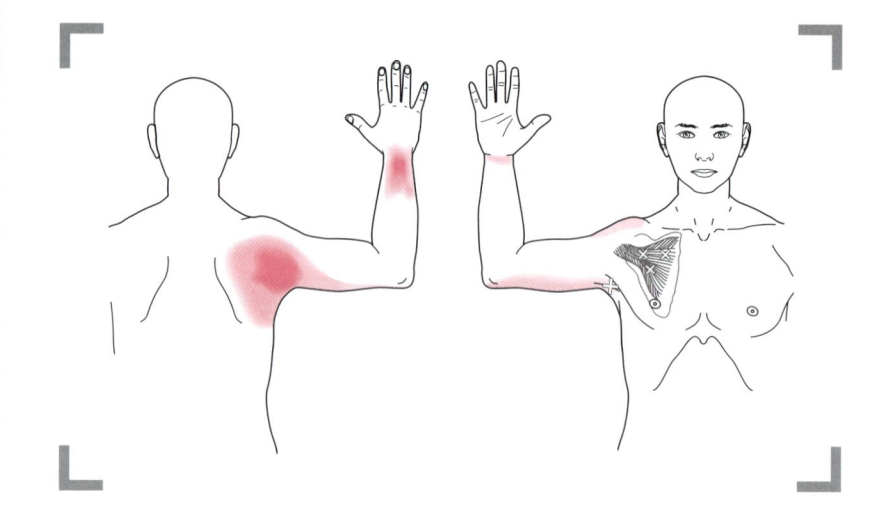

トリガーポイントによる症状
肩甲下筋にトリガーポイントが形成されると、肩から上肢全体の痛みが生じる。

推奨するフックの手法
母指 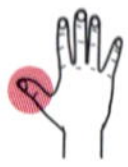　示-中指

治療手順
1. **プレポジション** … 肩甲下筋の起始と停止を近づける。
   患者（背臥位）の右上肢を外転・内旋させる。
2. **フックポジション** … 肩甲下筋を制限方向へフックする。
   右肩甲下筋に押圧を加え、肩甲骨内側縁方向へ押して保持する。
3. **ストレッチポジション** … 肩甲下筋の起始と停止を遠ざける。
   右上肢を外旋させる。

   1.〜 3. を繰り返す。

テクニックの補足
　敏感でくすぐったがる患者の腋窩をフックする際は、初めに手掌全体で大きく触れ、そのまま手を離さずに指を滑らせてフックさせると比較的うまくいく。

臨床的コメント
　片麻痺の患者で肩関節の拘縮が目立つ場合は、肩甲下筋を調べると短縮が強い。肩関節のモビリゼーションと同時にこの筋のストレッチを行うと効果的である。
　上肢を長時間前方に突き出したまま作業を行う仕事（デスクワークなど）では、この筋の短縮・緊張亢進をきたしやすい。そのまま放置しておくと、二次的に周囲の筋のスパズムが起きて、やがて筋の短縮が生じ、いわゆる五十肩の状態になる。早いうちにこの筋のストレッチを十分に行うことで、これを予防することができる。

■ フックポジション

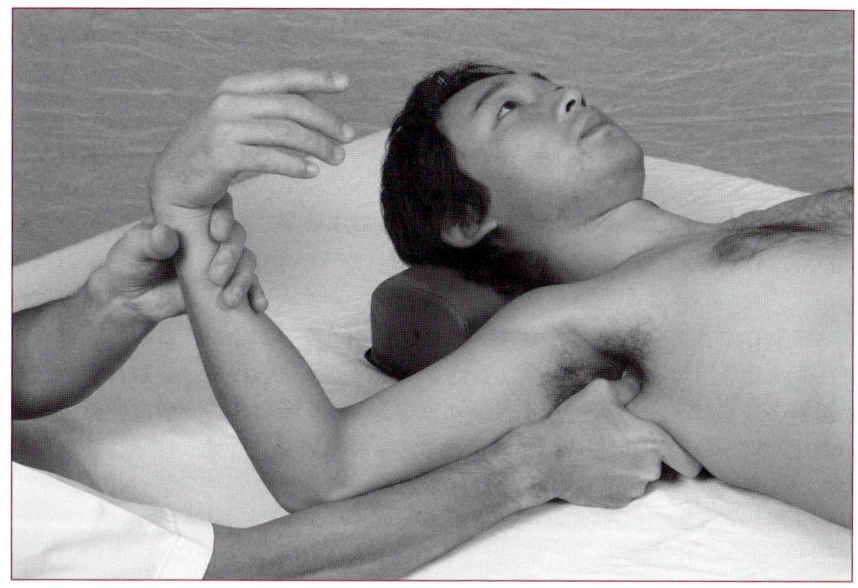

■ ストレッチポジション

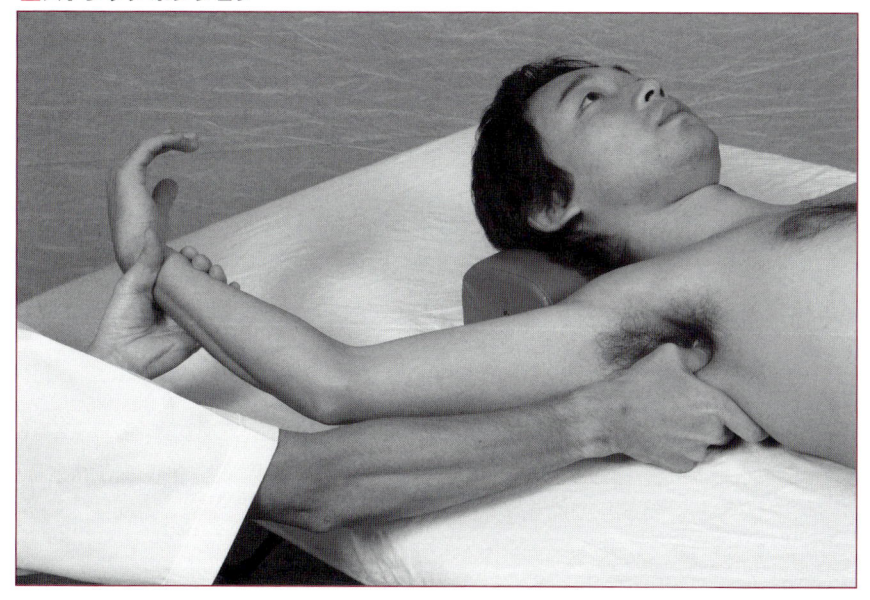

上肢帯〜上腕 ……… 肩甲下筋（起始側）

[Subscapularis] 肩甲下筋（停止側）

トリガーポイントによる症状

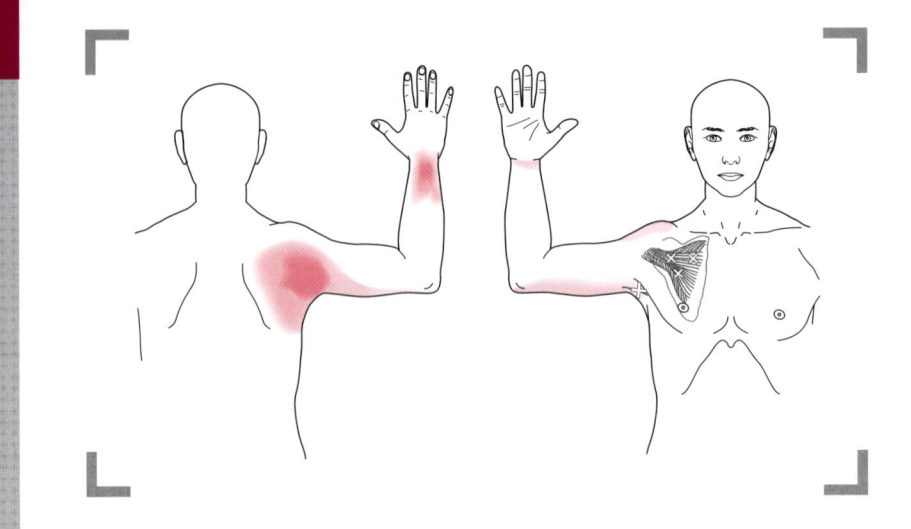

肩甲下筋の腱板前方にトリガーポイントが生じる場合がある。その対応方法が以下の方法である。

推奨するフックの手法

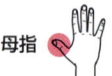

母指　示-中指

治療手順

1. **プレポジション** … 肩甲下筋の起始と停止を近づける。
   患者（背臥位）の右上肢を外転・軽度内旋させる（大きく内旋すると、腱に触れなくなるので軽度にとどめておく）。
2. **フックポジション** … 肩甲下筋を制限方向へフックする。
   肩甲下筋停止部にあたる上腕骨小結節に押圧を加え、肩甲骨方向へ引いて保持する。押圧の際は、烏口突起（内方）・三角筋（外方）・大胸筋（下方）に囲まれた間隙より進入する。
3. **ストレッチポジション** … 肩甲下筋の起始と停止を遠ざける。
   右上肢を外旋させる。
   1.～ 3. を繰り返す。

テクニックの補足

小結節がわかりにくいときは、上腕外旋位でまず大結節をさわり、さらに内方に指をすべらすと小結節を触れる。上腕を内旋して肩甲下筋を収縮させると、小結節の前方で筋（腱板）の動きを感じることができる。

■フックポジション

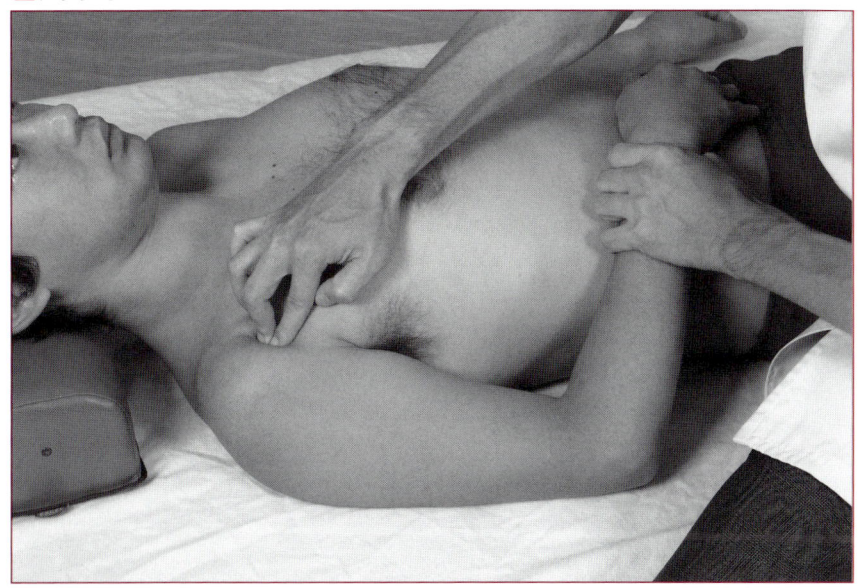

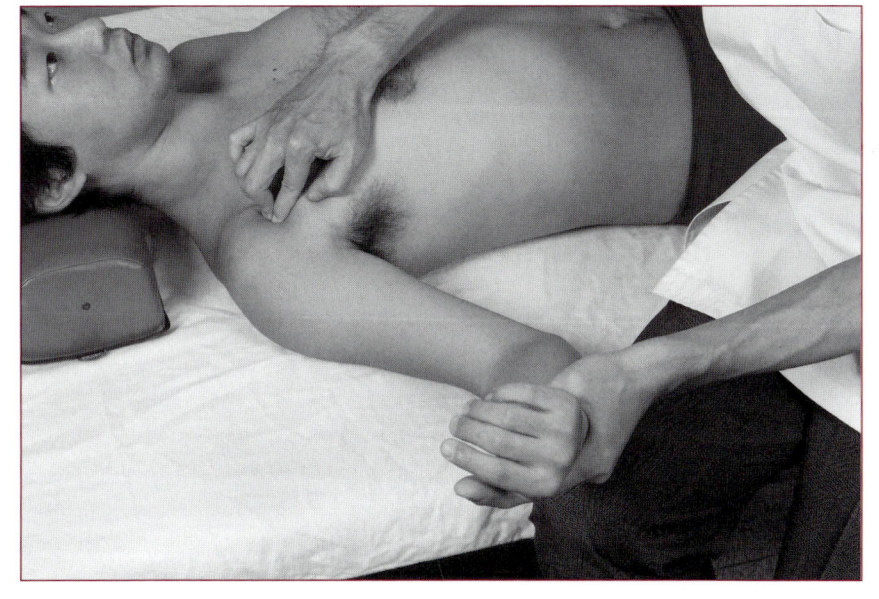

■ストレッチポジション

上肢帯～上腕 ……… 肩甲下筋（停止側）

上腕二頭筋（起始側） [Biceps brachii]

トリガーポイントによる症状

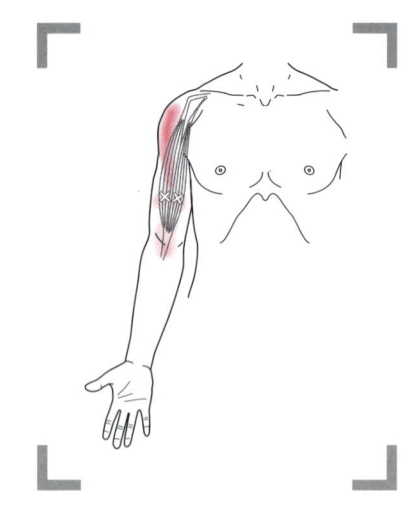

上腕二頭筋の起始部に近いところにトリガーポイントがあると、肩関節～上腕の前方に痛みが放散する。肩関節の屈曲・外転・外旋に制限が生じる。

推奨するフックの手法

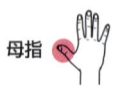

母指　示-中指

治療手順

1. **プレポジション** … 上腕二頭筋の起始と停止を近づける。
   患者（背臥位）の右肘を屈曲させる。
2. **フックポジション** … 上腕二頭筋を制限方向へフックする。
   右上腕二頭筋起始側に押圧を加え、肘方向へ引いて保持する。
3. **ストレッチポジション** … 上腕二頭筋の起始と停止を遠ざける。
   右肘を伸展させる。
   1.～3.を繰り返す。

臨床的コメント

長頭腱炎後の癒着がある場合も、ASTR は有効である。この場合、癒着を生じた腱を外方から内方にフックし、上肢を外旋させるように ASTR を施すとよい。

上腕の筋膜は腋窩・胸部の筋膜と連続性があるので、上腕の筋膜に短縮があると、肩から胸のひきつれ感や痛みを感じることがある。

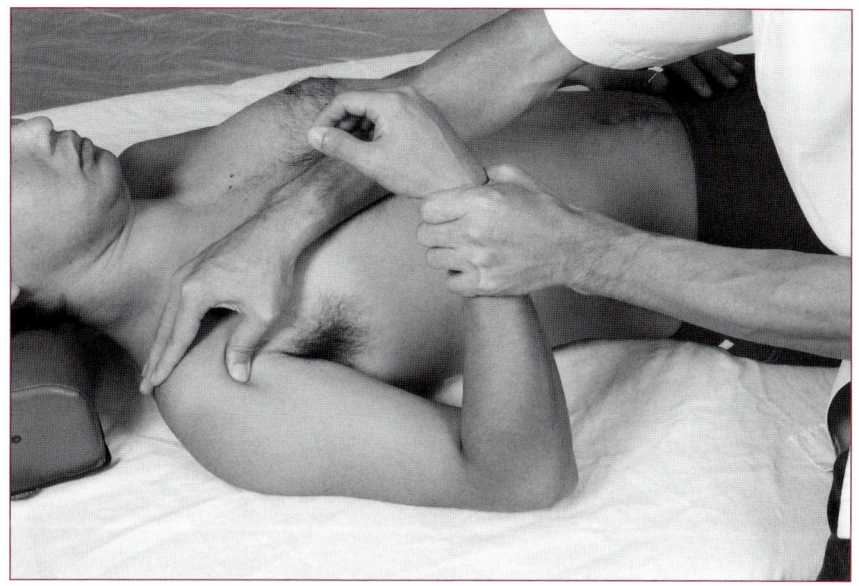

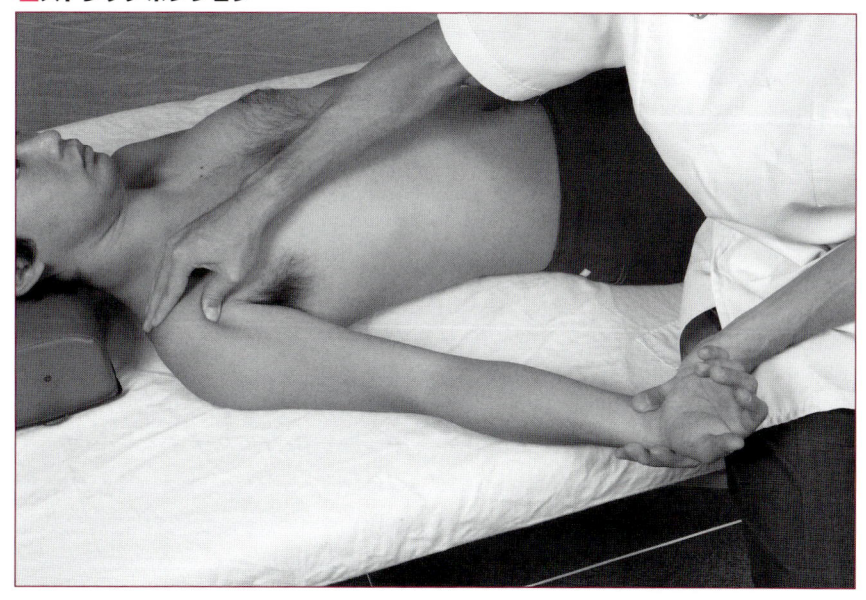

■フックポジション

■ストレッチポジション

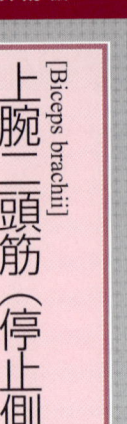

上腕二頭筋（停止側） [Biceps brachii]

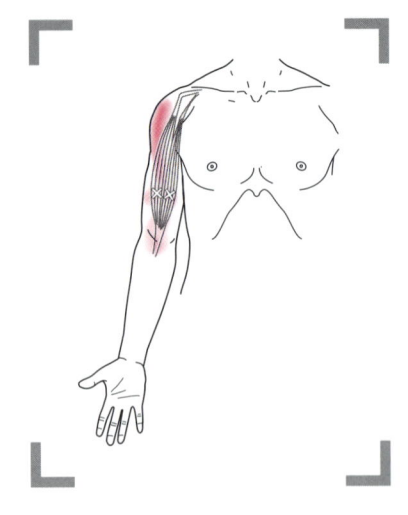

トリガーポイントによる症状
　上腕二頭筋の停止部に近いところにトリガーポイントがあると、上腕〜肘関節前方に痛みが生じる。

推奨するフックの手法
母指

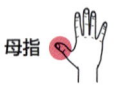

治療手順
1. **プレポジション** … 上腕二頭筋の起始と停止を近づける。
   患者（背臥位）の右肘を屈曲させる。
2. **フックポジション** … 上腕二頭筋を制限方向へフックする。
   上腕二頭筋停止側に押圧を加え、肩方向へ押して保持する。
3. **ストレッチポジション** … 上腕二頭筋の起始と停止を遠ざける。
   右肘を伸展する。
   1.〜 3. を繰り返す。

臨床的コメント
　長時間肘を曲げたままデスクワークをすると、上腕二頭筋が短縮して肘の伸展制限を起こすことがある。
　前腕屈筋の治療後に症状が残る場合、上腕二頭筋の障害も考える。上腕から前腕の筋膜に連続性があって、上腕の障害が前腕に影響を及ぼすこともありうるからである。

■ フックポジション

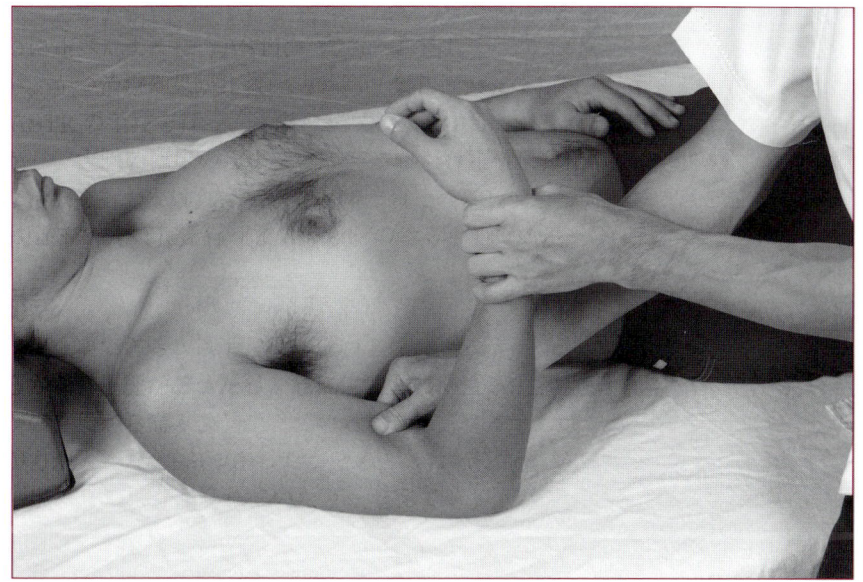

■ ストレッチポジション

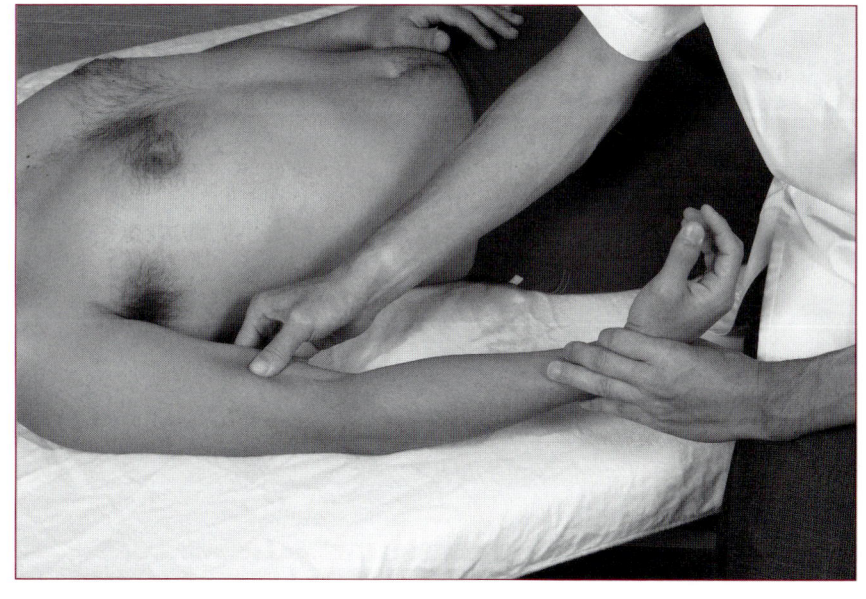

上肢帯〜上腕……上腕二頭筋（停止側）

上腕三頭筋（起始側） [Triceps brachii]

トリガーポイントによる症状

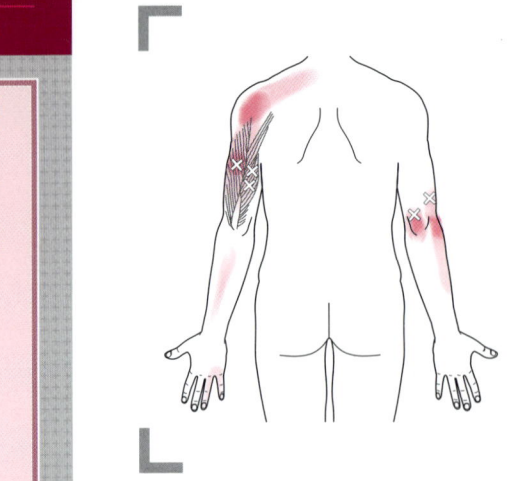

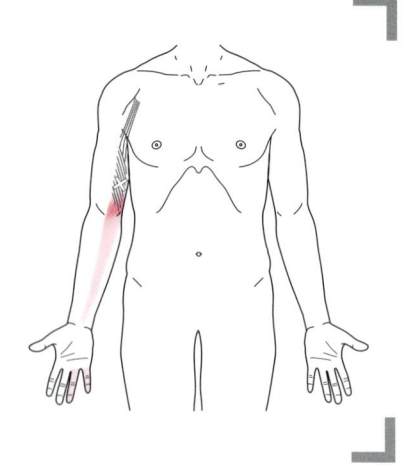

　主に上腕三頭筋の長頭の治療に用いる。この部位にトリガーポイントがあると、肩関節〜前腕後方に痛みが生じる。

推奨するフックの手法

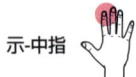

示-中指

治療手順

1. **プレポジション** … 上腕三頭筋の起始と停止を近づける。
　　患者（背臥位）の右上肢を外転させる。
2. **フックポジション** … 上腕三頭筋を制限方向へフックする。
　　上腕三頭筋起始側に押圧を加え、肘方向へ引いて保持する。
3. **ストレッチポジション** … 上腕三頭筋の起始と停止を遠ざける。
　　右上肢を伸展挙上する。
　　1.〜 3. を繰り返す。

臨床的コメント

　第7頚椎の神経根症の症状と似ているが、頚椎の動きでは痛みが変化しないことと、トリガーポイントの有無で鑑別できる。

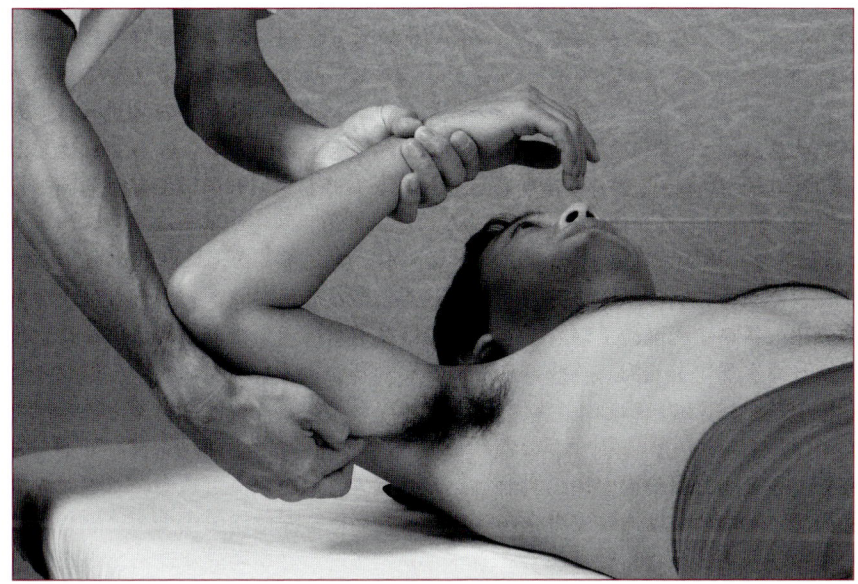

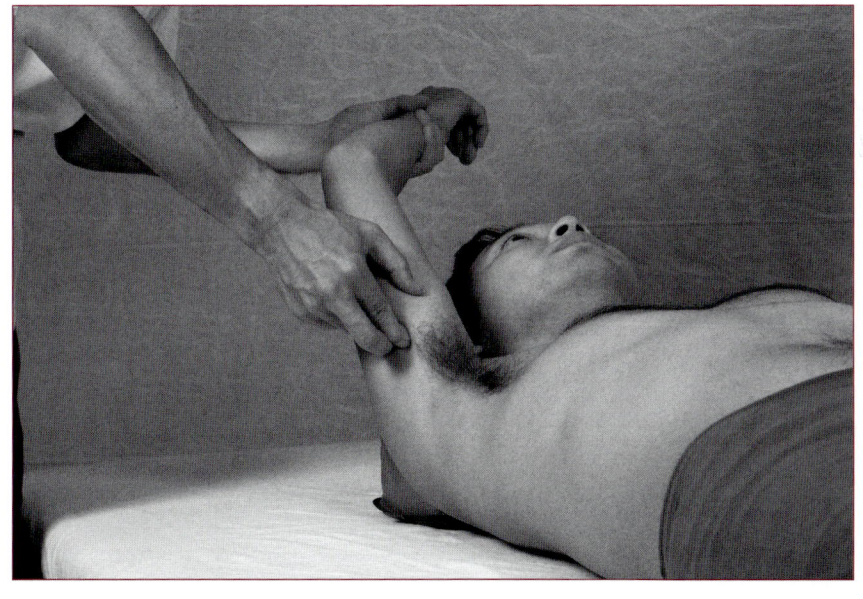

■フックポジション

■ストレッチポジション

上腕三頭筋（停止側）
[Triceps brachii]

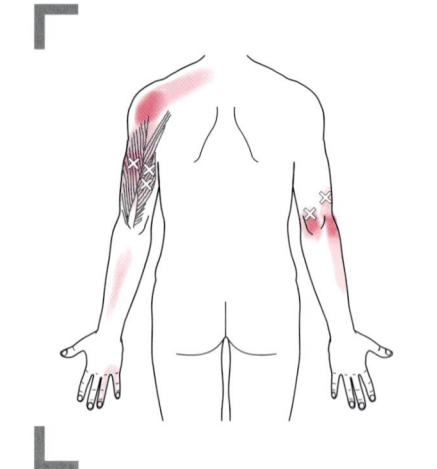

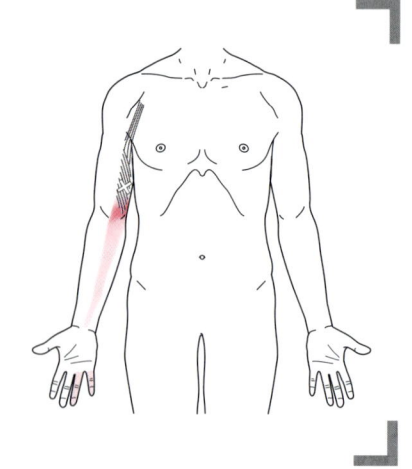

トリガーポイントによる症状
　上腕三頭筋の外側頭、内側頭の治療に用いる。これらの部位にトリガーポイントがあると、肘関節～上腕後方の痛みが生じる。

推奨するフックの手法
母指　　示-中指　　四指

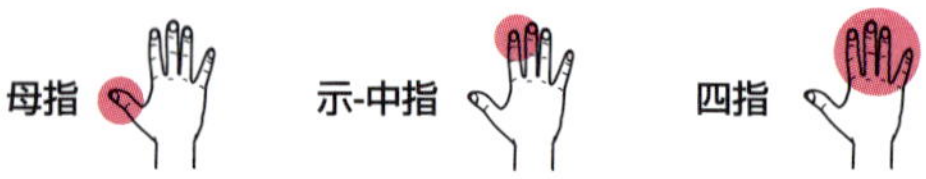

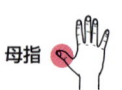

治療手順
1. プレポジション … 上腕三頭筋の起始と停止を近づける。
　　患者（背臥位）の右上肢を挙上して肘を伸展させる。
2. フックポジション … 上腕三頭筋を制限方向へフックする。
　　上腕三頭筋停止側に押圧を加え、肩方向へ引いて保持する。
3. ストレッチポジション … 上腕三頭筋の起始と停止を遠ざける。
　　肘を屈曲する。
　1.～ 3. を繰り返す。

臨床的コメント
　内側頭はその名称から受ける印象と異なり、上腕骨遠位後方の内～外側に位置するので、その内側では肘関節内側の痛みが、外側では肘関節外側の痛みが生じる。内側頭の場合、上腕骨に対して後方から圧迫することでトリガーポイントを確認することができる。

■ フックポジション

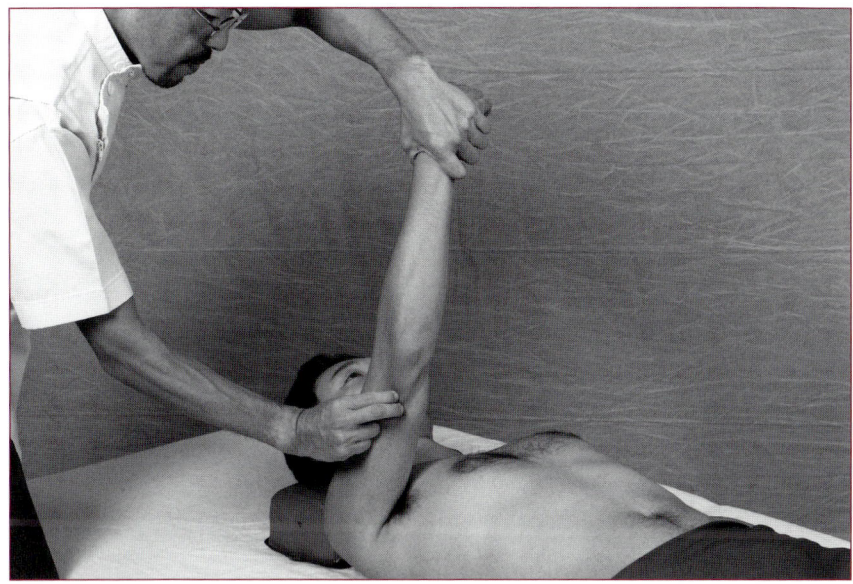

■ ストレッチポジション

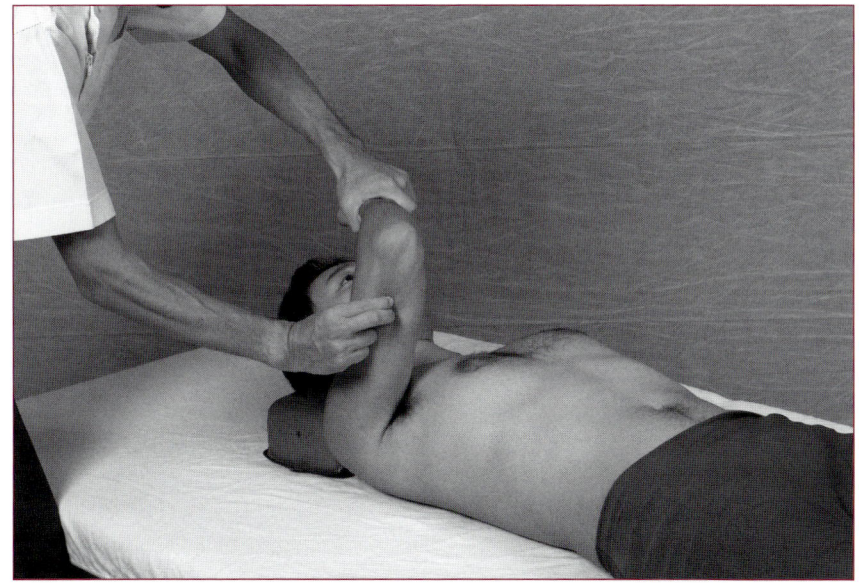

上肢帯〜上腕 ……… 上腕三頭筋（停止側）

前腕〜手指

　日常で利用する機会が多く、ASTRの効果もわかりやすい部位である。手〜手関節付近の痛みの原因が、前腕の筋にあることはまれではない。痛みの生じる動作を患者に再現してもらい、ASTRの治療前後で痛みの程度を比較すれば、治療効果を実感できる。また、円回内筋症候群、回外筋症候群のような絞厄性神経障害の治療にも応用できる。

PART 2 技術編

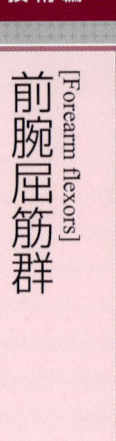

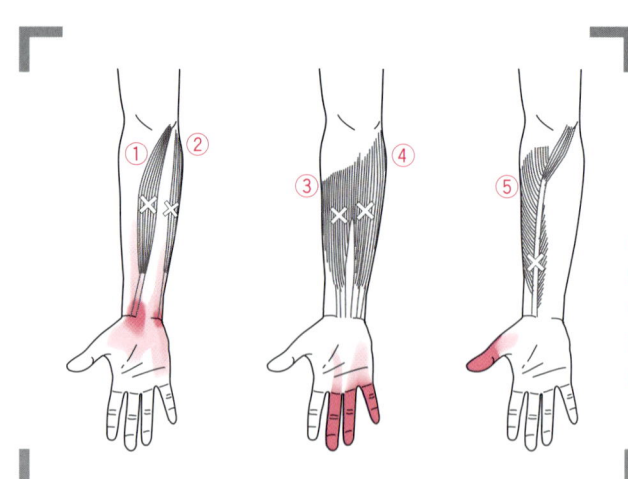

[Forearm flexors] 前腕屈筋群

① 橈側手根屈筋
② 尺側手根屈筋
③ 浅深指屈筋（第3指）
④ 浅深指屈筋（第4・5指）
⑤ 長母指屈筋

トリガーポイントによる症状

指や手首の痛み、しびれ、チクチク感などを生じるが、トリガーポイントは筋腹に認められる。

推奨するフックの手法

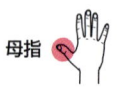

母指　示-中指　四指

治療手順

1. **プレポジション** … 前腕屈筋の起始と停止を近づける。
   患者（座位・背臥位）の右肘・手指を屈曲させる。
2. **フックポジション** … 前腕屈筋を制限方向へフックする。
   対象の前腕屈筋に押圧を加え、近位または遠位へ引いて保持する。
3. **ストレッチポジション** … 前腕屈筋の起始と停止を遠ざける。
   右肘・手指を伸展させる。

   1.～3. を繰り返す。

テクニックの補足

トリガーポイントの位置が起始側よりなら肘の動きを、停止側よりなら手指の動きを主にして ASTR を施すとよい。

治療の際、手指の屈筋では対応する手指の伸展を必要とするが、橈側・尺側手根屈筋では手関節の伸展のみでよい。

手首を背屈する際、橈側の屈筋なら回外方向へ、尺側の屈筋なら回内方向へ ASTR を施すとより効きがよい。筋そのものが短縮して緊張が強い場合、筋腹を横方向にフックし、フックした方向と反対に前腕を回旋すれば、強力な ASTR がかかる。

■フックポジション

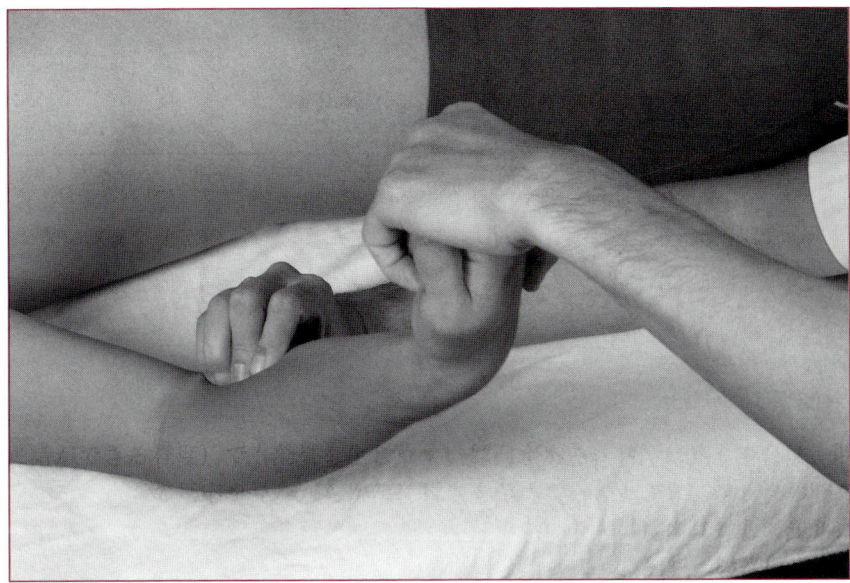

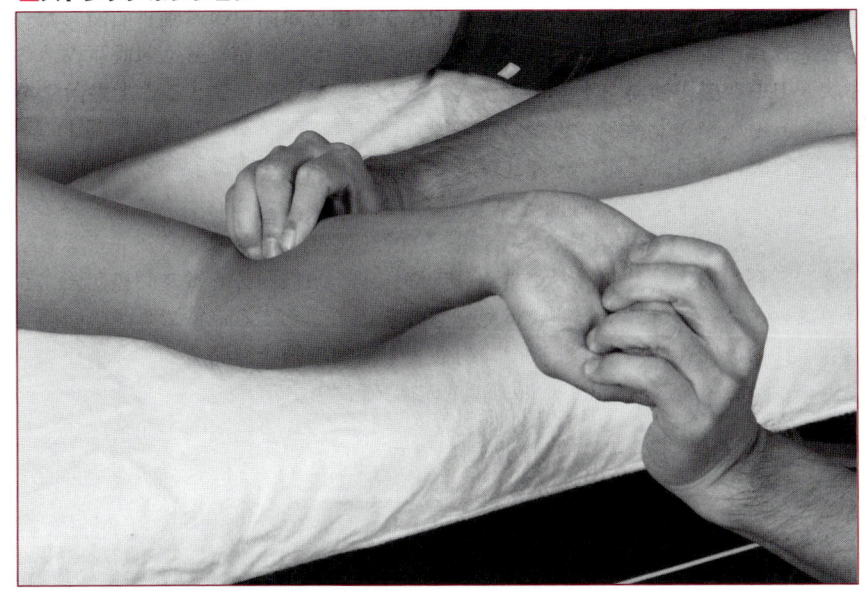

■ストレッチポジション

円回内筋 [Pronator teres]

トリガーポイントによる症状

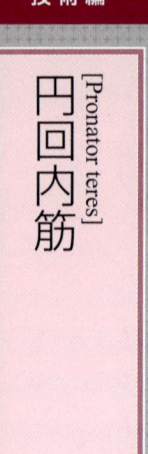

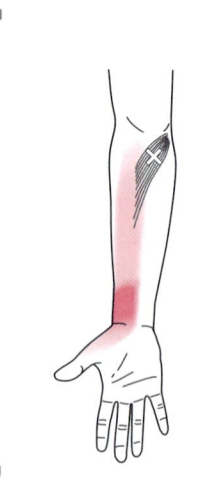

円回内筋にトリガーポイントがあると、前腕～手に痛みが放散する。前骨間神経の絞扼性神経障害が生じることもある。

推奨するフックの手法

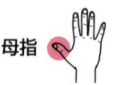

母指　示-中指

治療手順

1. **プレポジション** … 円回内筋の起始と停止を近づける。
   患者（座位・背臥位）の右肘を屈曲・回内させる。
2. **フックポジション** … 円回内筋を制限方向へフックする。
   円回内筋に押圧を加え、近位・尺側または遠位・橈側へ引いて保持する。
3. **ストレッチポジション** … 円回内筋の起始と停止を遠ざける。
   右肘を伸展・回外させる。

1.～3. を繰り返す。

臨床的コメント

前骨間神経の絞扼性障害を疑う場合は、トライアルのASTRを行った後で、症状の変化を観察する。症状の悪化がなければ、引き続き治療を続ける。

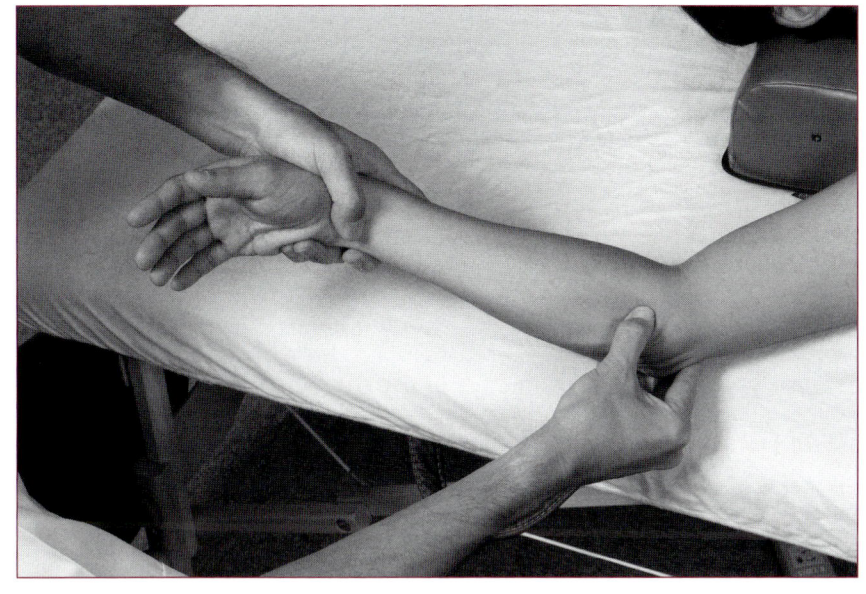

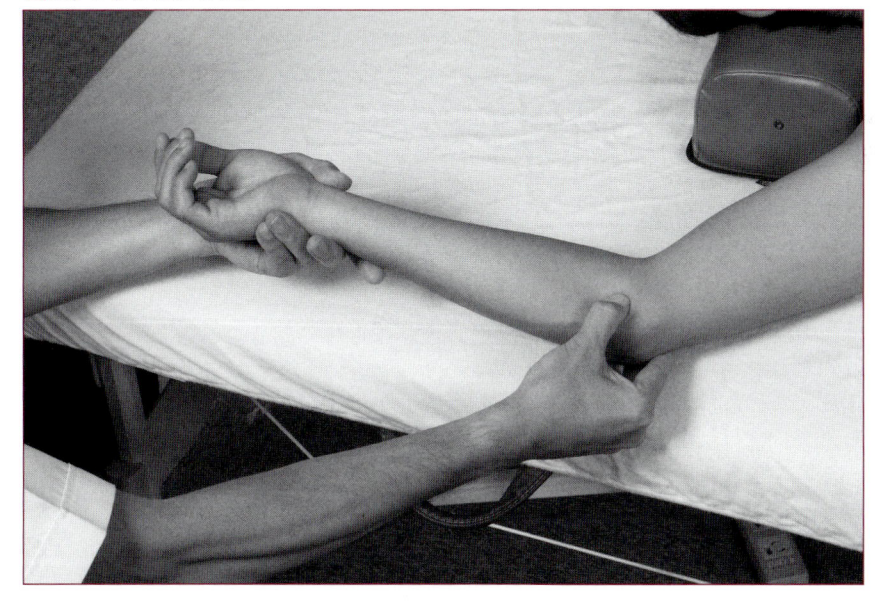

■フックポジション

■ストレッチポジション

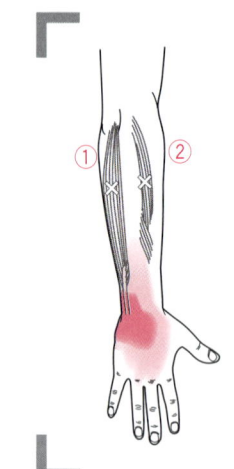

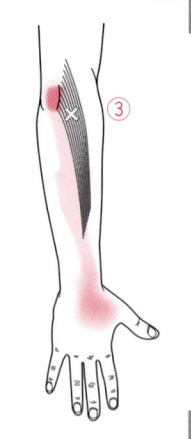

[Forearm extensors] 前腕伸筋群

① 尺側手根伸筋
② （短・長）橈側手根伸筋
③ 腕橈骨筋

トリガーポイントによる症状

上腕骨外上顆近くにトリガーポイントがある場合、肘周囲の痛みが生じる。筋腹にある場合は、前腕〜手指に痛みが放散する。

推奨するフックの手法

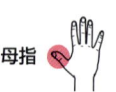

母指　　示-中指　　四指

治療手順

1. **プレポジション** … 前腕伸筋の起始と停止を近づける。
   患者（座位・背臥位）の手関節・手指を伸展させる。
2. **フックポジション** … 前腕伸筋を制限方向へフックする。
   対象の前腕伸筋に押圧を加え、近位または遠位へ引いて保持する。
3. **ストレッチポジション** … 前腕伸筋の起始と停止を遠ざける。
   手関節・手指を屈曲させる。
   1.〜 3. を繰り返す。

テクニックの補足

トリガーポイントの位置が起始側に近いなら肘の動きを、停止側に近いなら手指の動きを利用してASTRを行う。

ここでは筋腹へのASTRを行っている。前腕伸筋群のセルフASTRは、筋腱移行部への治療法を説明している（197ページ参照）。

臨床的コメント

筋腹そのものの緊張が強い場合、筋腹を横方向にフックし（母指フックを勧める）、フックした方向と反対に前腕を回旋すれば、強力なASTRがかかる。

長時間のキーボード入力作業などで疲労が続くと、トリガーポイントや硬結を形成しやすい。慢性化し、筋そのものが線維化しているときには、繰り返しの治療を必要とし、回復には時間がかかる。治療中、一時的に痛みやしびれ感が悪化することもあるので、患者には十分な説明が必要である（126ページの「臨床コラム」を参照）。

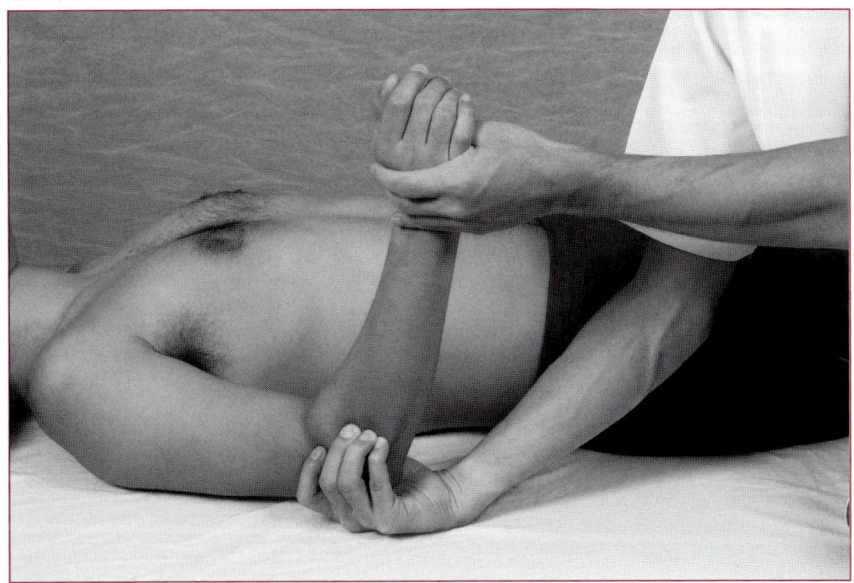

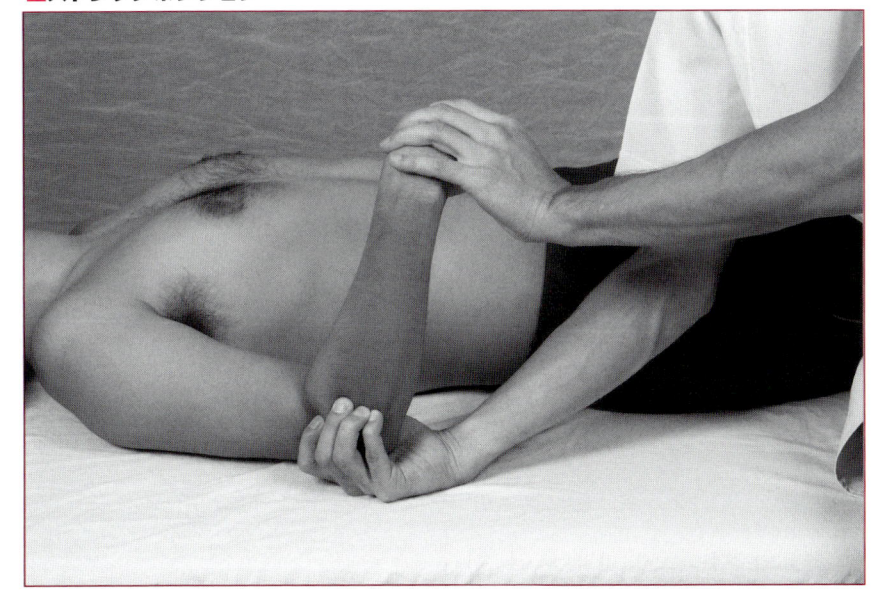

■フックポジション

■ストレッチポジション

[Adductor pollicis] 母指内転筋

トリガーポイントによる症状

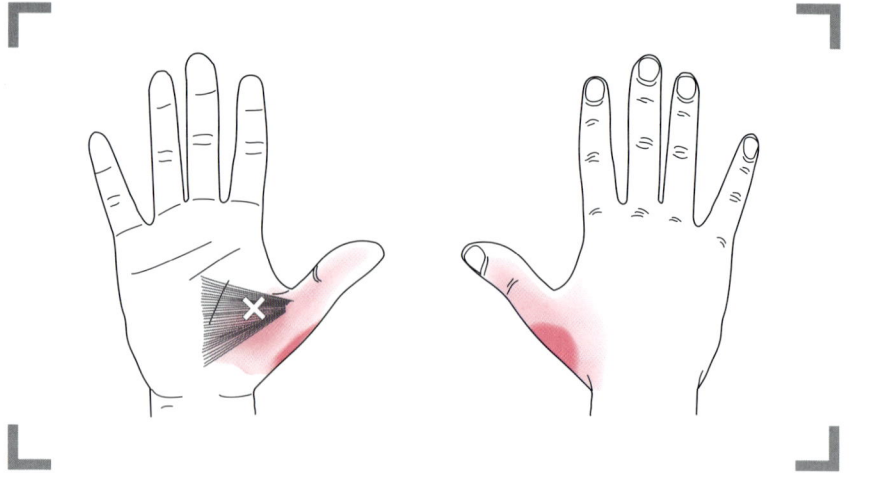

母指内転筋にトリガーポイントがあると、第1中手骨から舟状骨の背側に痛みを生じる。

推奨するフックの手法

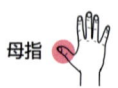

母指

治療手順

1. **プレポジション** … 母指内転筋の起始と停止を近づける。
   患者（座位・背臥位）の右母指を内転させる。
2. **フックポジション** … 母指内転筋を制限方向へフックする。
   母指内転筋に押圧を加え、内方へ引いて保持する。
3. **ストレッチポジション** … 母指内転筋の起始と停止を遠ざける。
   右母指を外転させる。
   1.～3. を繰り返す。

テクニックの補足

母指内転筋は母指の中手指節関節（MP関節）と第3中手骨・有頭骨の間に位置する。

停止部を対象としたASTRで、母指MP関節上をうまくフックできないことがある。このようなときは、MP関節上の皮膚をつまむとよい。手指関節上のASTRでは、こういった皮膚をつまむという手法も役に立つ。著者らは手関節の屈筋支帯にASTRを行う際によく用いる。

臨床的コメント

筋の位置とは異なり、背側に痛みを自覚するため、この筋のトリガーポイントが見逃されやすい。

裁縫を趣味や仕事で行う人の手は、母指の開きが少ない（第1・2中手骨間の開大が少ない）ことがよくある。こういう手の人が母指・手関節の背側に痛みを訴えた場合、母指内転筋のトリガーポイントがあり、ASTRによる治療が効果を示すことが多い。

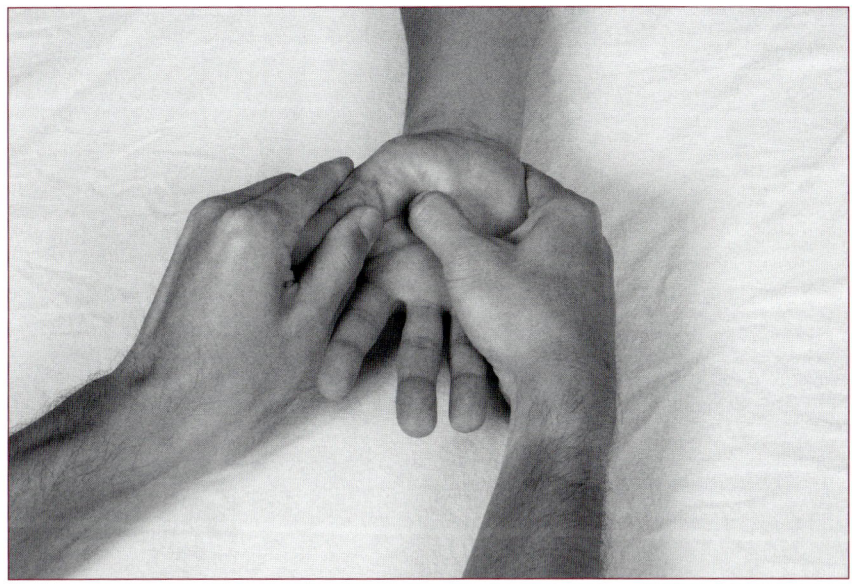

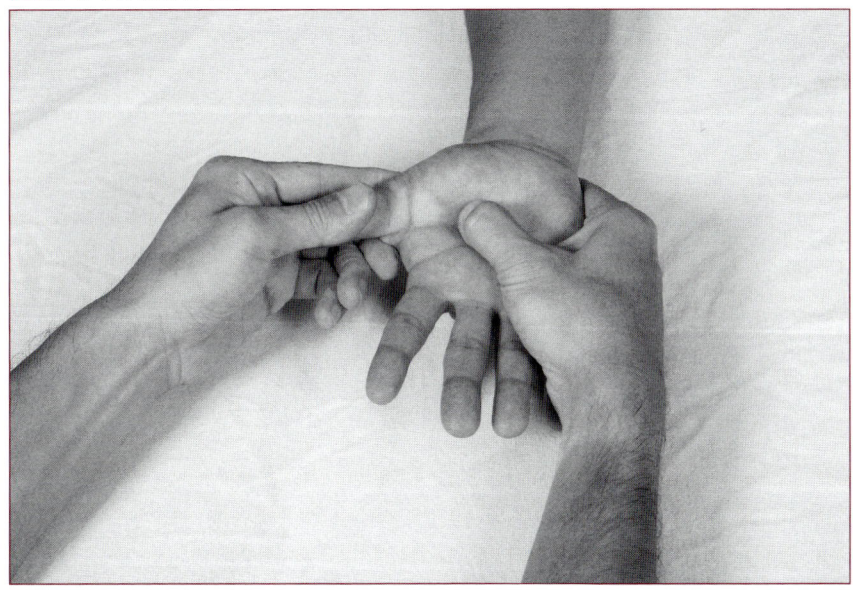

■フックポジション

■ストレッチポジション

母指対立筋 [Opponens pollicis]

トリガーポイントによる症状

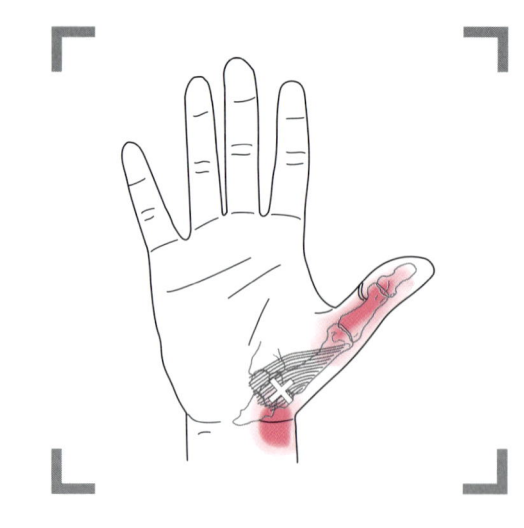

母指対立筋は母指内転筋より近位にある。この筋にトリガーポイントがあると、母指〜手関節の橈側に痛みが放散する。

推奨するフックの手法

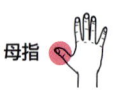

母指

治療手順

1. **プレポジション** … 母指対立筋の起始と停止を近づける。
   患者（座位・背臥位）の右母指基節骨を手掌へ寄せる。
2. **フックポジション** … 母指対立筋を制限方向へフックする。
   母指対立筋に押圧を加え、尺側へ引いて保持する。
3. **ストレッチポジション** … 母指対立筋の起始と停止を遠ざける。
   右母指を手掌から引き離させる。

   1.〜 3. を繰り返す。

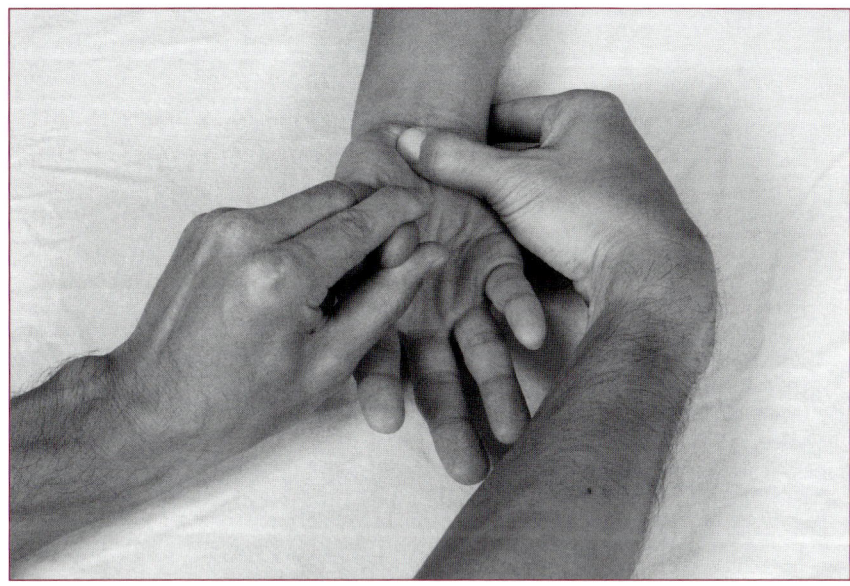

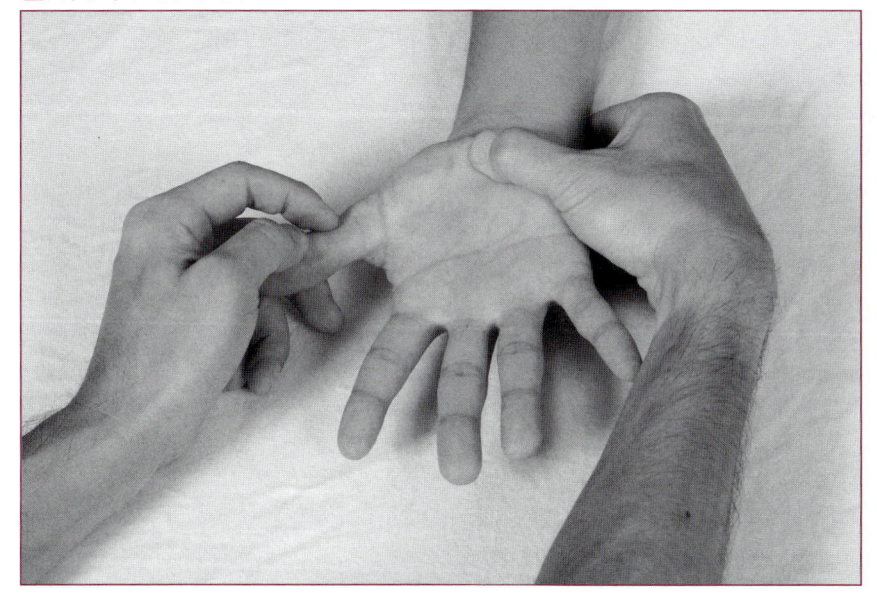

■フックポジション

■ストレッチポジション

虫様筋 [Lumbrical]

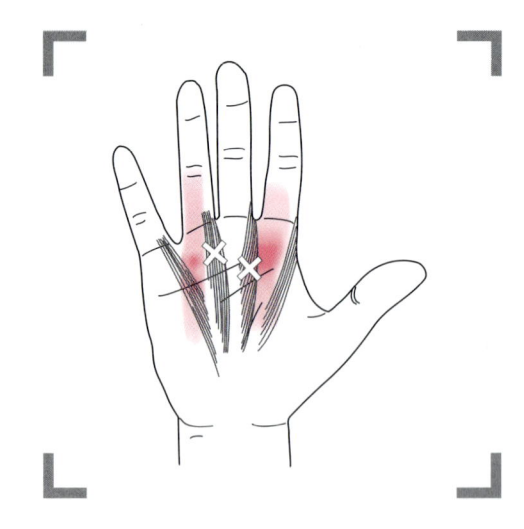

トリガーポイントによる症状

虫様筋にトリガーポイントがあると、手掌の痛みを生じる。ばね指に似た症状が出ることもある。

推奨するフックの手法

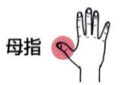

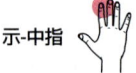

母指　　示-中指

治療手順

1. **プレポジション** … 虫様筋の起始と停止を近づける。
   患者（座位・背臥位）に、対象となる右MP関節を屈曲させる。
2. **フックポジション** … 虫様筋を制限方向へフックする。
   掌側中手骨間部に位置する右虫様筋に押圧を加え、近位へ引いて保持する。
3. **ストレッチポジション** … 虫様筋の起始と停止を遠ざける。
   右MP関節を伸展させる。
   1.～3.を繰り返す。

臨床的コメント

ASTRを行うと、指先にかけてしびれ感（ピリピリする感じ）を訴えることがある。総掌側指神経を刺激しているため、治療後に消失するなら続行してよい。

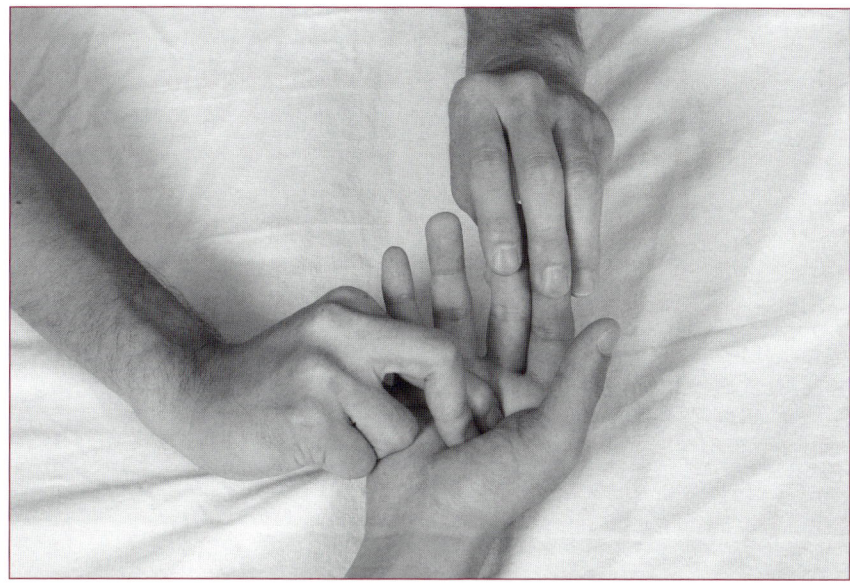

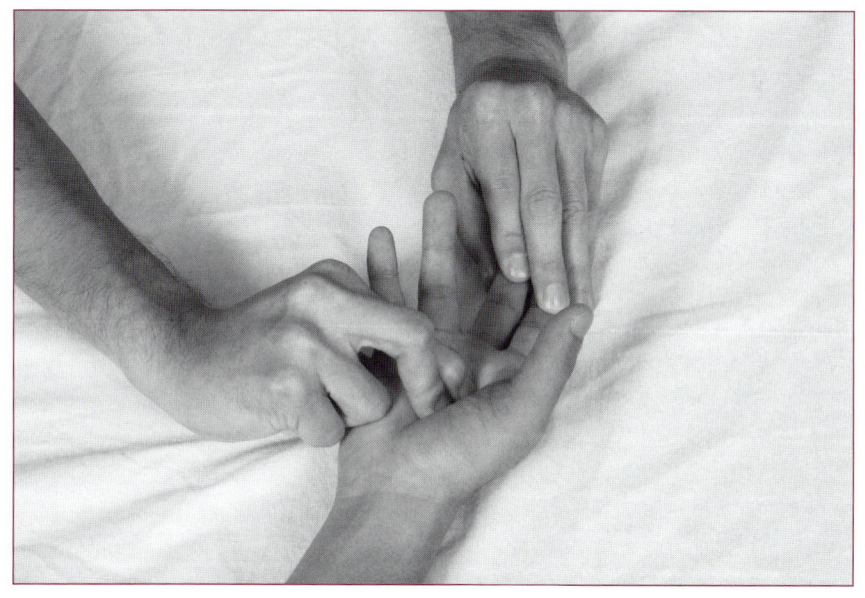

■フックポジション

■ストレッチポジション

背側骨間筋 [Dorsal interosseous]

トリガーポイントによる症状

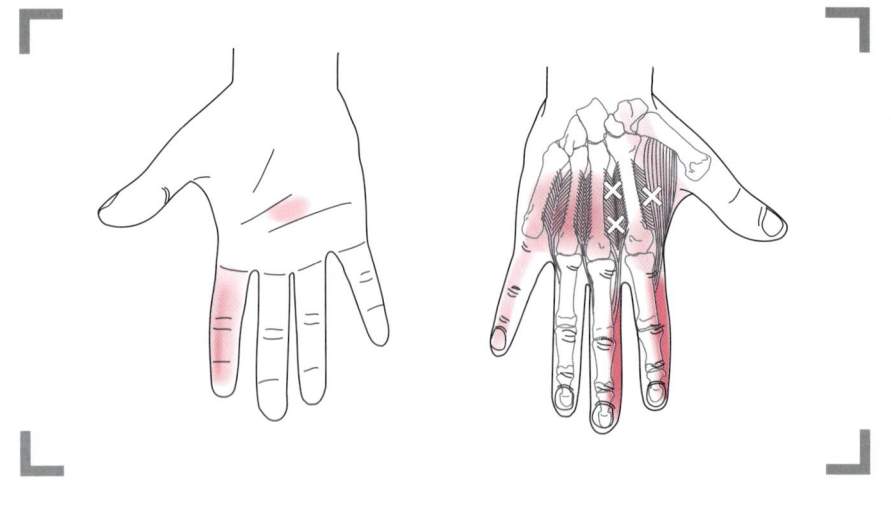

背側骨間筋にトリガーポイントがあると、手背、手指に痛みが生じる。手根中手関節（CM関節）の屈曲制限が生じることもある。

推奨するフックの手法

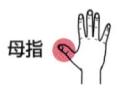

母指　　示-中指

治療手順

1. **プレポジション** … 背側骨間筋の起始と停止を近づける。
   患者（座位・背臥位）の対象となる右MP関節を伸展させる。
2. **フックポジション** … 背側骨間筋を制限方向へフックする。
   背側中手骨間部に位置する右背側骨間筋に押圧を加え、近位へ引いて保持する。
3. **ストレッチポジション** … 背側骨間筋の起始と停止を遠ざける。
   対象の右MP関節を屈曲させる。
   1.〜3.を繰り返す。

臨床的コメント

指の変形性関節症（ヘバーデン結節など）と診断されたケースで、骨間筋のトリガーポイントが見つかり、ASTRによる治療で痛みが改善することがある。

トリガーポイントによる症状として、起床時に指の痛みを訴えることがある。関節炎（関節リウマチなど）のある人が指の痛みを訴えた場合、一度は骨間筋のトリガーポイントを調べておくとよい。

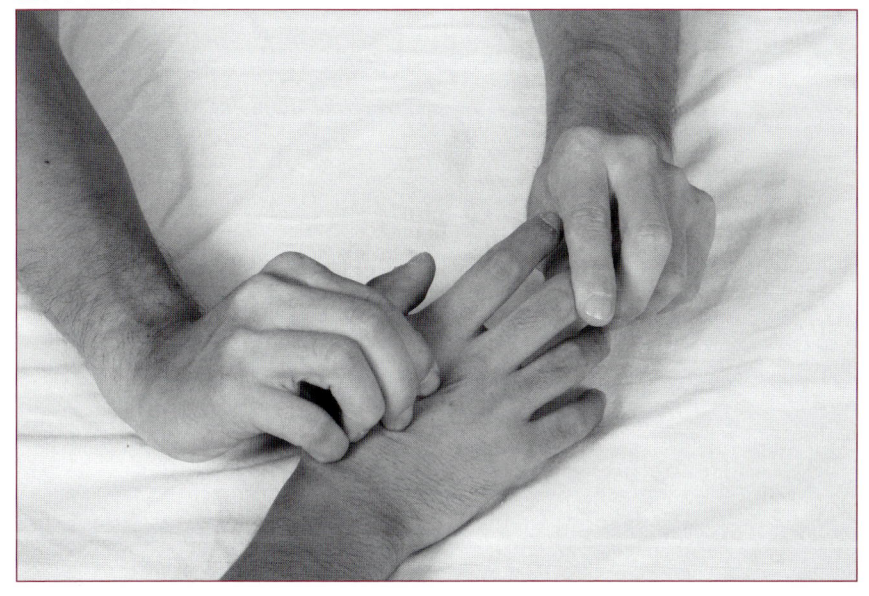

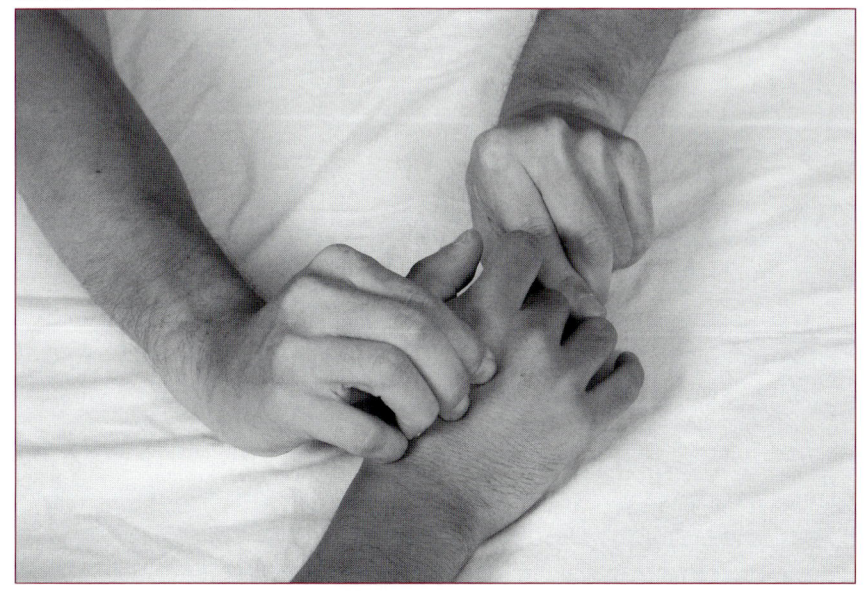

■ フックポジション

■ ストレッチポジション

臨床コラム
RSIs（反復性ストレイン損傷）について

　Repetitive Strain Injuries（RSIs：反復性ストレイン損傷）という概念は日本ではあまり知られていないが、この中に含まれる診断名を挙げると、肩関節周囲炎、テニス肘、手根管症候群、腱鞘炎、ばね指、ガングリオンなど、なじみ深いものばかりである。1つ1つに別々の診断名をつけることはできるが、1人の患者で、複数の故障が生じたり、次々といろいろな故障が現れては消えたり残ったりすると聞けば、なんとなくイメージがわくのではないだろうか。

　現代人の生活はとにかく多忙である。どんな仕事でも、いかに短時間で多くの成果を上げるかが求められる。生産効率を上げることでライバルに打ち勝ち、あるいは個人の業績を上げたり、収入を増やそうとしたりする。その代わり、ほっとする時間、のんびりとする時間がどんどん減ってきている。仕事そのものはどんどん専門化して、今やほとんどの人が専門家といっていいのではないだろうか。オフィスワーカーは毎日パソコンを叩き続ける。コックはフライパンをふり続ける。工場の作業員は電動工具や特殊な作業工具を使って、朝から晩まで働き続ける。スーパーのレジ係は、袋物を右から左へと動かしながら、レジを打ち続ける。多くの仕事において、身体の使い方という面から見ると、ある一定の動作をひたすら毎日繰り返す仕事がほとんどではないか。

　不況が続いた時代、すべての業種で大幅なリストラが行われた。リストラに遭わなかった人たちも、今までより少ない人員で、今までよりも多い仕事をこなすことを求められるようになった。気持ちの上でのストレスも大きく、社会的に「うつ」の問題が広がると同時に、肉体的なストレスも相当に大きくなった。同じことを毎日続けていると、身体の一定の場所にストレスが繰り返しかかり、少しずつ組織のダメージが蓄積されていく。

　初めのうちは、なんとなくだるい、思い通りに動かしづらいといった、症状というほどではない不快感だったものが、次第にはっきりした痛みやしびれ感に変わっていく。この時点で、RSIsの存在に気がついて早めの対策が立てられるとよいが、たいていは「気のせい」「そのうち治るだろう」と軽くみてしまう。痛みがだんだん強くなって、仕事や日常生活に困るようになってから、初めて相談に訪れるのである。

　しかし、微小な外傷が累積して起きた障害なので、回復には時間がかかる。組織の修復をうながすような治療や生活指導を行ったとしても、1、2週間で治るものではない。数カ月から年単位の治療・生活指導が必要になる。一般的に、RSIsの概念そのものが医療関係者の間でも知られておらず、患者への説明も十分行われていないので、患者は薬に頼ったり、一見頼もしそうな民間療法に走ったりする。民間療法であっても、RSIsのメカニズムをよく理解して、正しく指導してくれるならよいのだが、独り善がりの治療法にこだわっていたずらに時間を使ってしまうことがあると、患者にとってはかわいそうである。

　また、二次的な障害が起こるのも、RSIsの特徴の1つである。故障した部分が治らないため、これをかばおうとしてほかの部分にも余分な負担がかかる。この負担が積み重なった部位に次の障害が起きてくる。つまり、悪循環に陥る。

　いくつもの障害が合わさると、患者の訴える症状は複雑になり、一見謎のような症状となり、ますます一般的な診断名の典型的な症状から外れていく。痛みやしびれが目に見えるものではないので、診断がはっきりしないのに、仕事が遅くなったり休んだりするようになると、周囲との軋轢も起きてくる。「気のせいだ」「精神的な問題だ」という誤解も生まれてくる。こうなると、さらに精神的なストレスが深まり、中には休職や退職に追いこまれる人も出てくる。

以上が、RSIsにおける最悪のシナリオである。たしかに、死に至るような病気ではないし、痛みやしびれ感があっても、骨折や癌のようなわかりやすい概念ではないかもしれないが、本人にとっては正常な日常生活・社会生活が営めなくなり、問題は深刻である。この辺りの事情は、RSIsに関する本を読んだり、インターネット検索を行ったりすると、膨大な情報が入手できる（残念ながら、すべて英語であるが）。

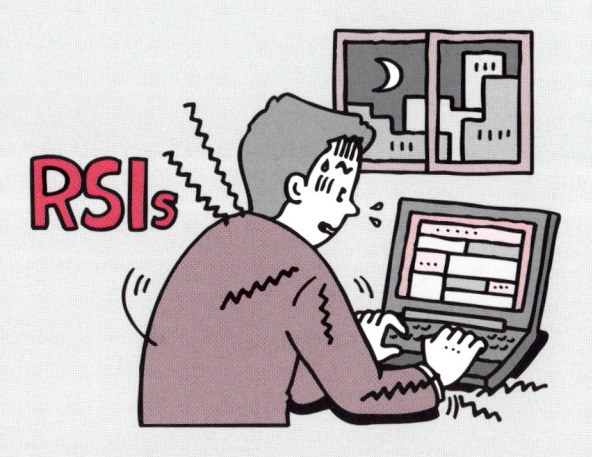

　そして、RSIsの診断・治療には、ASTRもその中に含まれる徒手医学（マニュアルメディシン）がとても役に立つ。というよりも、マニュアルメディシンの知識がないときちんと診断できない例が数多くあるのが事実である。そして、ASTRのような手技療法で、着実な症状の改善が得られる。この仕事をやっていて本当によかったと思える障害の1つがRSIsなのである。

骨盤～大腿

　日常診療でASTRの利用頻度が高く、治療効果も比較的確認しやすい部位である。
　前方では股関節から膝、後方では殿部から下腿～足まで関連痛が生じることがあり、変形性膝関節症や坐骨神経痛の痛みとの鑑別が必要になる。
　特に殿部の筋にトリガーポイントが存在する場合、ラセーグテスト（Lasègue's test）・SLRテスト（Straight Leg Raising test）を不用意に行うと陽性になるため、椎間板ヘルニア等の脊椎疾患と混同されやすい（158ページの「臨床コラム」を参照）。
　比較的大きな筋肉が多いので、トリガーポイントを確認するのは容易だが、下肢の重さを支えながら効果的な治療を行うために、術者の下肢を用いて患者の足を支えるなどの工夫が必要となる。

[Iliacus] 腸骨筋

トリガーポイントによる症状

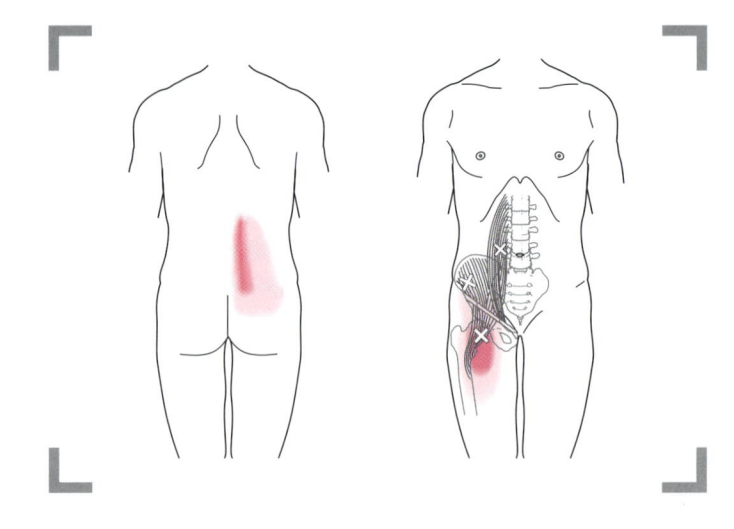

腸骨筋にトリガーポイントがあると、股関節～大腿前方に痛みを生じる。股関節の伸展制限が見られることがある。

推奨するフックの手法

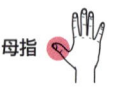

母指　示-中指　四指

治療手順

1. **プレポジション** … 腸骨筋の起始と停止を近づける。
   患者（背臥位）の右下肢を屈曲させる。
2. **フックポジション** … 腸骨筋を制限方向へフックする。
   腸骨筋に押圧を加え、腸骨窩に沿うように後方へ押して保持する。
3. **ストレッチポジション** … 腸骨筋の起始と停止を遠ざける。
   右下肢を外転させる。
   1.～ 3. を繰り返す。

テクニックの補足

手掌全体で腹部をおさえ、緊張がゆるむのを待ってから、腸骨の内縁に沿って指先をすべらしていくと、圧痛点を見つけやすい。

臨床的コメント

長時間イスに座っていることが多い人は、この筋の短縮を起こしやすい。
鼠径部付近には、筋よりも浅い層にスカルパ筋膜があり、この組織の短縮でも股関節の伸展制限が起きることがある。皮下浅層に組織の制限を感じたら、まずここにASTRを行い、次に腸骨筋のASTRを行うとよい。

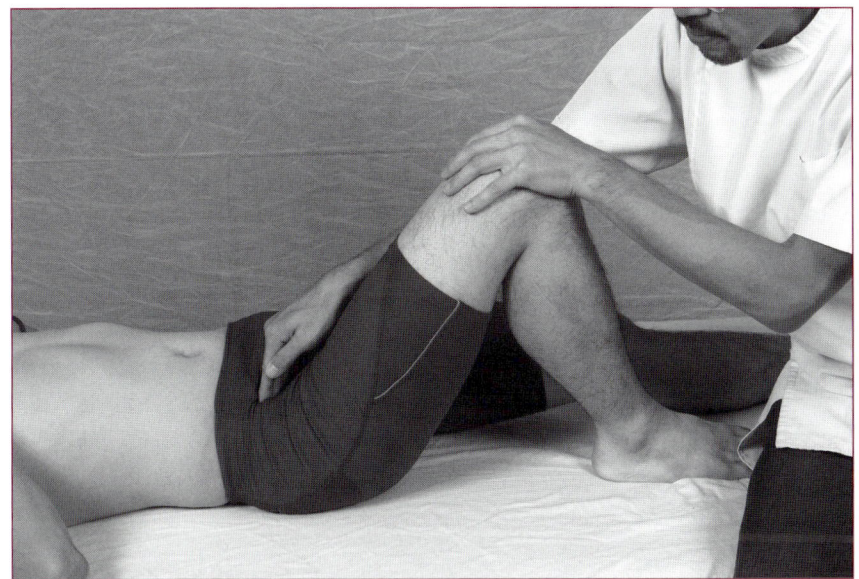

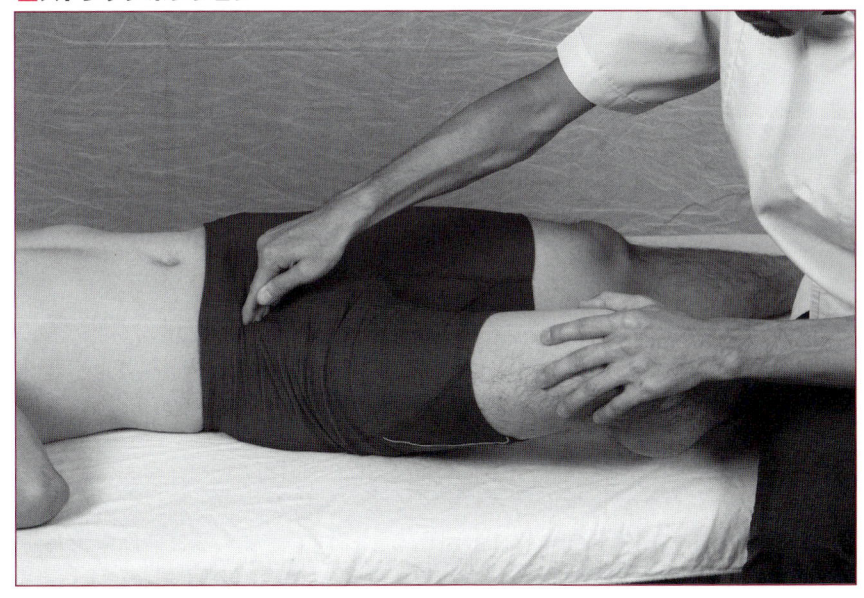

■フックポジション

■ストレッチポジション

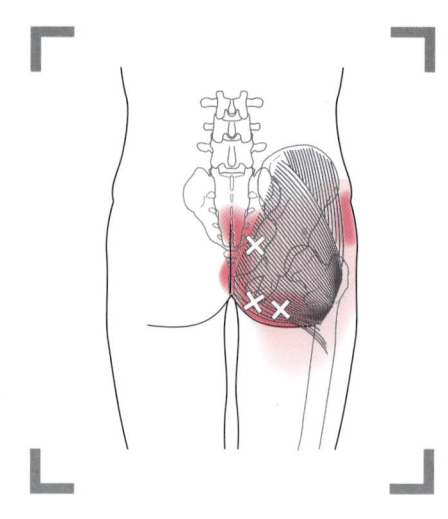

大殿筋① [Gluteus maximus]

トリガーポイントによる症状
　大殿筋のトリガーポイントによって、殿部から大腿に痛みが生じる。仙骨付近のトリガーポイントでは、尾骨部痛が生じ、坐骨結節に近接する場合は硬い座面に座ると痛みが生じる。

推奨するフックの手法
母指　　四指　　肘

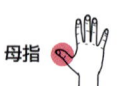

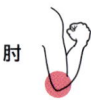

治療手順
1. **プレポジション** … 大殿筋の起始と停止を近づける。
　　患者（左側臥位）の右下肢を屈曲・外転し、足を左膝の内側に置く。
2. **フックポジション** … 大殿筋を制限方向へフックする。
　　大殿筋に押圧を加え、内方へ引いて保持する。
3. **ストレッチポジション** … 大殿筋の起始と停止を遠ざける。
　　右下肢を内転させる。
　　1.〜3.を繰り返す。

テクニックの補足
　殿部は筋も大きく、筋膜も強靱なので、指ではしっかりとフックをかけにくいことが多い。その場合、指で治療部位を確認したら、肘でASTRを行うとよい。

臨床的コメント
　長期にわたって大殿筋にトリガーポイントがあるケースでは、付着部である仙骨に沿って索状の硬結を触れることがある。これを治療すると痛みの改善だけでなく、筋力も回復しやすい。
　大殿筋のトリガーポイントは、座位や立位で筋が緊張した状態のほうが見つかりやすい。特にマラソン選手のように、筋にかかる負荷が長時間にわたって続くときのみに痛みが出現するケースでは、筋の弛緩時にはっきりとしたトリガーポイントを見つけにくい。本人に聞くと、痛む瞬間の身体の姿勢、脚のポジションを教えてくれるので、その状態で調べると、はっきりしたトリガーポイントを見つけることができる。

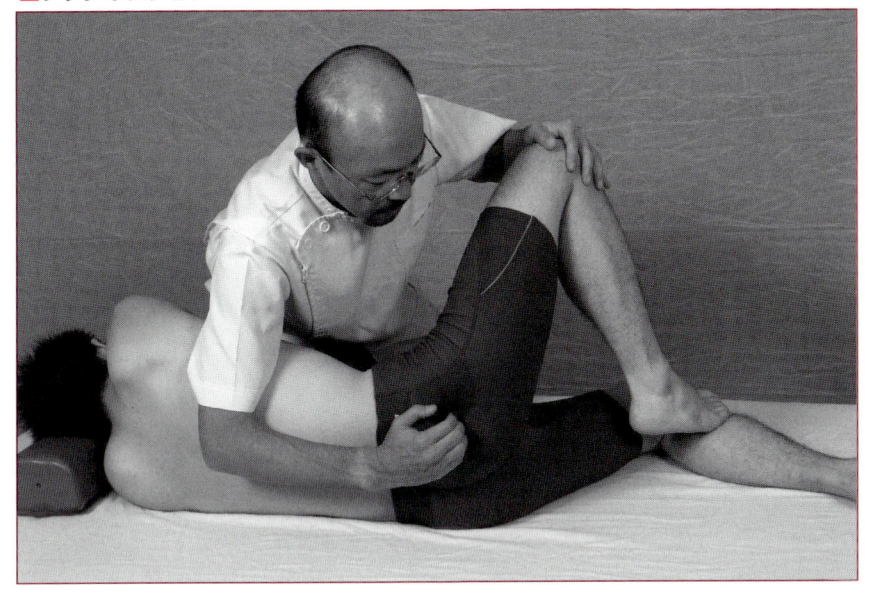

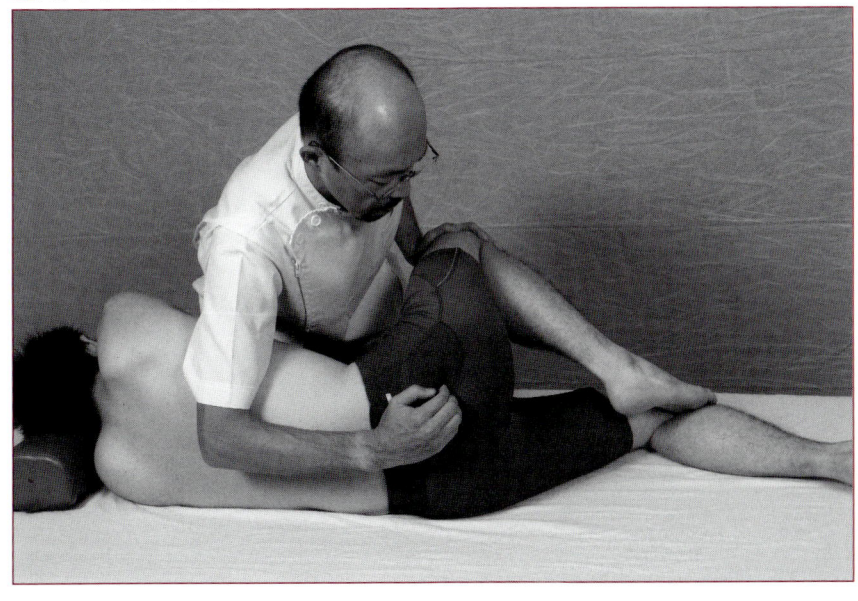

■フックポジション

■ストレッチポジション

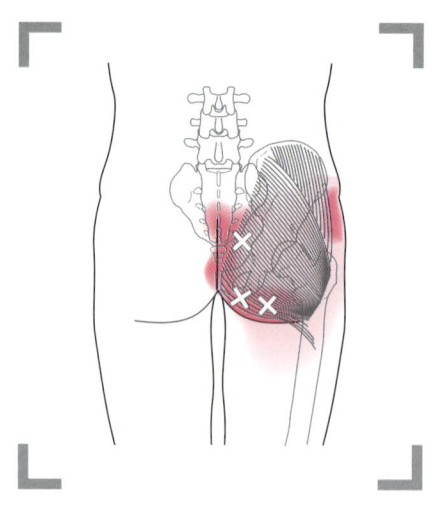

[Gluteus maximus] 大殿筋②

前ページで紹介したASTRとは別のアプローチの仕方を紹介する。

推奨するフックの手法

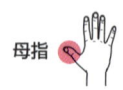

母指　　肘

治療手順

1. **プレポジション** … 大殿筋の起始と停止を近づける。
   患者は座位をとる。
2. **フックポジション** … 大殿筋を制限方向へフックする。
   大殿筋に押圧を加え、尾側へ引いて保持する。
3. **ストレッチポジション** … 大殿筋の起始と停止を遠ざける。
   体幹を屈曲させる。
   1.～3.を繰り返す。

臨床的コメント

座位のASTRは、セルフASTRで行うことも容易であり、治療効果も高い。

■フックポジション

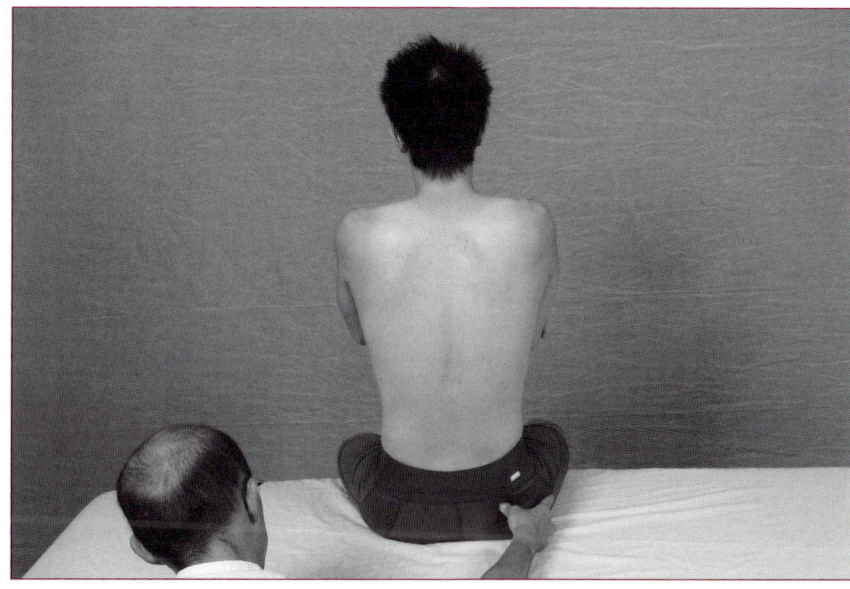

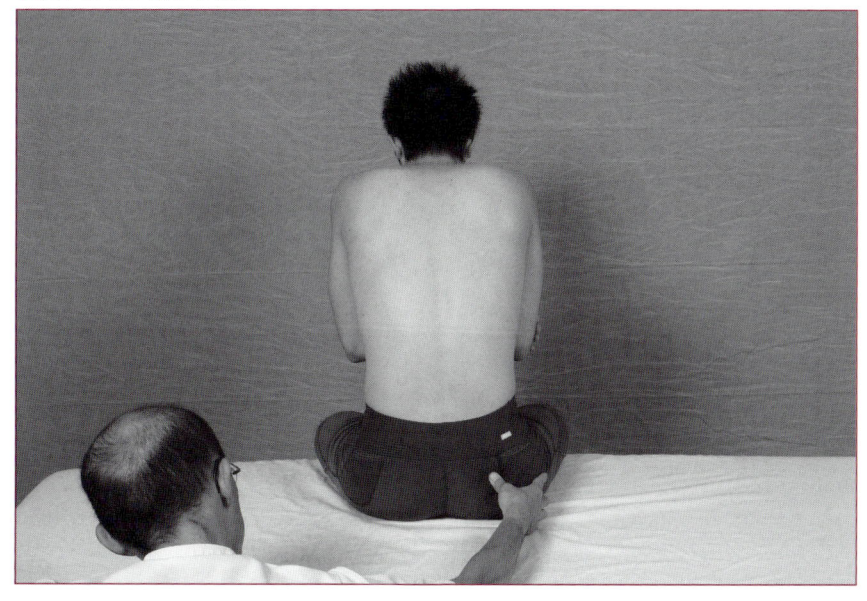

■ストレッチポジション

PART 2 技術編

中殿筋 [Gluteus medius]

トリガーポイントによる症状

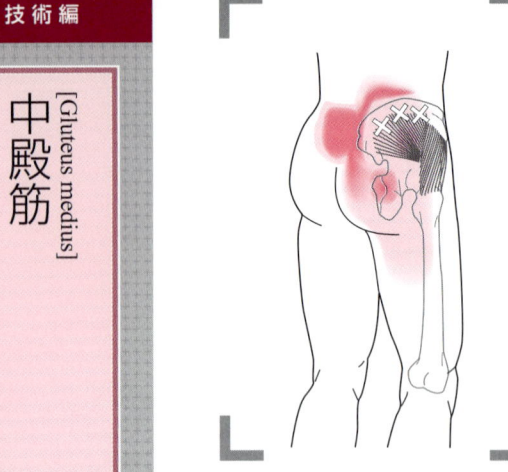

この筋のトリガーポイントは、腰痛の原因として極めてポピュラーである。ASTRによる治療効果もはっきりしていることが多い。

推奨するフックの手法

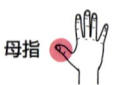

母指　肘

治療手順

1. **プレポジション** … 中殿筋の起始と停止を近づける。
   患者（側臥位）の右下肢を外転・外旋させる。
2. **フックポジション** … 中殿筋を制限方向へフックする。
   中殿筋に押圧を加え、頭側へ引いて保持する。
3. **ストレッチポジション** … 中殿筋の起始と停止を遠ざける。
   右下肢を内転させる。

   1.〜3. を繰り返す。

テクニックの補足

中殿筋へのフックは、横方向に引くよりも押圧を強めにしたほうが行いやすい。

臨床的コメント

中殿筋のトリガーポイントが内側にあるときは股関節屈曲時の筋緊張亢進が目立ち、外側にあるときは屈曲・内転・内旋時の筋緊張亢進が目立つ。

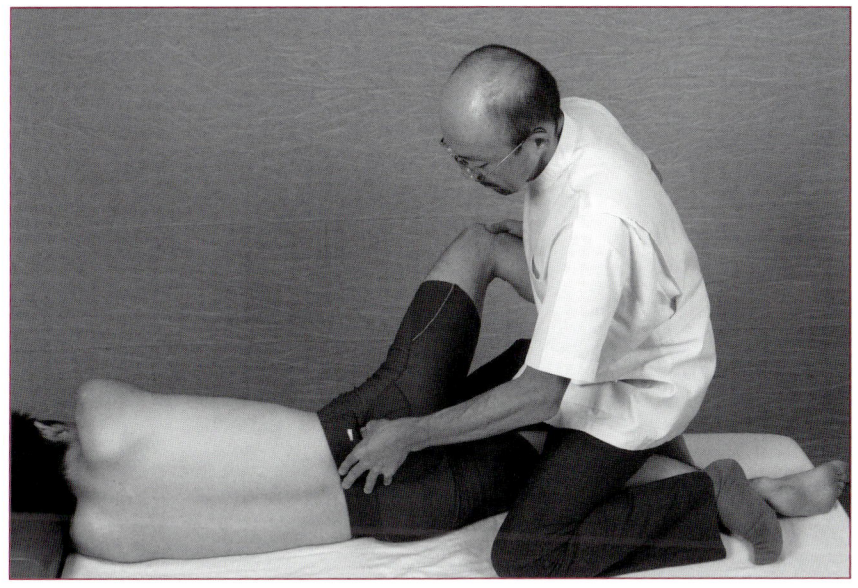

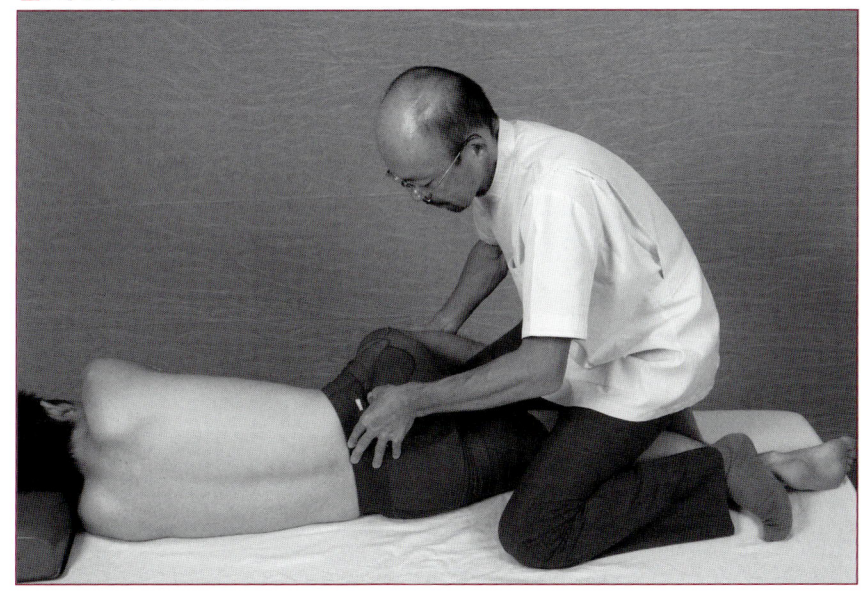

■ フックポジション

■ ストレッチポジション

小殿筋 [Gluteus minimus]

トリガーポイントによる症状

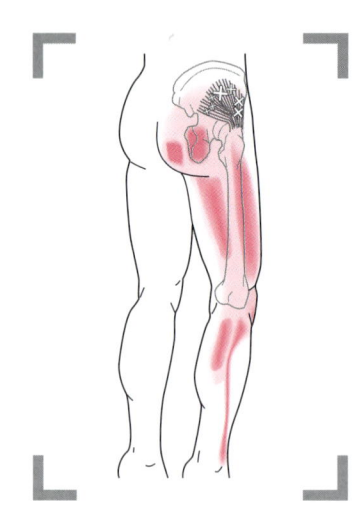

　トリガーポイントが小殿筋の前方にあると大腿から下腿の外側に痛みが生じ、後方にあると同後方に痛みが生じる。中殿筋上から圧迫を加えるので強い押圧が必要である。

推奨するフックの手法

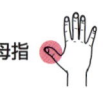

母指　　肘

治療手順

1. **プレポジション** … 小殿筋の起始と停止を近づける。
   患者（左側臥位）の右下肢を屈曲・外転し、術者の左手で膝を保持する。
2. **フックポジション** … 小殿筋を制限方向へフックする。
   小殿筋に押圧を加え、頭側に引いて保持する。
3. **ストレッチポジション** … 小殿筋の起始と停止を遠ざける。
   右下肢を内転させる。
   1.～ 3. を繰り返す。

テクニックの補足

　小殿筋は中殿筋に近い深部に位置するため、殿筋の緊張がゆるんでいるのを確認してから、しっかりとしたフックを行う。

臨床的コメント

　下肢後面の痛みを訴える患者では、小殿筋を調べると圧痛が見つかることが極めて多い。あまりにも多いので、この圧痛に本当に臨床的意義があるのか判断に迷うことがある。テンションサインが陰性であり、明確な神経障害がないケースであれば、トライアルとしてASTRを行ってみることを勧める。著者らの経験では、大多数の症例で痛みの改善が得られる。

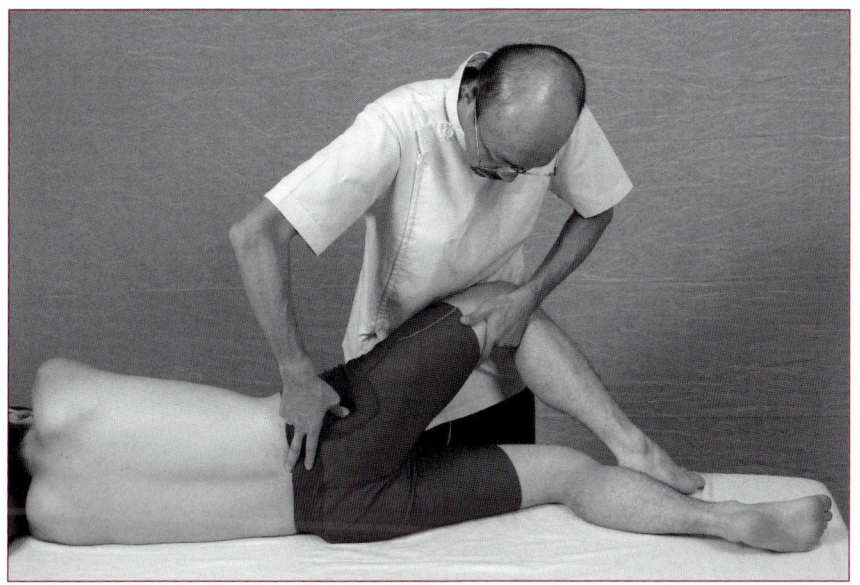

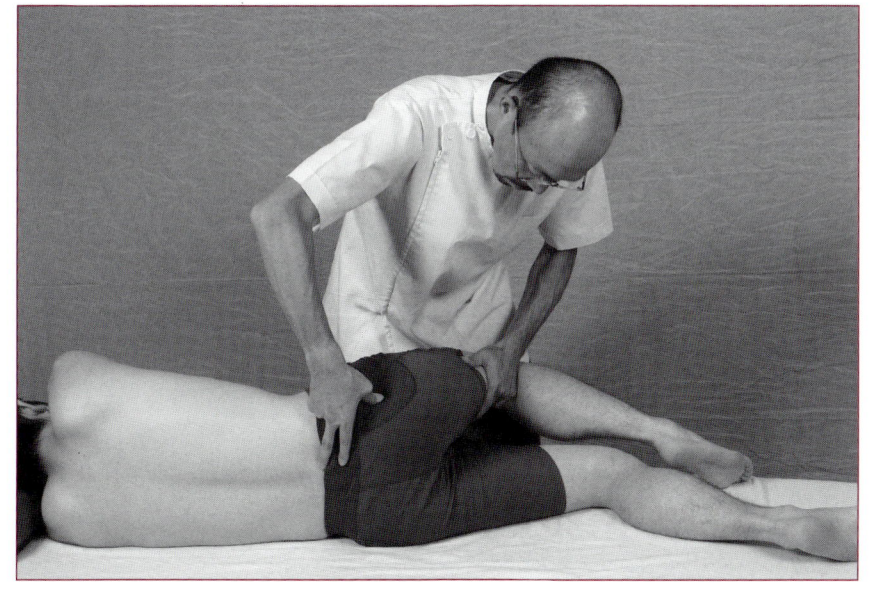

■ **フックポジション**

■ **ストレッチポジション**

[Tensor fasciae latae] 大腿筋膜張筋

トリガーポイントによる症状

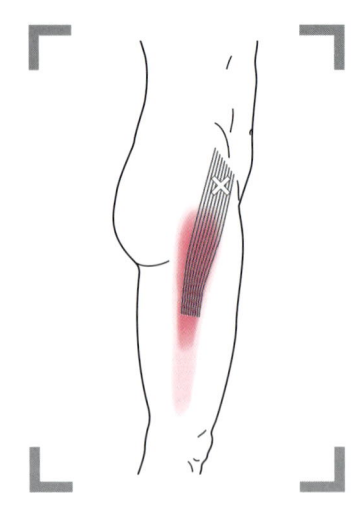

大腿筋膜張筋にトリガーポイントがあると、大腿外側に痛みが生じる。腸脛靭帯炎を合併することがある。

推奨するフックの手法

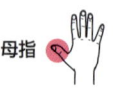

母指　　肘

治療手順

1. **プレポジション** … 大腿筋膜張筋の起始と停止を近づける。
   患者（背臥位）の右下肢を屈曲して左下肢と交差し、内旋する。
2. **フックポジション** … 大腿筋膜張筋を制限方向へフックする。
   大腿筋膜張筋に押圧を加え、頭側方向へ引いて保持する。
3. **ストレッチポジション** … 大腿筋膜張筋の起始と停止を遠ざける。
   右下肢を外旋させる。
   1.～ 3. を繰り返す。

臨床的コメント

短縮があると、骨盤が前傾していることが多い。また、腹臥位で膝関節を屈曲すると（Wasserman's test）、股関節が外転するのがわかる。

強い短縮があると、股関節の外旋運動が制限されるために骨盤の動きが誇張され、殿部をふりながら歩いているように見える。

■フックポジション

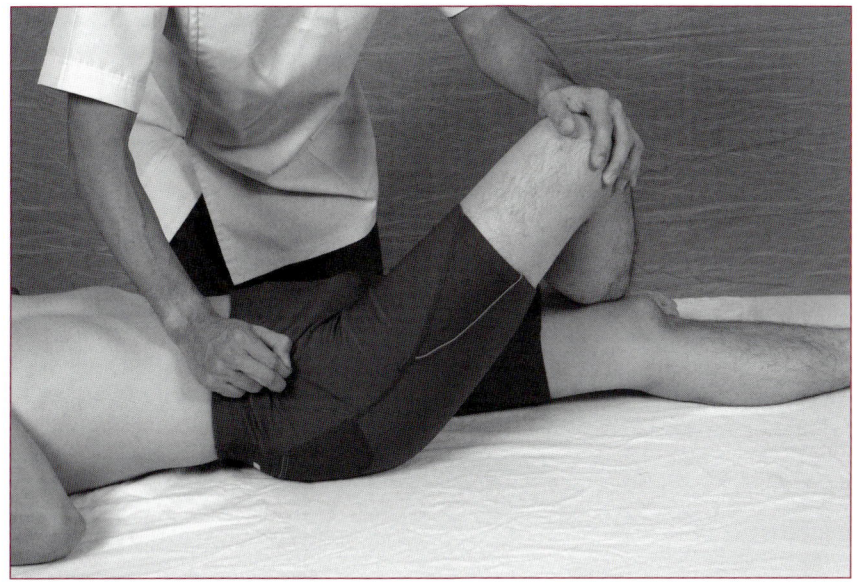

■ストレッチポジション

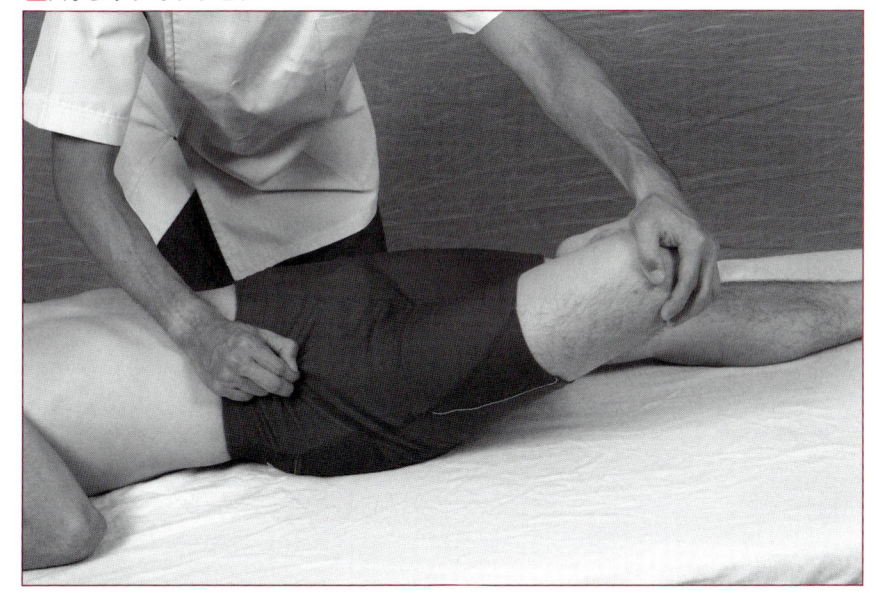

骨盤〜大腿　大腿筋膜張筋

PART 2 技術編

恥骨筋 [Pectineus]

トリガーポイントによる症状

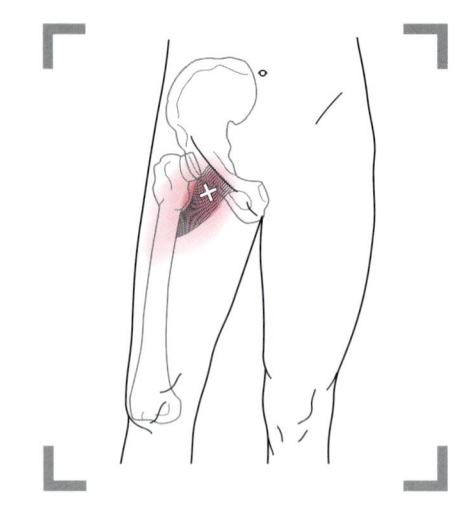

恥骨筋のトリガーポイントによって、股関節前方に痛みが生じる。スポーツ選手の股関節痛の原因としてよく見られる。

推奨するフックの手法

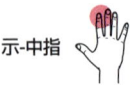

示-中指　　四指

治療手順

1. **プレポジション** … 恥骨筋の起始と停止を近づける。
   患者（背臥位）の右下肢を屈曲・内転させる。
2. **フックポジション** … 恥骨筋を制限方向へフックする。
   恥骨筋に押圧を加え、恥骨側へ引いて保持する。
3. **ストレッチポジション** … 恥骨筋の起始と停止を遠ざける。
   右下肢を外転させる。

   1.〜 3. を繰り返す。

臨床的コメント

　恥骨筋などの内転筋群の短縮が強い場合、歩行時の左右の足の開きが狭く（正常は 5 〜 10cm）、歩幅も狭くなっていることがある。さらに強いと、下肢が内旋位となり、足を交差させて歩く。

　インサイドキックを多用するためか、サッカー選手の股関節痛の原因としてよく見られる。

　「階段をふみはずした」「転びそうになり足を強く地面についた」など、本人にすれば外傷とは認識できないような原因でトリガーポイントが生じることがある。

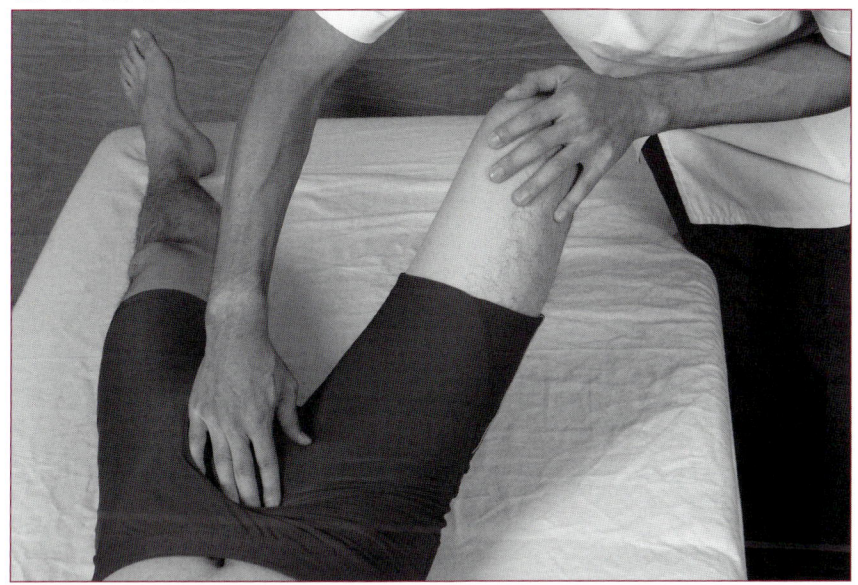

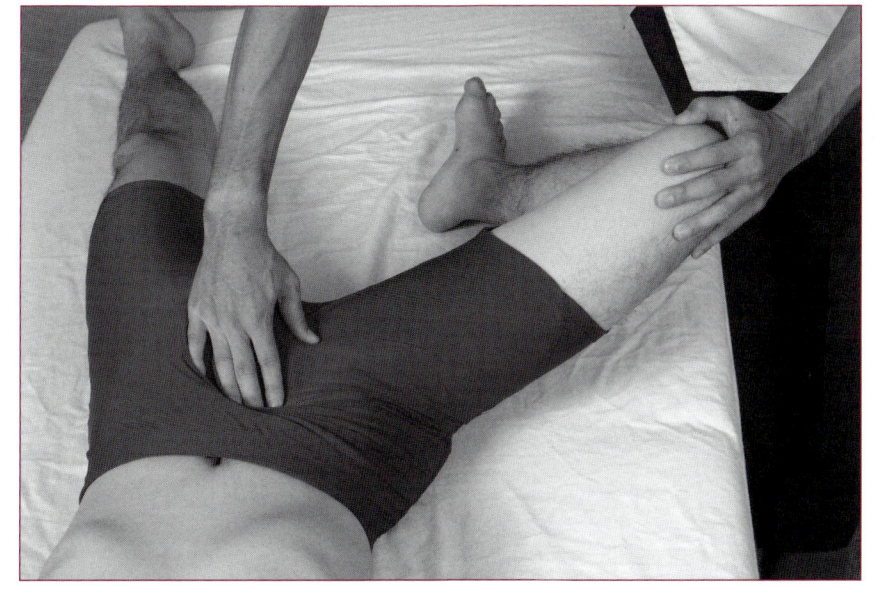

■フックポジション

■ストレッチポジション

大内転筋 [Adductor magnus]

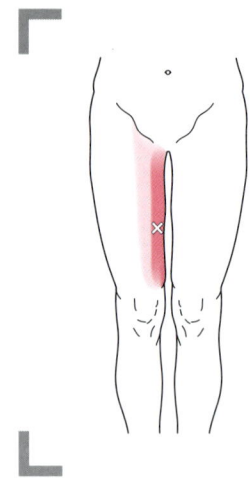

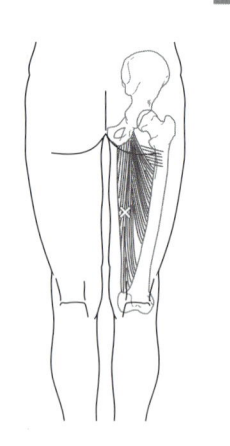

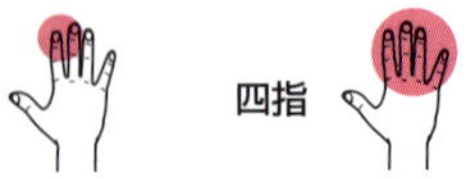

トリガーポイントによる症状
大内転筋のトリガーポイントは大腿内側の痛みが中心だが、遠位では膝の内側に、近位では会陰部に痛みが放散することがある。

推奨するフックの手法
示-中指　四指

治療手順
1. **プレポジション** … 大内転筋の起始と停止を近づける。
   患者（背臥位）の右下肢を屈曲・内転させる。
2. **フックポジション** … 大内転筋を制限方向へフックする。
   大内転筋に押圧を加え、頭側へ引いて保持する。
3. **ストレッチポジション** … 大内転筋の起始と停止を遠ざける。
   右下肢を外転させる。
   1.～ 3. を繰り返す。

臨床的コメント
背臥位で下肢を伸ばした状態では、薄筋のトリガーポイントと鑑別しづらいことがある。膝を立てた状態にすると、薄筋と大内転筋の停止部は異なるので、触診で容易に鑑別できるようになる。

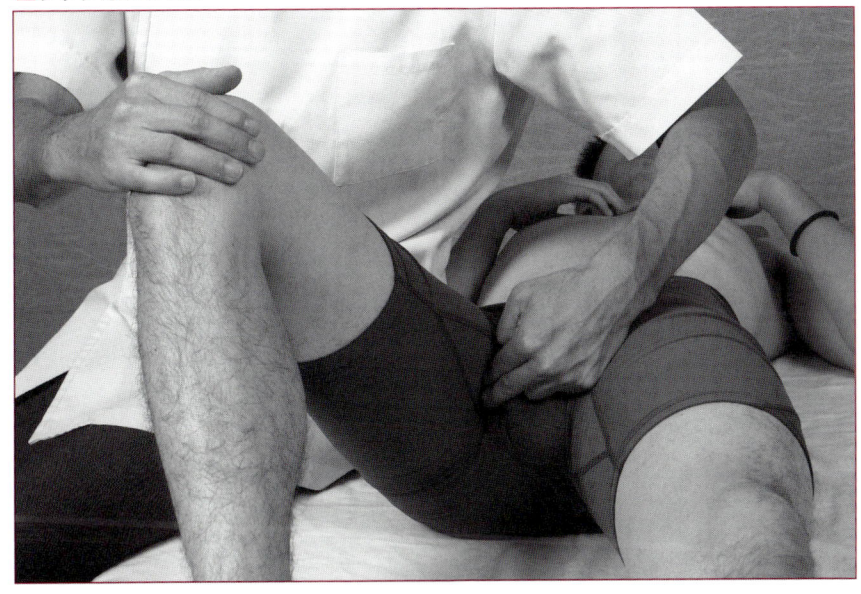

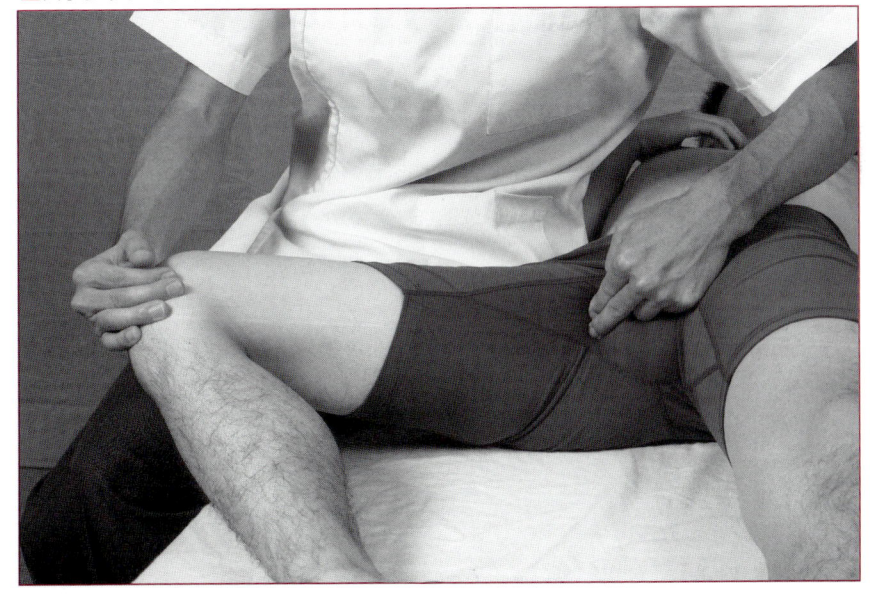

■フックポジション

■ストレッチポジション

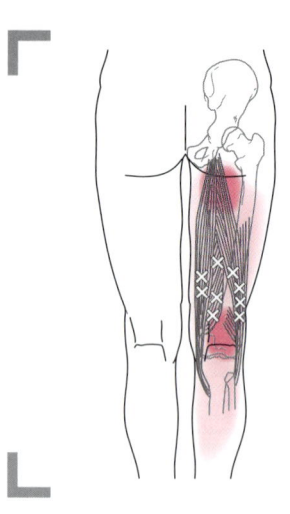

[The medial hamstrings] 内側ハムストリング

※左図ではハムストリング全体を示している

トリガーポイントによる症状

内側ハムストリングのトリガーポイントでは、トリガーポイントより遠位に痛みが放散するため、膝窩部～下腿後面に痛みを自覚することがある。

推奨するフックの手法

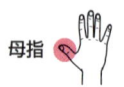

母指　　肘

治療手順

1. **プレポジション** … ハムストリングの起始と停止を近づける。
   患者（背臥位）の右下肢を屈曲し、術者の右肩に乗せる。
2. **フックポジション** … ハムストリングを制限方向へフックする。
   両母指で内側ハムストリングに押圧を加え、頭側へ引いて保持する。
3. **ストレッチポジション** … ハムストリングの起始と停止を遠ざける。
   術者のからだを持ち上げて、患者の右膝関節を伸展する。
   1.～ 3. を繰り返す。

臨床的コメント

内側・外側ハムストリングのトリガーポイントで腰痛が生じることはないが、慢性の腰痛を訴えるケースでは、トリガーポイントが見つかることが多い。
ハムストリングの短縮が強いと、相対的に大殿筋の収縮力が弱まり、大殿筋の発達が悪いことが多い。関節の機能の安定化を考えた場合、一関節筋の働きは重要なので、こういったケースではハムストリングのセルフストレッチを指導すると同時に、殿筋の筋力強化運動を行わせるとよい。

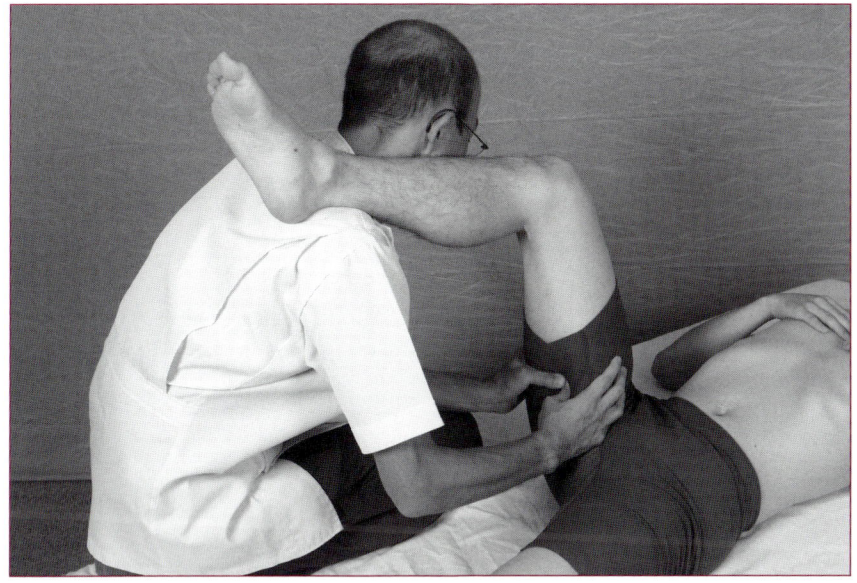

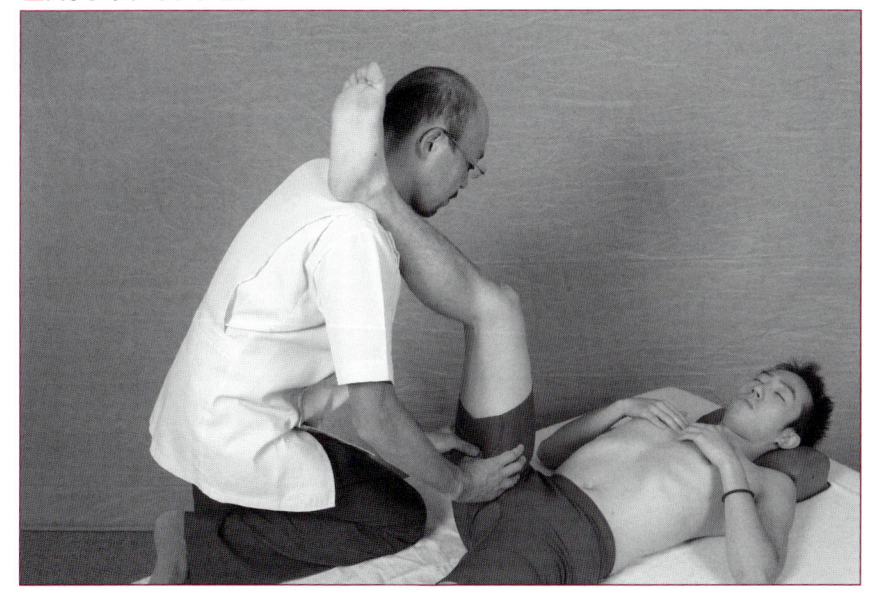

■フックポジション

■ストレッチポジション

PART 2 技術編

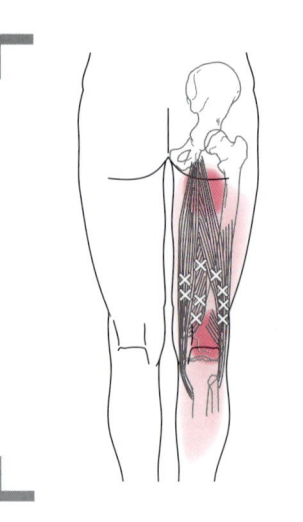

外側ハムストリング [The lateral hamstrings]

※左図ではハムストリング全体を示している

トリガーポイントによる症状

膝窩部に痛みを訴え、正座が困難な場合、この筋にトリガーポイントが存在することが多い。

推奨するフックの手法

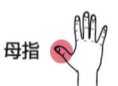

母指　示-中指　四指　肘

治療手順

1. **プレポジション** … ハムストリングの起始と停止を近づける。
   患者（背臥位）の右下肢を屈曲し、術者の右肩に乗せる。
2. **フックポジション** … ハムストリングを制限方向へフックする。
   両母指で外側ハムストリングに押圧を加え、頭側へ引いて保持する。
3. **ストレッチポジション** … ハムストリングの起始と停止を遠ざける。
   術者のからだを持ち上げて、患者の右膝関節を伸展する。

   1.～3. を繰り返す。

臨床的コメント

外側ハムストリングは、仙結節靭帯を介して仙腸関節の運動にも関係している。長時間の歩行時に腰痛を訴える患者では、この筋を必ずチェックしておきたい。

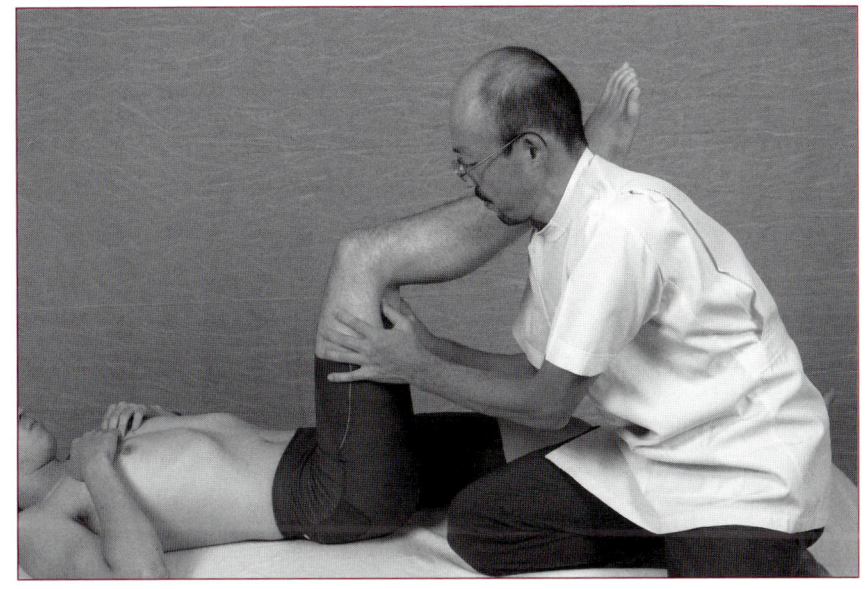

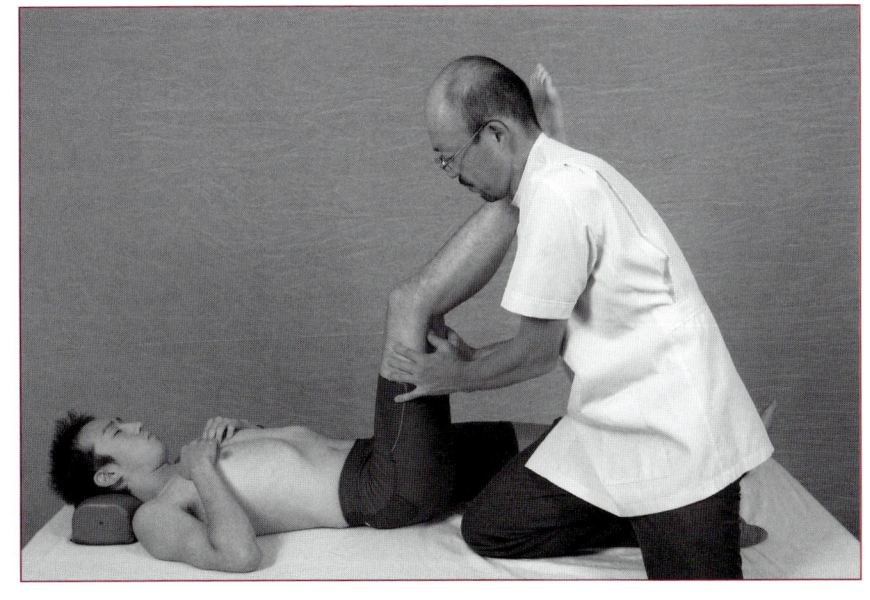

■フックポジション

■ストレッチポジション

鵞足 [Goose's foot]

トリガーポイントによる症状

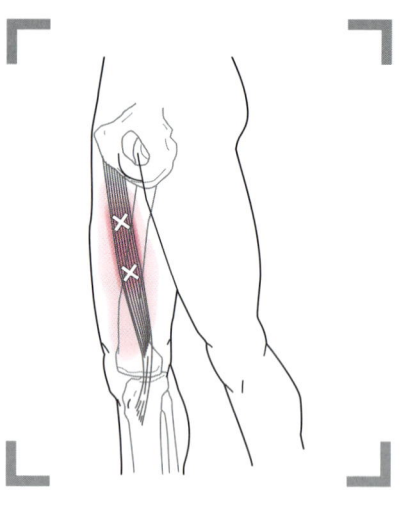

主に薄筋（上図）にトリガーポイントが生じ、膝関節内側に痛みが放散する。夜間痛の原因となる。

推奨するフックの手法

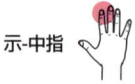

示-中指

治療手順

1. **プレポジション** … 鵞足の起始と停止を近づける。
   患者（背臥位）の右膝関節を屈曲させる。
2. **フックポジション** … 鵞足を制限方向へフックする。
   鵞足に押圧を加え、頭側または尾側へ引いて保持する。
3. **ストレッチポジション** … 鵞足の起始と停止を遠ざける。
   右膝関節を伸展させる。
   1.〜 3. を繰り返す。

臨床的コメント

鵞足下滑液包炎の後に、鵞足の癒着を生じることがあり、ASTRの適応となる。
高齢者で鵞足停止部である脛骨内顆付近の浮腫・圧痛を認める場合に、脛骨内顆の脆弱性骨折を起こしていることがある。問診で、「急に走り出して痛みが出た」「足を強くついたら痛みが出た」などの話を聞いたら要注意である。この場合、手技療法は禁忌であり、歩行制限を指導して、痛みの改善を待つことが必要になる。

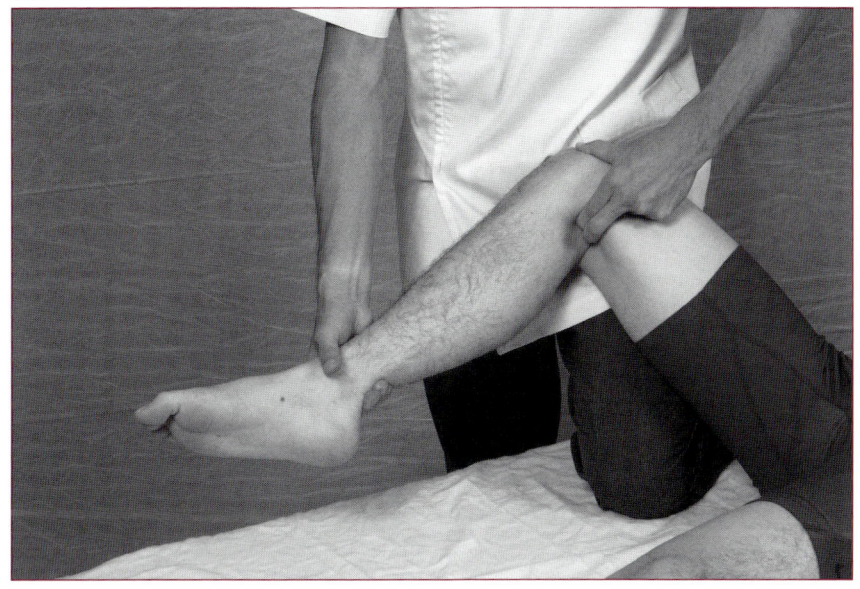

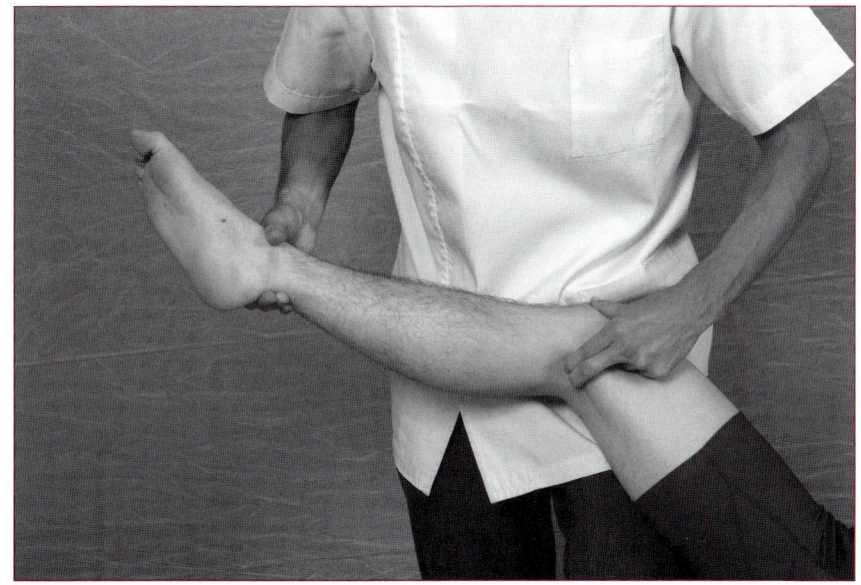

■フックポジション

■ストレッチポジション

[Vastus medialis] 内側広筋

トリガーポイントによる症状

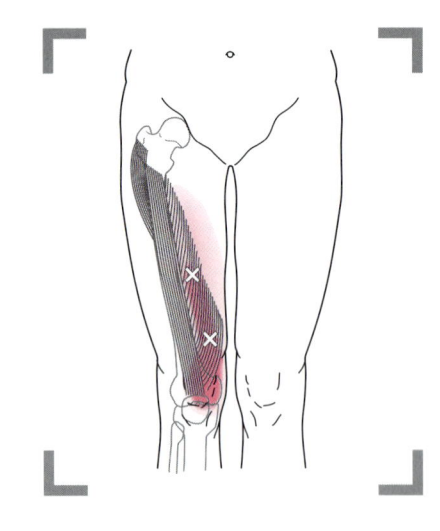

膝関節の前内側に痛みが放散する。変形性膝関節症の診断で、この筋にトリガーポイントが存在することもまれではない。

推奨するフックの手法

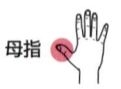

母指　四指

治療手順

1. **プレポジション** … 内側広筋の起始と停止を近づける。
   患者（背臥位）の右下肢を伸展させ、術者の右大腿に乗せる。
2. **フックポジション** … 内側広筋を制限方向へフックする。
   内側広筋に押圧を加え、頭側へ引いて保持する。
3. **ストレッチポジション** … 内側広筋の起始と停止を遠ざける。
   右膝関節を屈曲させる。

　　1.～ 3. を繰り返す。

臨床的コメント

長期化したケースでは、筋腱移行部に結節状の硬結が比較的よく見られる。硬結は ASTR を繰り返すことによって縮小することから、軽度の炎症を繰り返した結果、瘢痕が拡大したものと考えている。外側広筋の筋腱移行部にも同様のものが触れることがある。

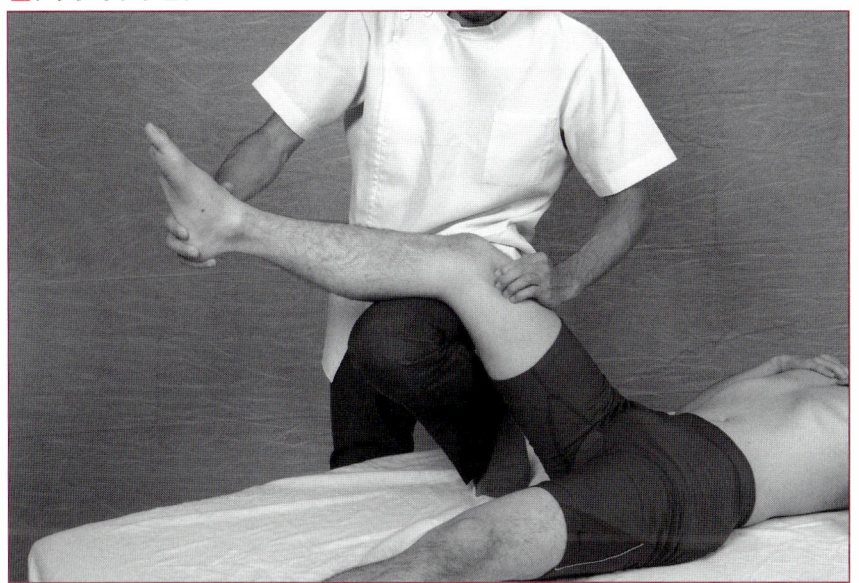

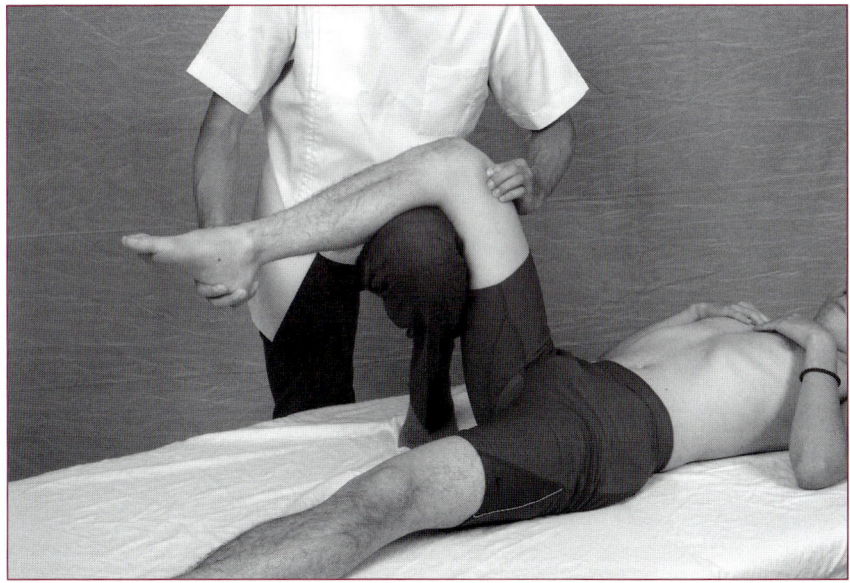

■フックポジション

■ストレッチポジション

中間広筋 [Vastus intermedius]

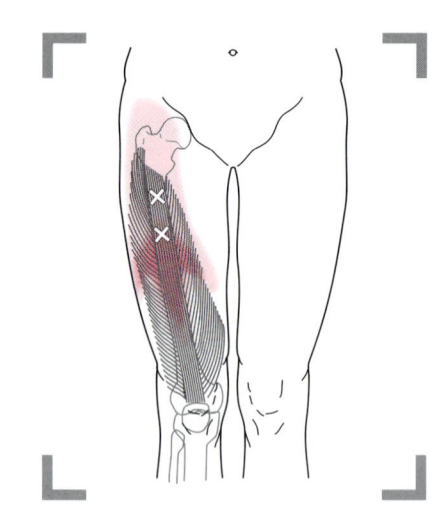

トリガーポイントによる症状
　中間広筋にトリガーポイントがあると、大腿前面の特定しにくい痛みが生じる。大腿直筋の下にあるので、治療に際しては強い押圧が必要である。

推奨するフックの手法

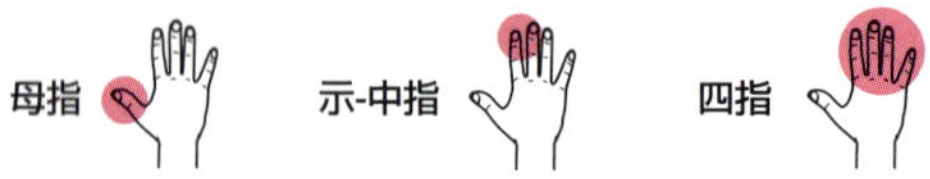

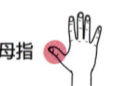

母指　　示-中指　　四指

治療手順
1. **プレポジション** … 中間広筋の起始と停止を近づける。
   患者（背臥位）の右下肢を伸展し、術者の右大腿に乗せる。
2. **フックポジション** … 中間広筋を制限方向へフックする。
   中間広筋に押圧を加え、頭側へ引いて保持する。
3. **ストレッチポジション** … 中間広筋の起始と停止を遠ざける。
   右膝関節を屈曲させる。
   1.〜 3. を繰り返す。

臨床的コメント
　同様の手法で膝蓋靭帯をフックすることにより、膝蓋靭帯に ASTR を施すことができる。これは膝蓋靭帯炎後の瘢痕伸張や瘢痕形成の予防に有効である。

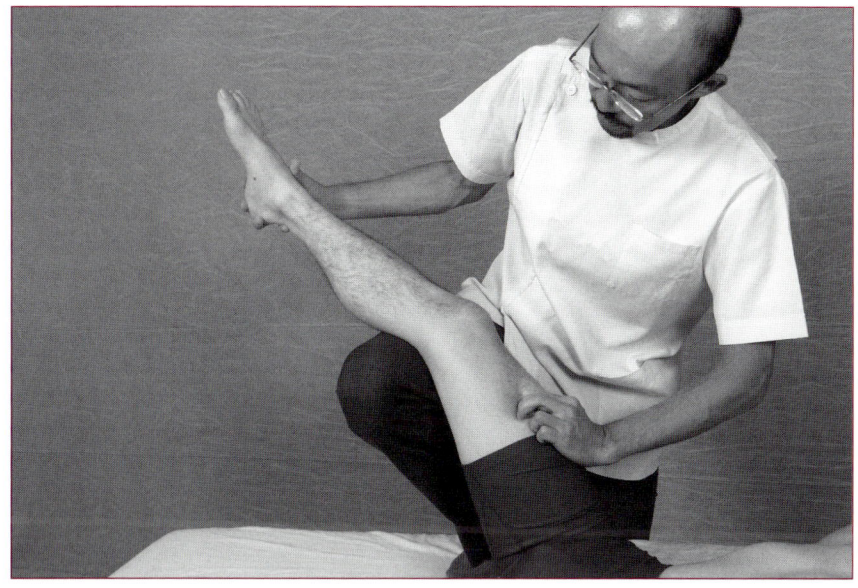

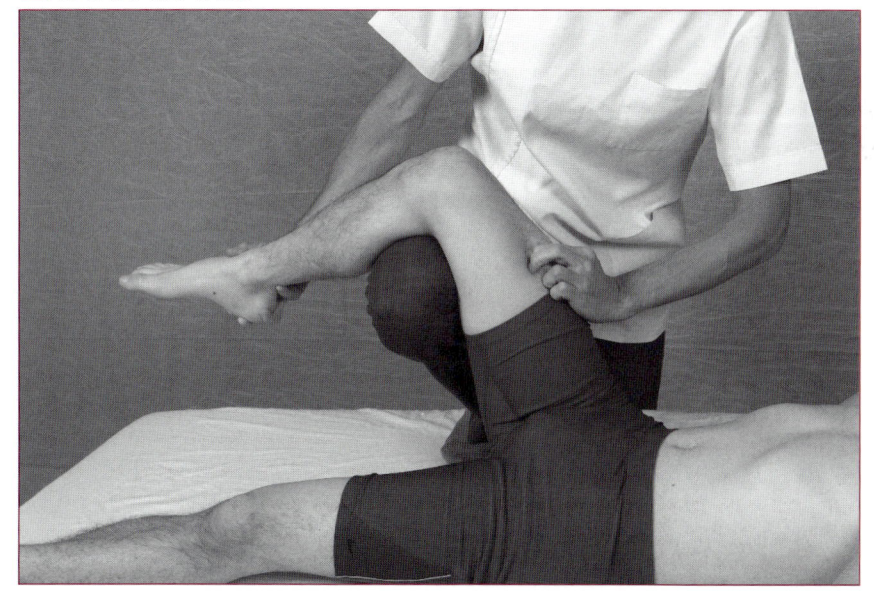

■ フックポジション

■ ストレッチポジション

外側広筋 [Vastus lateralis]

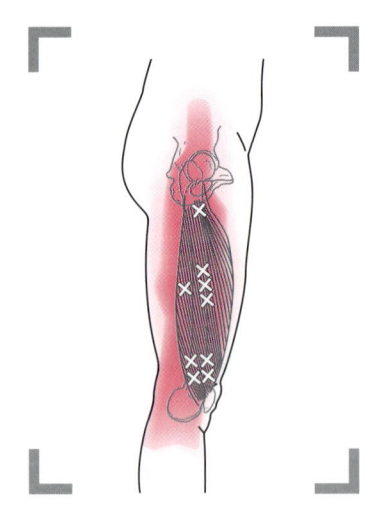

トリガーポイントによる症状
外側広筋にトリガーポイントがあると、大腿～膝関節外側に痛みが放散する。

推奨するフックの手法
母指　　示-中指　　四指

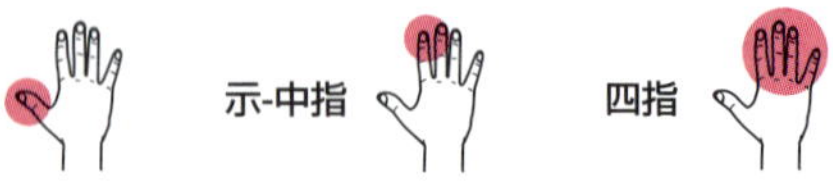

治療手順
1. **プレポジション** … 外側広筋の起始と停止を近づける。
   患者（背臥位）の右下肢を伸展する。
2. **フックポジション** … 外側広筋を制限方向へフックする。
   外側広筋に押圧を加え、頭側へ引いて保持する。
3. **ストレッチポジション** … 外側広筋の起始と停止を遠ざける。
   右膝関節を屈曲させる。

1.～3. を繰り返す。

臨床的コメント
内側広筋と同様に、筋腱移行部に硬結が触れることもある。
　腸脛靭帯のトリガーポイントとの鑑別は困難なことが多いので、両者を同時に治療すると考えてASTRを行う。

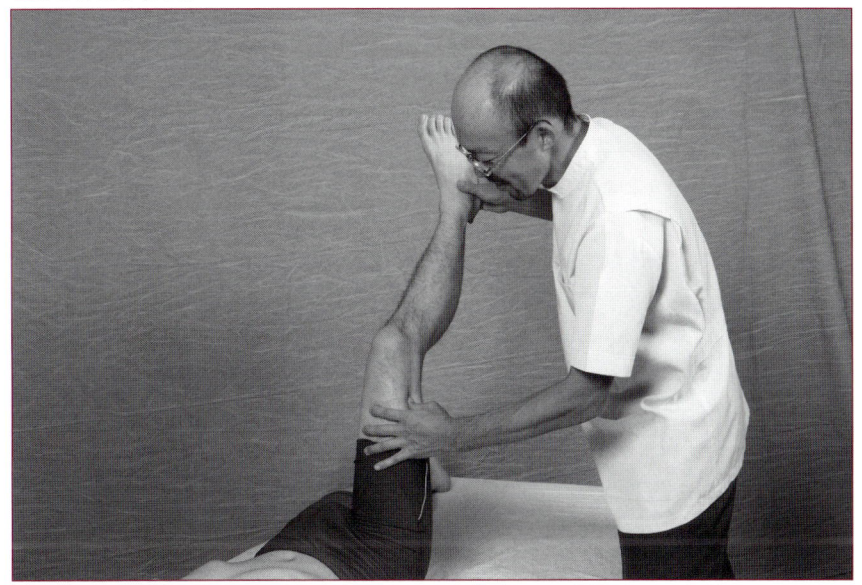

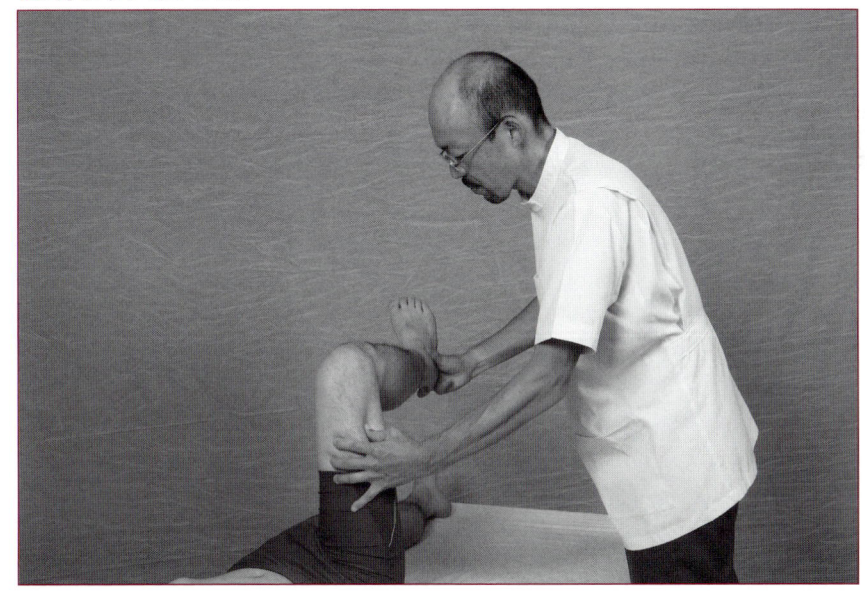

■フックポジション

■ストレッチポジション

臨床コラム
テンションサインのとらえ方

　テンションサインとは、ラセーグテスト（Lasègue's test）、SLRテスト（Straight Leg Raising test）、FNSテスト（Wasserman's test：大腿神経伸展テスト）など、神経組織の伸張を行って、痛みやしびれ感などの症状の再現性をみるテストのことである。これらのテストが陽性の場合、一般的に脊柱管内の障害により神経の障害が起きていると考えられている。

　動物実験や手術時の坐骨神経の観察の結果、手足を動かすと、坐骨神経などの大きな神経が伸張されて脊柱管〜筋内でときには数センチも移動することがわかっているので、検査そのものは客観性のある重要なテストである。

　問題なのは、実際の検査の場面で、様々な誤解が起きやすいことである。たとえば、ハムストリングの短縮が強いと、ラセーグテストの途中で骨盤が後方回転を始める。下部腰椎周囲の筋の障害があるケースでは、骨盤の後方回旋に伴って腰椎が屈曲していくので腰椎後方にある筋は伸張され、そこにトリガーポイントがあれば痛みが生じることになる。これを見過ごすと、「腰痛が再現されたからラセーグテスト陽性だ」と、間違って判断することになる。

　こういうときは、次のような手順で検査を行ってみるとよい。ラセーグテストで膝を伸展していくときに、ASIS（上前腸骨棘）にあてた指先が頭側に動き出しそうになったところで動きを止める。つぎに膝裏の両側ハムストリングの間で坐骨神経を圧迫する（bow string test）。このとき腰下肢痛が生じたら、真の坐骨神経痛である可能性が高い。

　SLRテストも同様であるが、ラセーグテストよりも判断が難しい。初めから膝関節伸展位で下肢挙上をするので、ハムストリングの短縮があると骨盤の回旋を起こしやすい。したがって腰椎周囲の筋スパズムを誘発しやすく、ほんとうにテンションサイン陽性としてよいか判断に迷うところである。患者によっては、痛みが生じることを予期しているために、なかば無意識でハムストリングや体幹筋に力を入れていることがあるので、なおのこと判断が難しくなる。

　FNSテストでも考え方は同じで、骨盤の回転が起きることに注意が必要である。大腿直筋や大腿筋膜張筋が短縮し、腹直筋の筋力が低下しているケースでは、骨盤が前方回転しやすく、多裂筋や大腰筋のトリガーポイントが刺激を受けて、症状が再現されることがある。

　このように慎重に調べると、腰下肢痛を訴える症例で、本当にテンションサインが陽性といえるものは意外に少ない。テンションサインが陰性で、筋力低下、明確な感覚鈍麻と深部腱反射低下のいずれも認めないケースに遭遇したら、筋のトリガーポイントをチェックしてほしい。そして、トライアルとしてASTRを行うことを勧めたい。

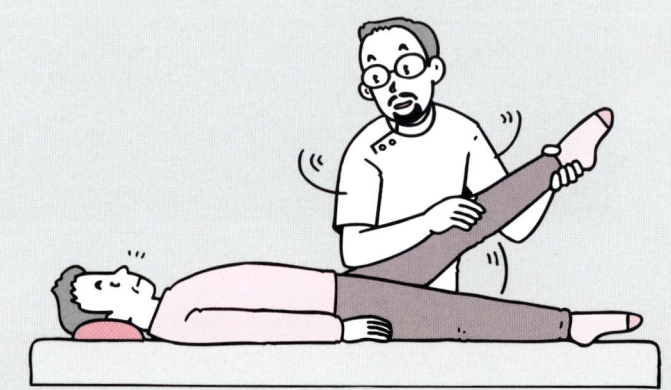

下腿〜足

　足底筋膜炎によるとされる踵部痛、外反母趾によるとされる前足部痛、足関節捻挫後の疼痛に、ASTRが有効なことが多い。

膝窩筋 [Popliteus]

トリガーポイントによる症状

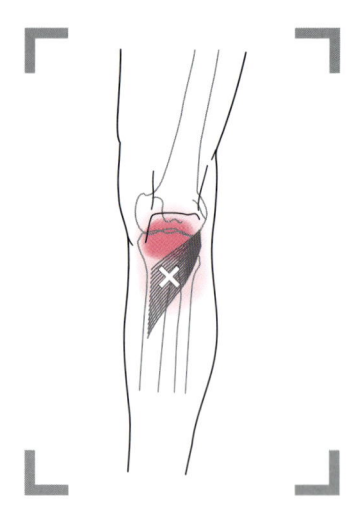

膝窩筋は小さな筋肉であるが、関節運動の微細コントロールに関与しているため、疲労が蓄積しやすい。この筋にトリガーポイントがあると、膝窩部痛の原因となる。

推奨するフックの手法

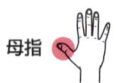

母指　示-中指

治療手順

1. **プレポジション** … 膝窩筋の起始と停止を近づける。
   患者（腹臥位）の右膝関節を屈曲させる。
2. **フックポジション** … 膝窩筋を制限方向へフックする。
   膝窩筋に押圧を加え、脛骨内顆方向へ引いて保持する。
3. **ストレッチポジション** … 膝窩筋の起始と停止を遠ざける。
   右膝関節を伸展させる。
   1.～ 3. を繰り返す。

臨床的コメント

正常では触れにくいが、長期にわたって筋の過負荷が続くと、硬く盛りあがって触れるようになる。

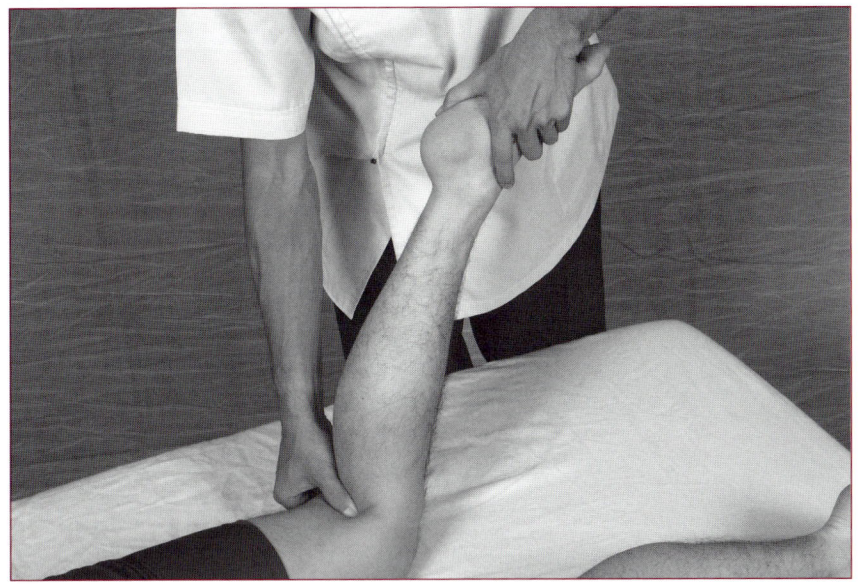

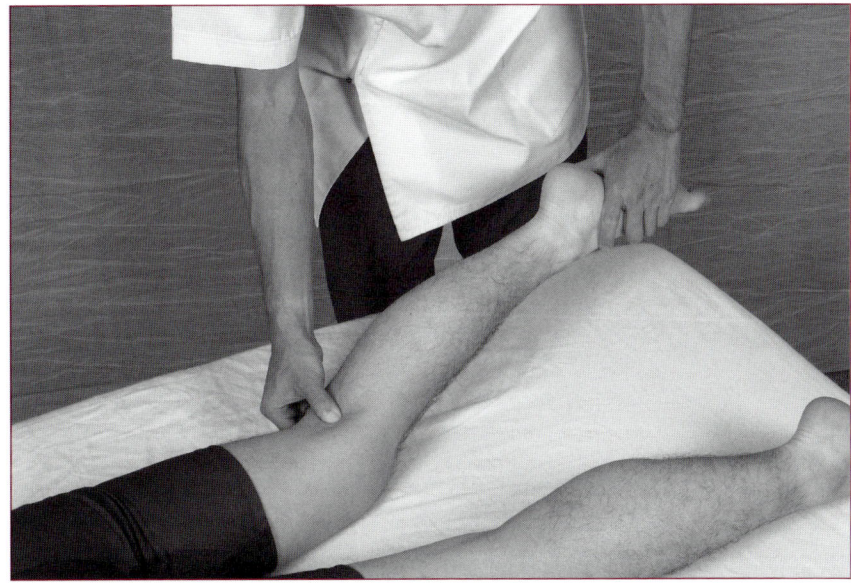

■ フックポジション

■ ストレッチポジション

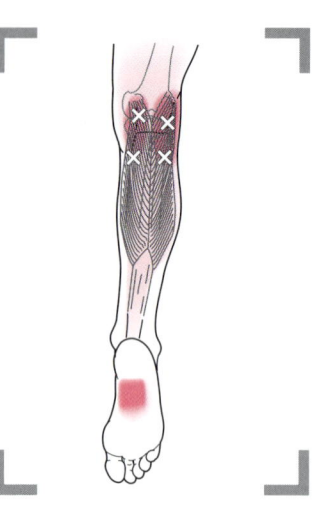

腓腹筋 [Gastrocnemius]

トリガーポイントによる症状
ふくらはぎから踵後方まで痛みが放散する。近位にトリガーポイントがあると、膝窩部の痛みとして自覚されることもある。

推奨するフックの手法
母指　示-中指　肘

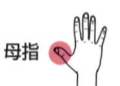

治療手順 … 写真・解説は内側頭

1. **プレポジション** … 腓腹筋の起始と停止を近づける。
   患者（腹臥位）の右膝関節を屈曲させ、足関節を底屈させる。
2. **フックポジション** … 腓腹筋を制限方向へフックする。
   腓腹筋に押圧を加え、頭側または尾側へ引いて保持する。
3. **ストレッチポジション** … 腓腹筋の起始と停止を遠ざける。
   患者の膝関節を伸展させ、足関節を背屈させる。
   1.～ 3. を繰り返す。

テクニックの補足
　トリガーポイントが筋の近位にあれば膝を主に動かして ASTR を行い、遠位にあれば足関節を主に動かすとよい。
　筋腹を横方向（主に内側頭を外方へ）にフックして、足関節を背屈させる ASTR も有効である。腓腹筋の内側頭が短縮しているために、足の外がえしに制限が生じた場合に用いるとよい。

臨床的コメント
　長時間の立位や歩行が続く仕事をしている患者では、腓腹筋内側頭の短縮・緊張亢進を認めることが多い。外側頭は主に瞬発力をつかさどる白筋を、内側頭は持久力をつかさどる赤筋を多く含む。したがって、立ち仕事などで腓腹筋への負荷が続くと、主に内側頭が短縮しがちである。それに伴い、ふくらはぎの筋膜も内側が短縮していることが多い。繰り返し足関節捻挫を起こす患者でも同じことがよく見られ、ASTR などで十分に伸張しておくと、捻挫の予防につながる。

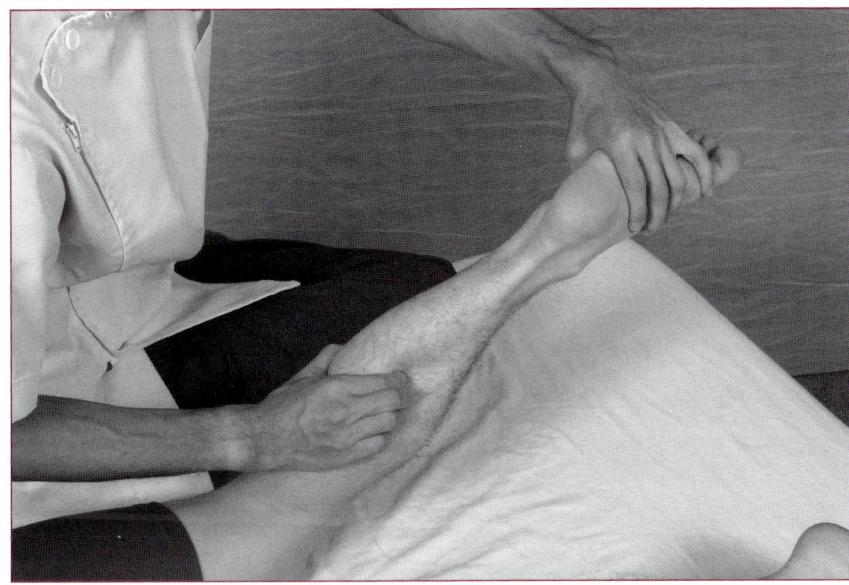

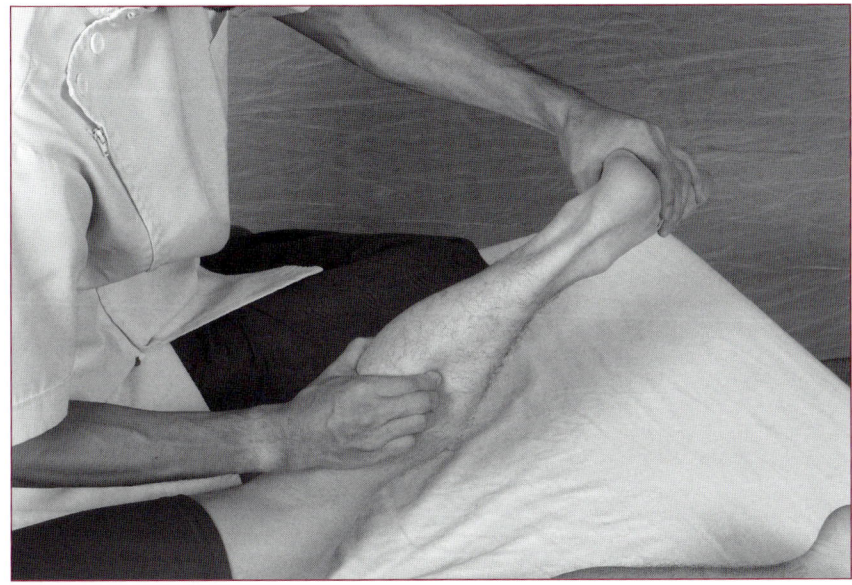

■ フックポジション

■ ストレッチポジション

[Soleus] ヒラメ筋

トリガーポイントによる症状

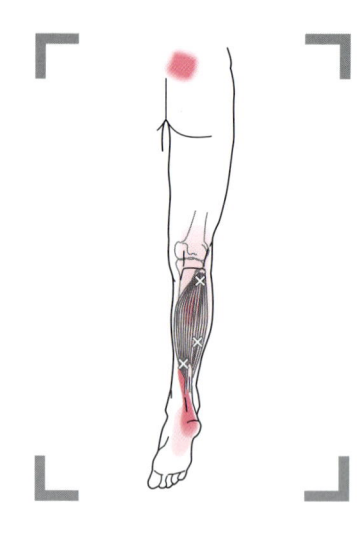

　ヒラメ筋にトリガーポイントがあると、アキレス腱に沿い、足底まで痛みが放散する。患者の説明では、踵の痛みと表現されることも多い。

推奨するフックの手法

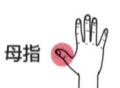

母指　　示-中指　　肘

治療手順

1. **プレポジション** … ヒラメ筋の起始と停止を近づける。
   患者（腹臥位）はリラックスして足関節が自然に底屈した状態にする。
2. **フックポジション** … ヒラメ筋を制限方向へフックする。
   ヒラメ筋に両母指をそろえて押圧を加え、頭側に引いて保持する。足底側から前足部に術者の膝をあてる。
3. **ストレッチポジション** … ヒラメ筋の起始と停止を遠ざける。
   術者の膝を使って患者の足関節を背屈させる。
   1.～ 3. を繰り返す。

臨床的コメント

　立ち仕事などをしている患者で、いつもふくらはぎがだるいという訴えが起こる理由の1つは、重心がつま先よりにある姿勢を続けることで、反射的に下腿三頭筋の緊張亢進を起こしていることである。こういうケースでは、ASTRなどで筋を伸張するとともに、日常生活において姿勢を改善しておくことが大切である。1つの方法として、著者らは患者を立たせた状態で下腿三頭筋をさわり、重心を移動させて最も筋がゆるむ位置を見つけている。この位置は、必ずしも患者にとって楽な位置ではないはずである。そこで、この位置を楽に保つことができるかどうかを基準として、姿勢指導を行ってみる。いわば発想の転換であり、足もとから姿勢を考えるということになる。

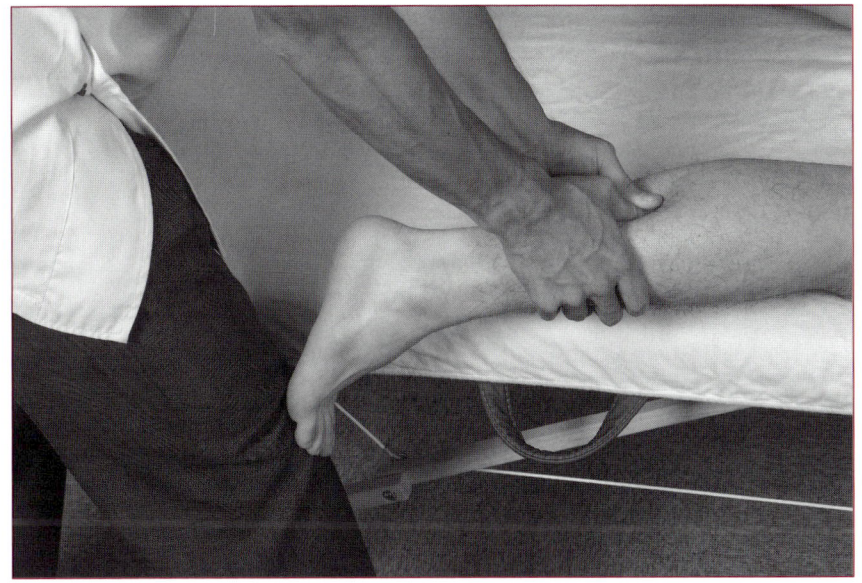

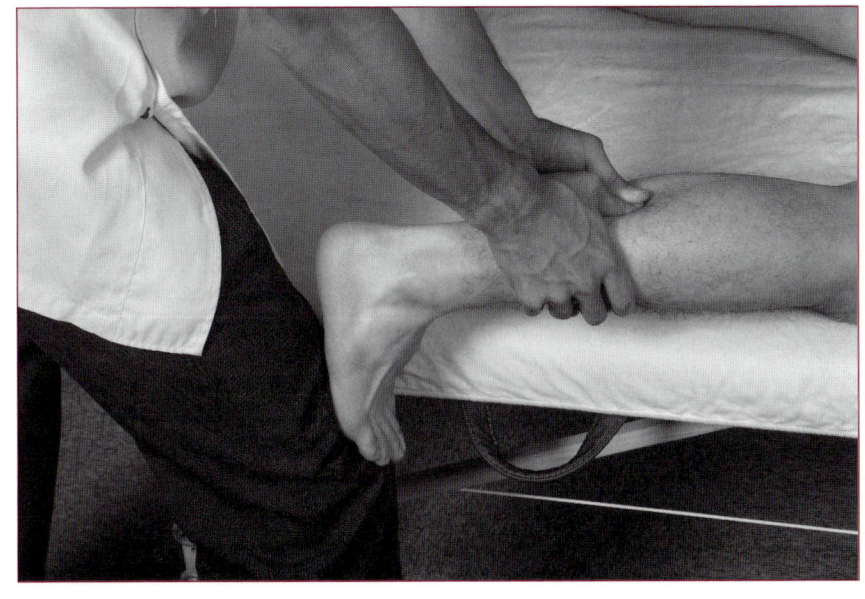

■フックポジション

■ストレッチポジション

前脛骨筋 [Tibialis anterior]

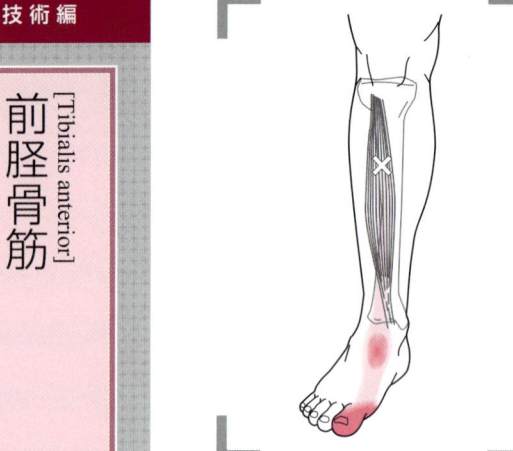

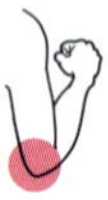

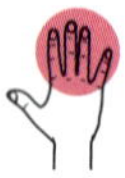

トリガーポイントによる症状
前脛骨筋にトリガーポイントがあると、下腿前面から足背まで痛みが放散する。

推奨するフックの手法
母指 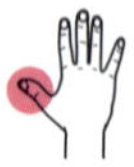　四指　肘

治療手順
1. **プレポジション** … 前脛骨筋の起始と停止を近づける。
   患者（背臥位）の右足関節を内反させる。
2. **フックポジション** … 前脛骨筋を制限方向へフックする。
   前脛骨筋に押圧を加え、頭側または尾側へ引いて保持する。
3. **ストレッチポジション** … 前脛骨筋の起始と停止を遠ざける。
   右足関節を外反させる。

   1.～ 3. を繰り返す。

テクニックの補足
筋腹を横方向にフックし、下腿を反対方向に回旋させる ASTR も有効である。

臨床的コメント
前述した下腿三頭筋（腓腹筋の内側頭・外側頭とヒラメ筋）とは逆に、重心が踵方向に移動している患者で緊張亢進が起きやすい。お腹の突き出た中年男性に多い印象がある。自覚症状はないか、あっても張りを感じるぐらいだが、触診するとはっきりとした圧痛があり、潜在的なトリガーポイントを形成していることが多い。

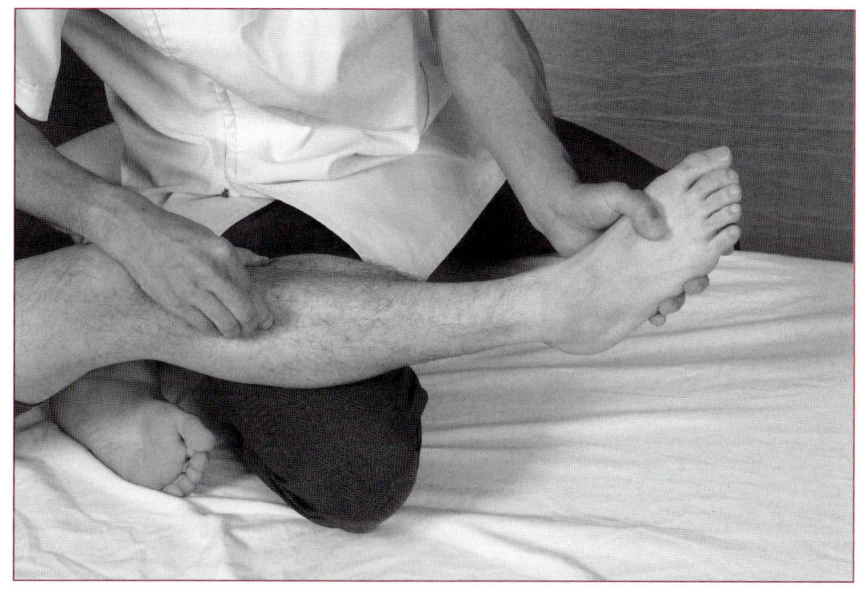

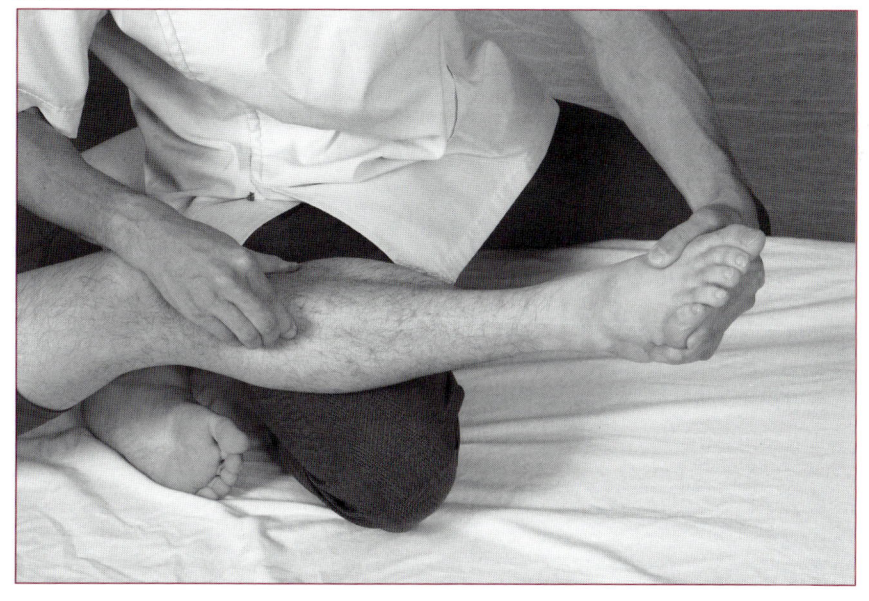

■ フックポジション

■ ストレッチポジション

後脛骨筋 [Tibialis posterior]

トリガーポイントによる症状

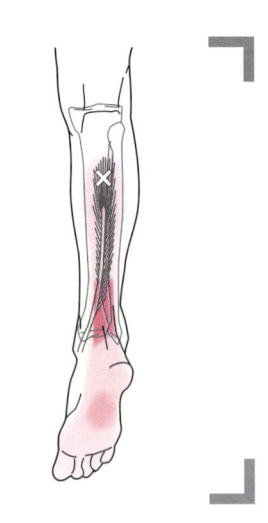

深部にある筋のトリガーポイントは広範囲の関連痛を生じやすい。後脛骨筋のトリガーポイントでも、下腿後面～足底の広範囲に痛みが放散する。

推奨するフックの手法

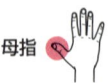

母指　　示-中指　　四指

治療手順

1. **プレポジション** … 後脛骨筋の起始と停止を近づける。
   患者（腹臥位）の足首から下をベッドの端から出し、力を抜き足関節が軽く底屈した状態にする。
2. **フックポジション** … 後脛骨筋を制限方向へフックする。
   後脛骨筋に両母指をそろえて押圧を加え、頭側へ引いて保持する。足底側から前足部に術者の膝をあてる。
3. **ストレッチポジション** … 後脛骨筋の起始と停止を遠ざける。
   術者の膝を使って患者の足関節を背屈させる。
   1.～ 3. を繰り返す。

テクニックの補足

脛骨の後内側から圧迫を加える方法がもっともアプローチしやすい。

臨床的コメント

関節の内がえし捻挫を繰り返す患者では、後脛骨筋に多発性のトリガーポイントが見られることがある。内がえし捻挫の治療では、前距腓靱帯を中心とした外果周囲に関心が向きがちであるが、受傷時には後脛骨筋は急激に収縮し、受傷後は外果への負荷を軽減するために後脛骨筋を収縮させて歩くことが多い。後脛骨筋の短縮がそのまま残ると、回復後も足関節の外がえし動作が制限を受け、捻挫の起こりやすい足関節となってしまう。繰り返し足関節捻挫を起こす患者を診たときには、忘れずに後脛骨筋をチェックしたい。

■フックポジション

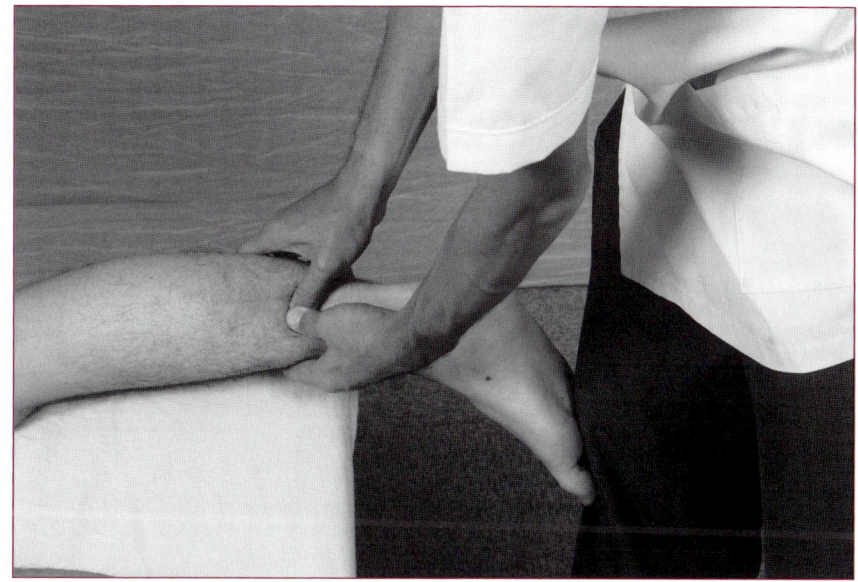

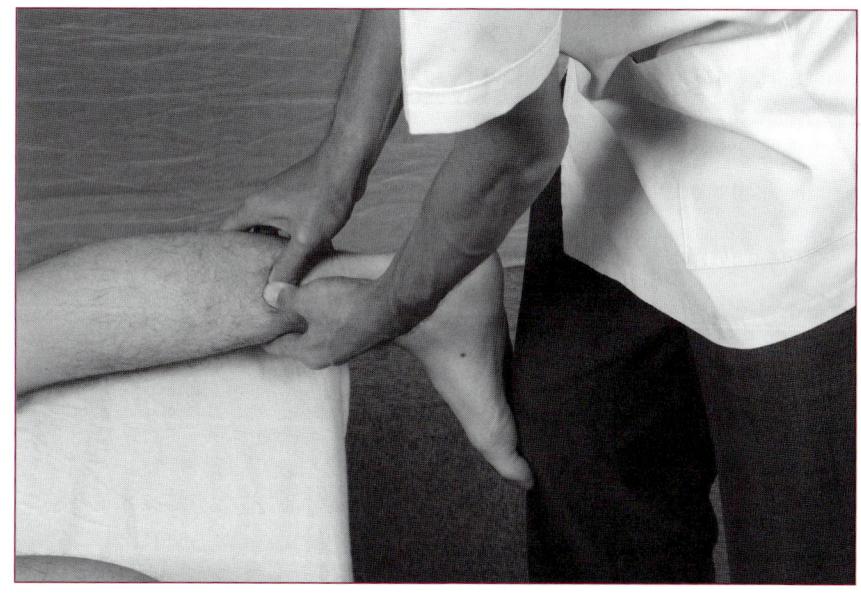

■ストレッチポジション

[Fibularis longus] 長腓骨筋

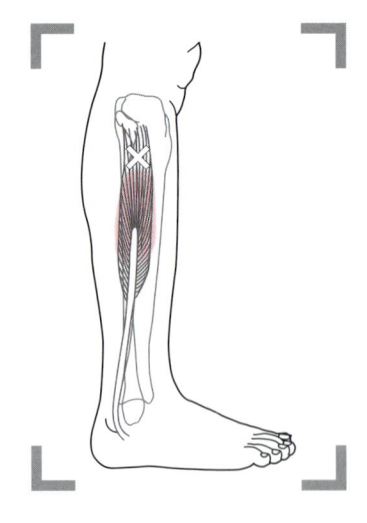

トリガーポイントによる症状
長腓骨筋にトリガーポイントがあると、下腿～足関節外側に痛みが放散する。

推奨するフックの手法
母指　　示-中指　　四指

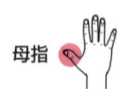

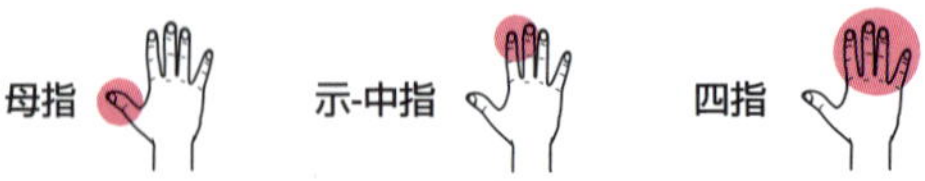

治療手順
1. **プレポジション** … 長腓骨筋の起始と停止を近づける。
   患者（背臥位）の右足関節を外反させる。
2. **フックポジション** … 長腓骨筋を制限方向へフックする。
   長腓骨筋に押圧を加え、頭側へ引いて保持する。
3. **ストレッチポジション** … 長腓骨筋の起始と停止を遠ざける。
   術者は左手で、患者の右足関節を内反させる。

1.～ 3. を繰り返す。

テクニックの補足
筋腹を横方向にフックし、下腿を反対方向に回旋させるASTRも有効である。このような技法は、下腿や前腕などの細くて長い筋に対して用いやすい。

臨床的コメント
長腓骨筋は、短腓骨筋とともに足底の外側縦アーチ保持の役割を果たす。歩行の際、外側縦アーチは体重の受け皿として重要である。長・短腓骨筋の筋力低下があると、体重がかかる瞬間に足関節が固定されず、重心が外方にずれやすくなる。こういうケースでは、第5中足骨頭部にべんち（胼胝）を形成していることも多い。接地時の足関節が不安定になるので、捻挫も生じやすい。以上のことを考えると、まずASTRなどで長・短腓骨筋のトリガーポイントを治療して痛みをとり、次に筋力強化を行うことが重要になる。

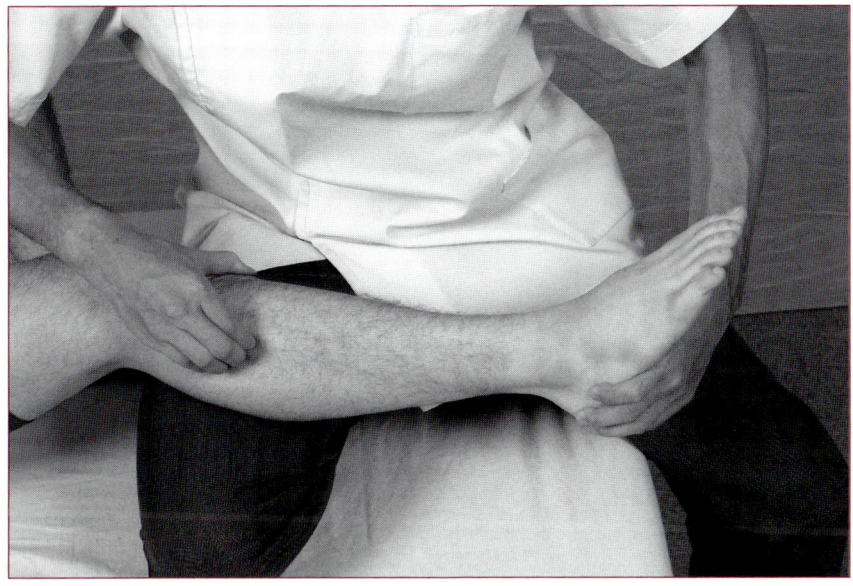

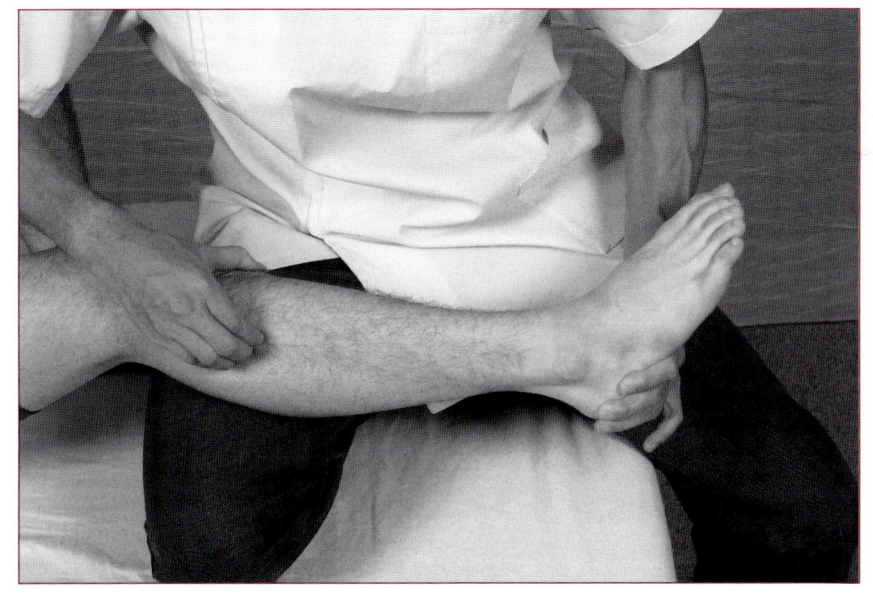

■フックポジション

■ストレッチポジション

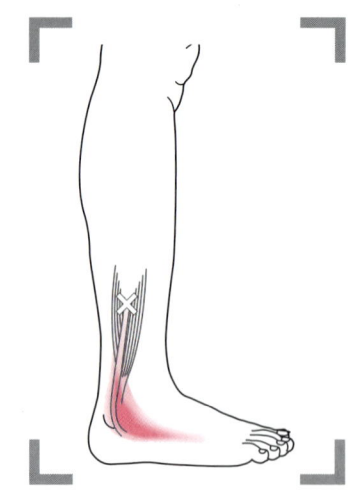

短腓骨筋 [Fibularis brevis]

トリガーポイントによる症状
　足関節外側に痛みが放散する。長・短腓骨筋のトリガーポイントは、足関節捻挫後の疼痛遺残の原因の1つである。

推奨するフックの手法

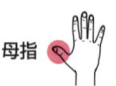

母指　　示-中指　　四指

治療手順

1. **プレポジション** … 短腓骨筋の起始と停止を近づける。
   患者（背臥位）の右足関節を外反させる。
2. **フックポジション** … 短腓骨筋を制限方向へフックする。
   短腓骨筋に押圧を加え、頭側へ引いて保持する。
3. **ストレッチポジション** … 短腓骨筋の起始と停止を遠ざける。
   右足関節を内反させる。

　1.～3.を繰り返す。

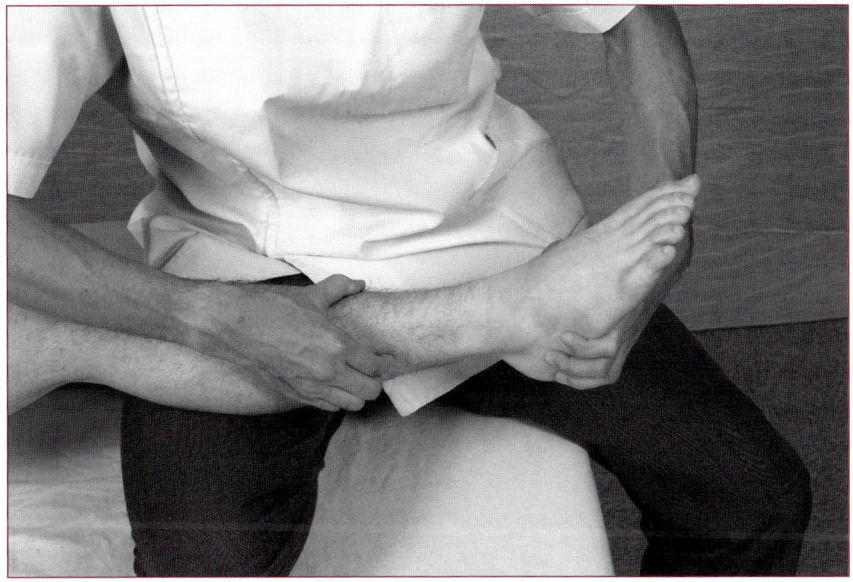

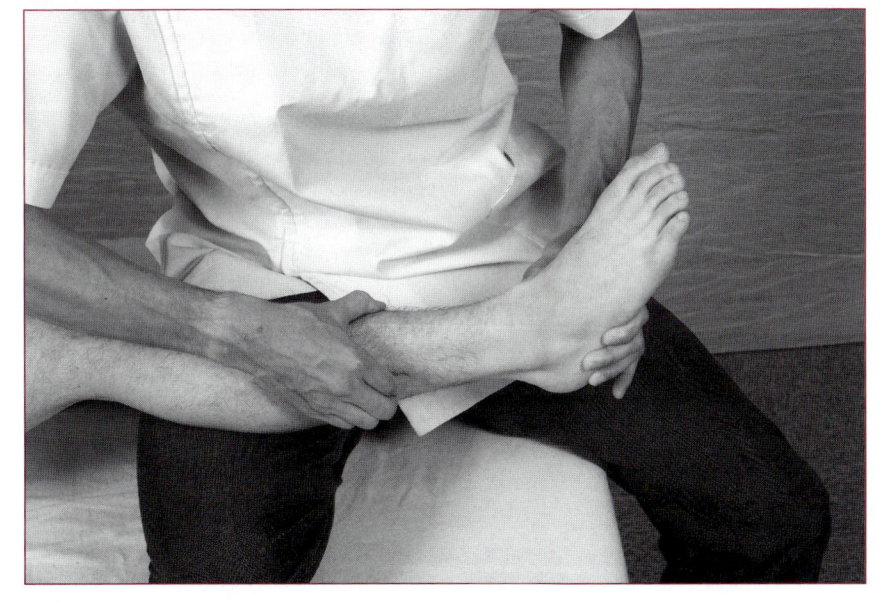

■フックポジション

■ストレッチポジション

長母指伸筋 [Extensor hallucis longus]

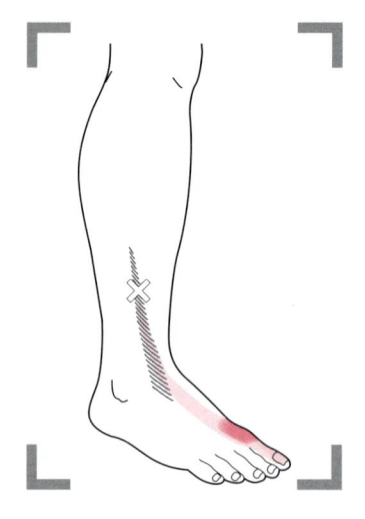

トリガーポイントによる症状

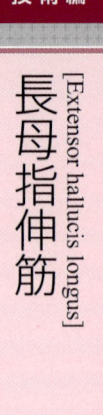

長母指伸筋にトリガーポイントがあると、足関節前方〜母指背側に痛みが放散する。

推奨するフックの手法

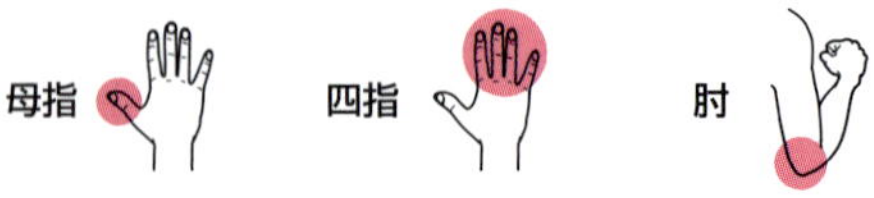

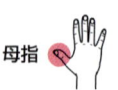

母指　四指　肘

治療手順

1. **プレポジション** … 長母指伸筋の起始と停止を近づける。
   患者（背臥位）の右足関節と母指を伸展させる。
2. **フックポジション** … 長母指伸筋を制限方向へフックする。
   脛骨外側縁に位置する右長母指伸筋に押圧を加え、頭側へ引いて保持する。
3. **ストレッチポジション** … 長母指伸筋の起始と停止を遠ざける。
   右足関節と母指を屈曲させる。
   1.〜 3. を繰り返す。

臨床的コメント

足関節の捻挫後に足背の痛みが残る場合、この筋にトリガーポイントが見つかることがある。

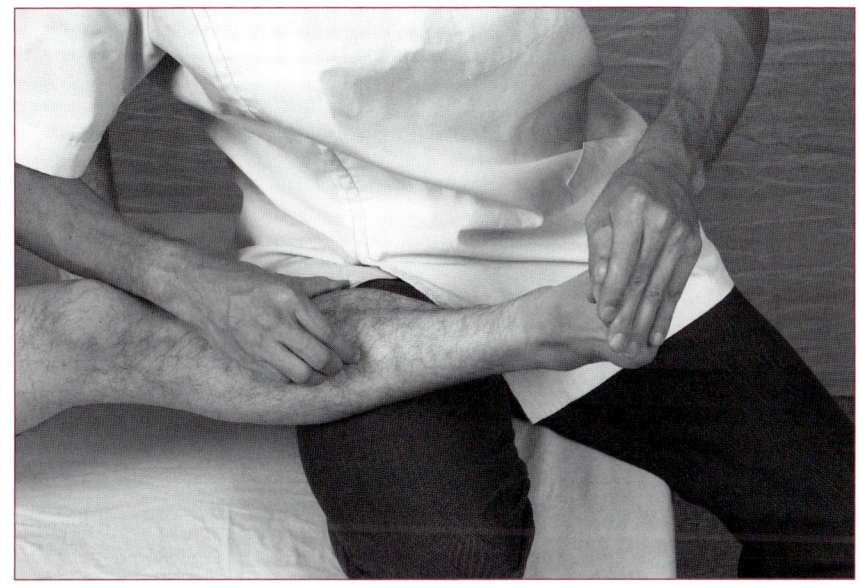

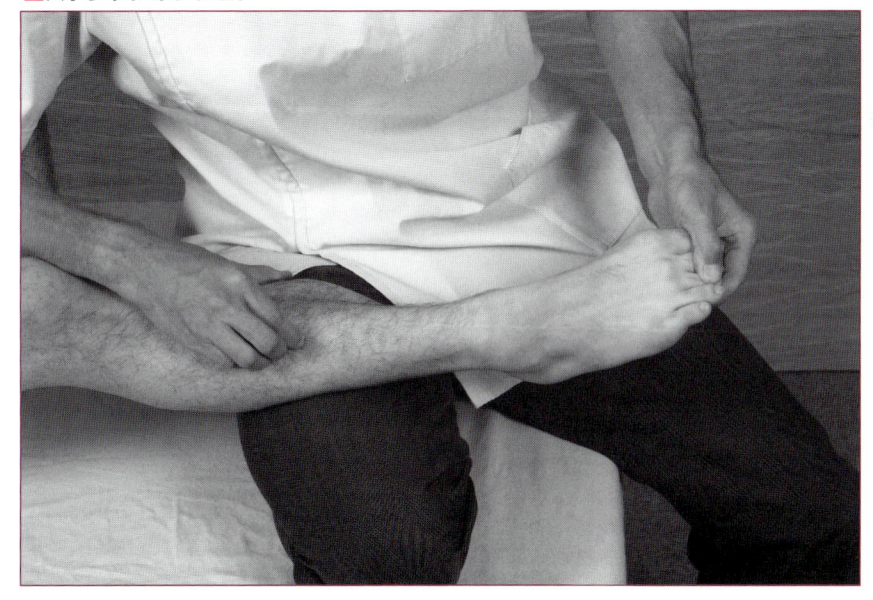

■ フックポジション

■ ストレッチポジション

長指伸筋 [Extensor digitorum longus]

トリガーポイントによる症状
長指伸筋にトリガーポイントがあると、足関節前方〜足背に痛みが放散する。

推奨するフックの手法
母指　四指　肘

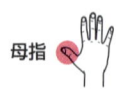

治療手順
1. **プレポジション** … 長指伸筋の起始と停止を近づける。
   患者（背臥位）の右足関節と足指を伸展させる。
2. **フックポジション** … 長指伸筋を制限方向へフックする。
   脛骨外側縁に位置する右長指伸筋に押圧を加え、頭側へ引いて保持する。
3. **ストレッチポジション** … 長指伸筋の起始と停止を遠ざける。
   右足関節と足指を屈曲させる。
   1.〜 3. を繰り返す。

臨床的コメント
足関節の捻挫後に足背の痛みが残る場合、この筋にトリガーポイントが見つかることがある。

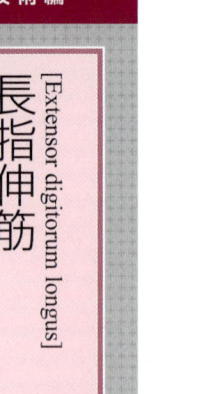

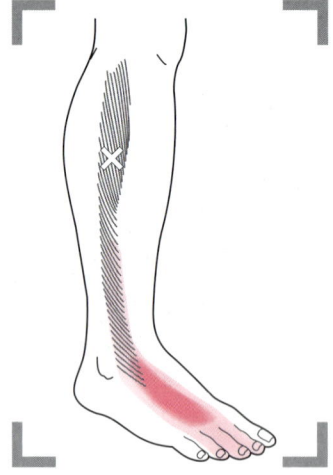

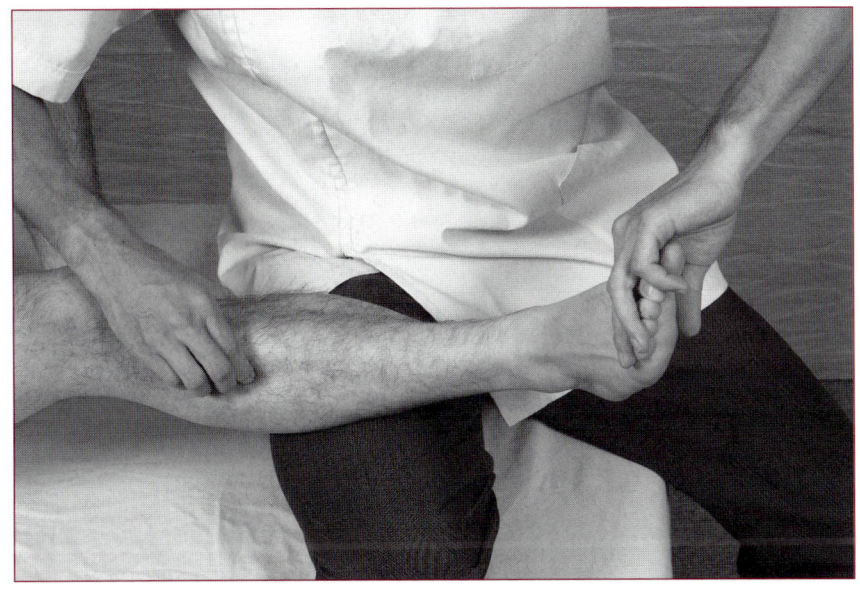

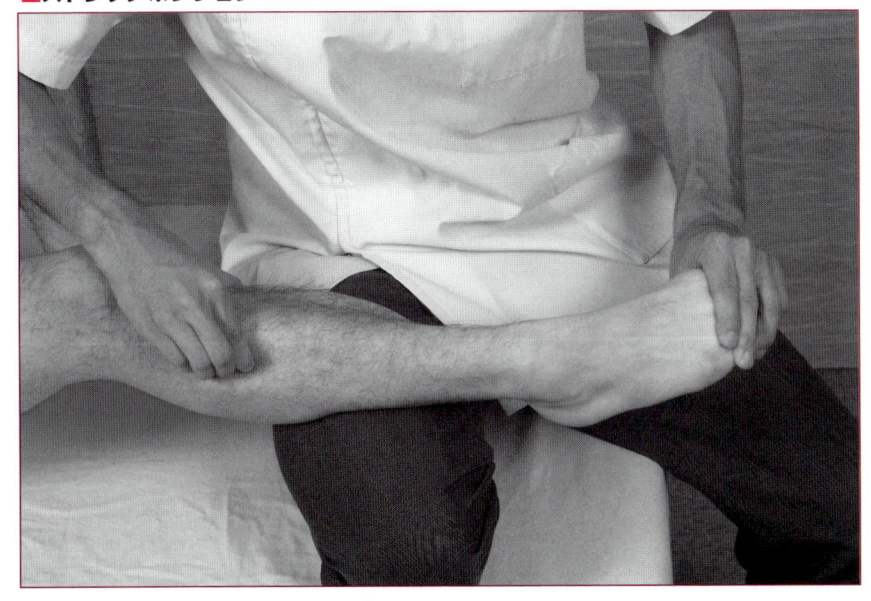

■ フックポジション

■ ストレッチポジション

短指伸筋
[Extensor digitorum brevis]

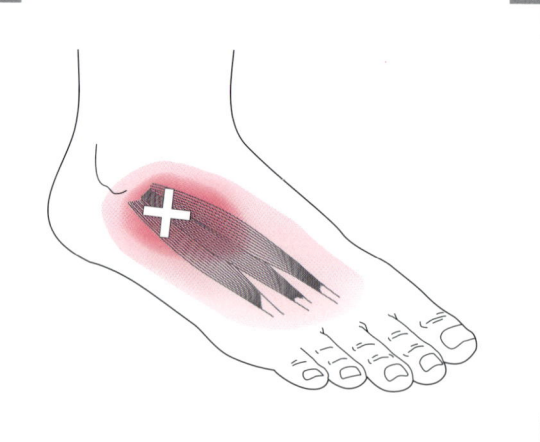

PART 2 技術編

トリガーポイントによる症状
短指伸筋にトリガーポイントがあると、足背に痛みが生じる。足関節捻挫後の疼痛遺残の原因の１つである。

推奨するフックの手法
母指　四指

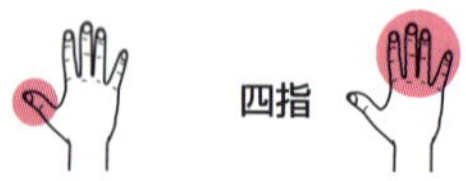

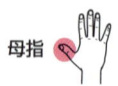

治療手順
1. **プレポジション** … 短指伸筋の起始と停止を近づける。
   患者（背臥位）の右足指を伸展させる。
2. **フックポジション** … 短指伸筋を制限方向へフックする。
   短指伸筋に押圧を加え、後方に引いて保持する。
3. **ストレッチポジション** … 短指伸筋の起始と停止を遠ざける。
   右足指を屈曲させる。
   1.～3. を繰り返す。

テクニックの補足
足関節を底屈させた状態で、足指を伸展させると筋腹に触れやすい。

臨床的コメント
第５中足骨近位端骨折（げた骨折）後の足背の痛みの原因で、この筋のトリガーポイントがよく見つかる。
足根中足関節の屈曲制限が認められることが多い。

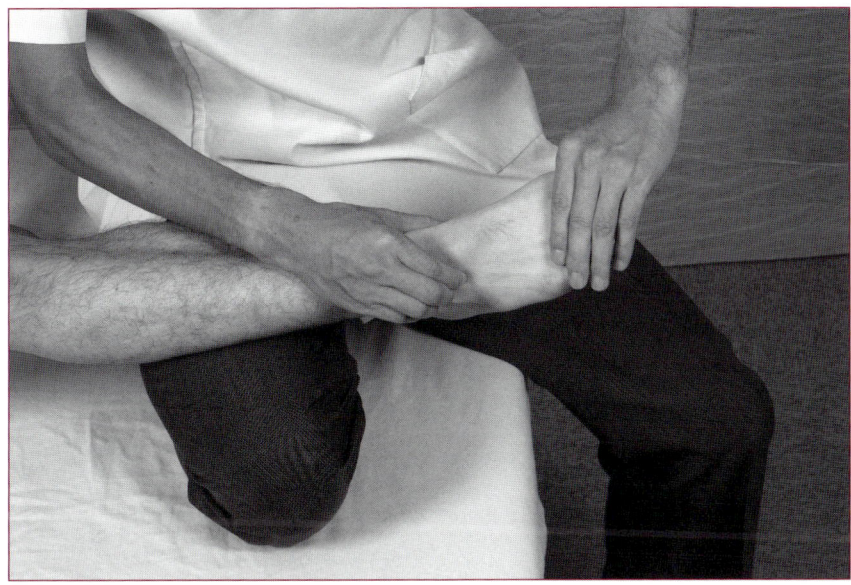

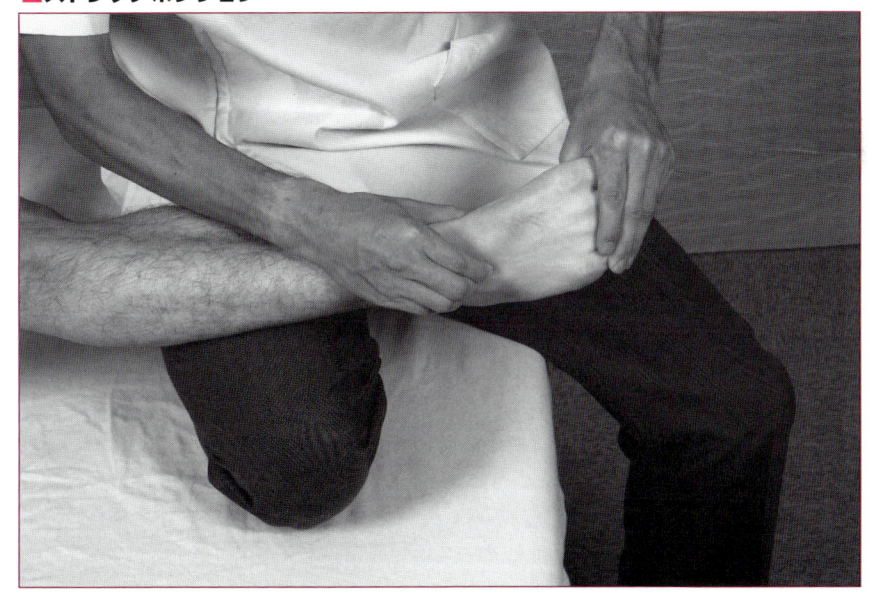

■フックポジション

■ストレッチポジション

背側骨間筋
[Dorsal interosseous]

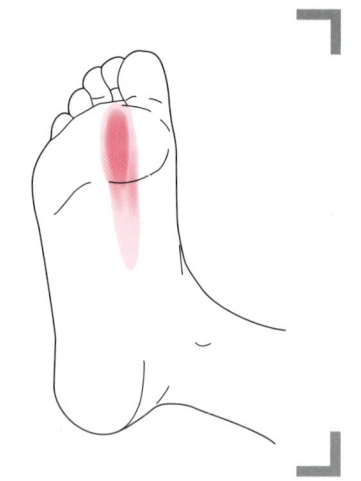

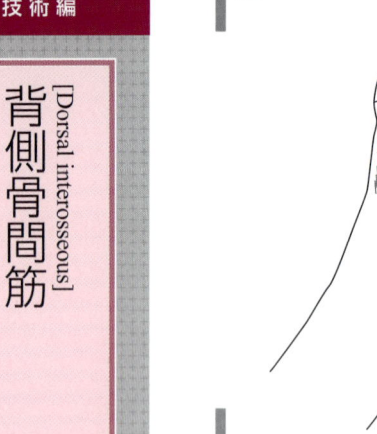

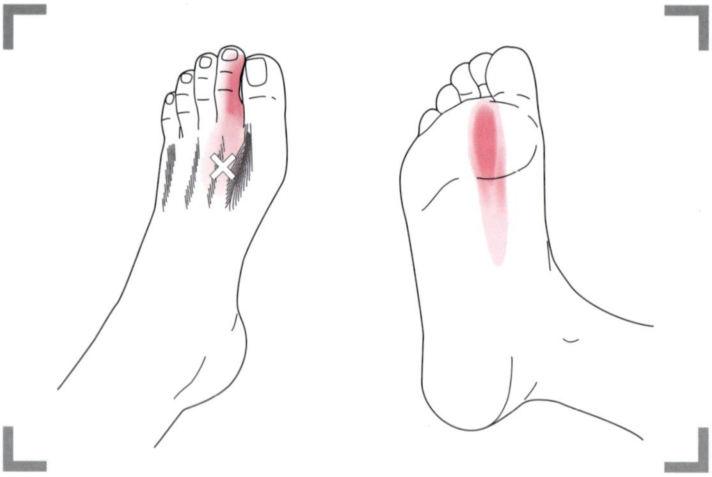

トリガーポイントによる症状
背側骨間筋のトリガーポイントでは、足背のみならず足底にも痛みが放散する。

推奨するフックの手法
母指　示-中指　四指

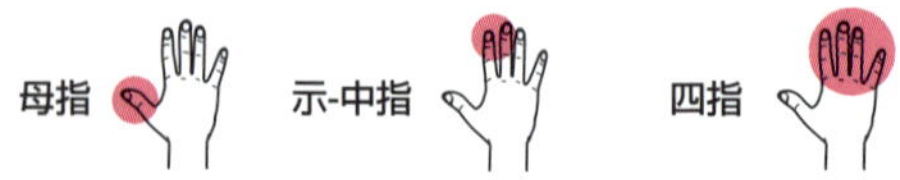

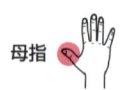

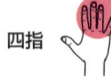

治療手順
1. **プレポジション** … 背側骨間筋の起始と停止を近づける。
   患者（背臥位）の右足指を伸展させる。
2. **フックポジション** … 背側骨間筋を制限方向へフックする。
   背側骨間筋に押圧を加え、後方へ引いて保持する。
3. **ストレッチポジション** … 背側骨間筋の起始と停止を遠ざける。
   右足指を屈曲させる。

   1.～ 3. を繰り返す。

臨床的コメント
第1背側骨間筋の痛みは、母指の付け根付近の痛みとして自覚されるため、外反母趾による痛みと誤認されていることも多い。

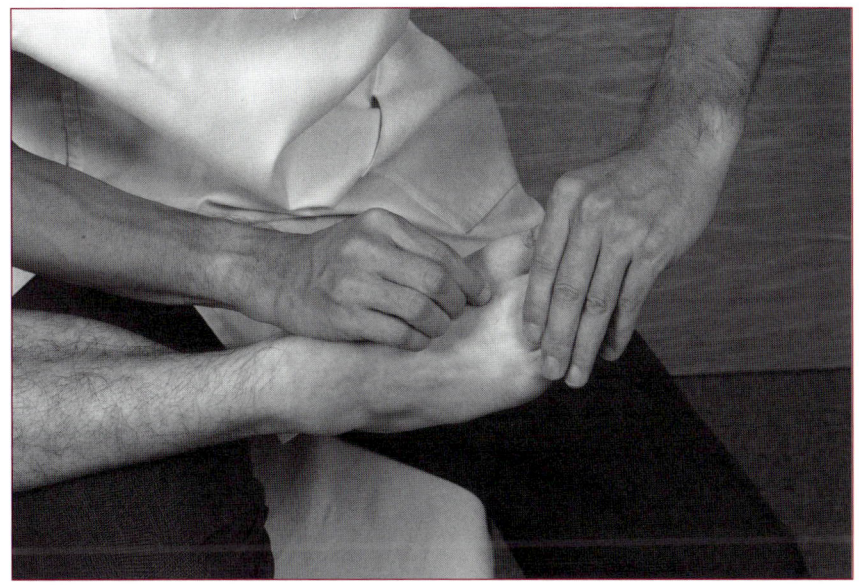

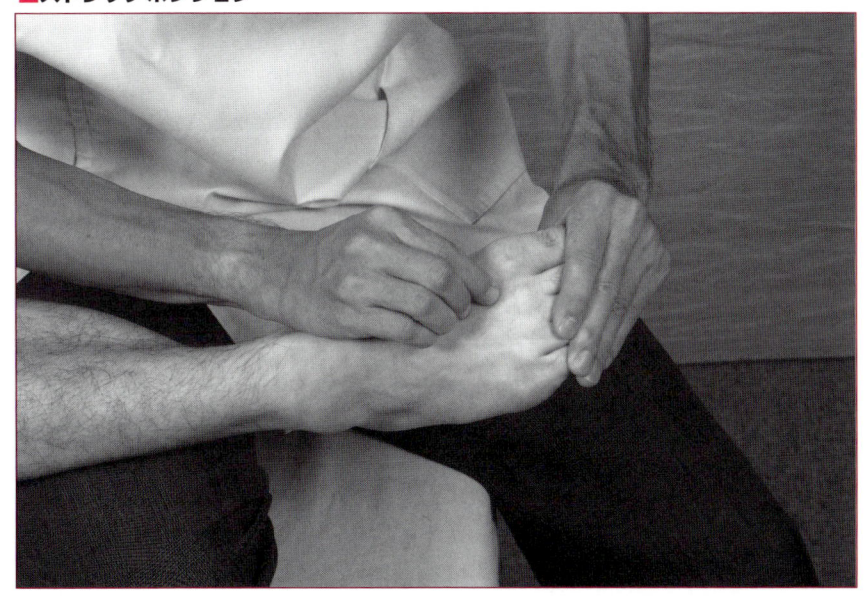

■フックポジション

■ストレッチポジション

短母指屈筋 [Flexor hallucis brevis]

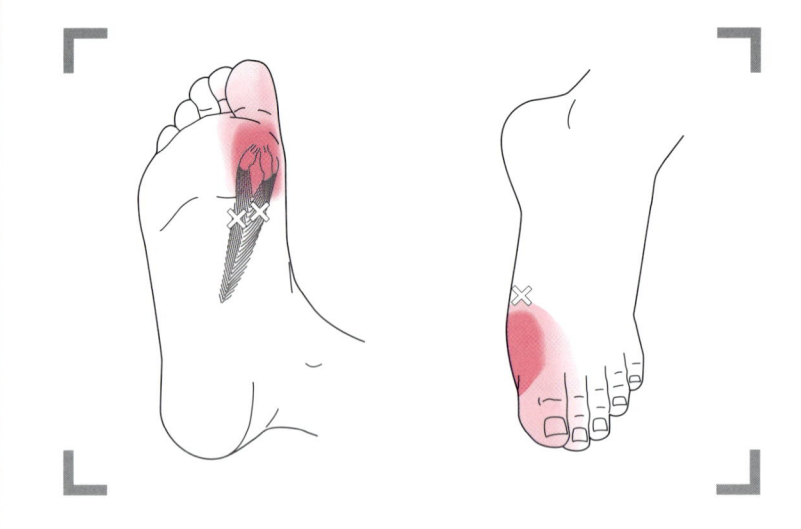

トリガーポイントによる症状

短母指屈筋にトリガーポイントがあると、母指の付け根の痛みとして自覚するため、外反母趾による痛みと診断されることがある。

推奨するフックの手法

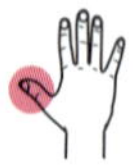

母指

治療手順

1. **プレポジション** … 短母指屈筋の起始と停止を近づける。
   患者（背臥位）の右母指を屈曲させる。
2. **フックポジション** … 短母指屈筋を制限方向へフックする。
   短母指屈筋に押圧を加え、踵側へ引いて保持する。
3. **ストレッチポジション** … 短母指屈筋の起始と停止を遠ざける。
   右母指を伸展させる。

   1.～ 3. を繰り返す。

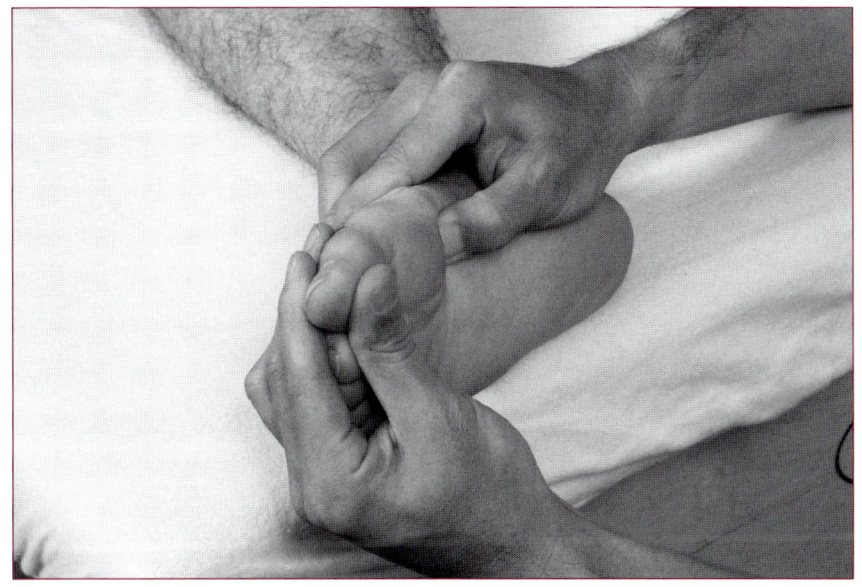

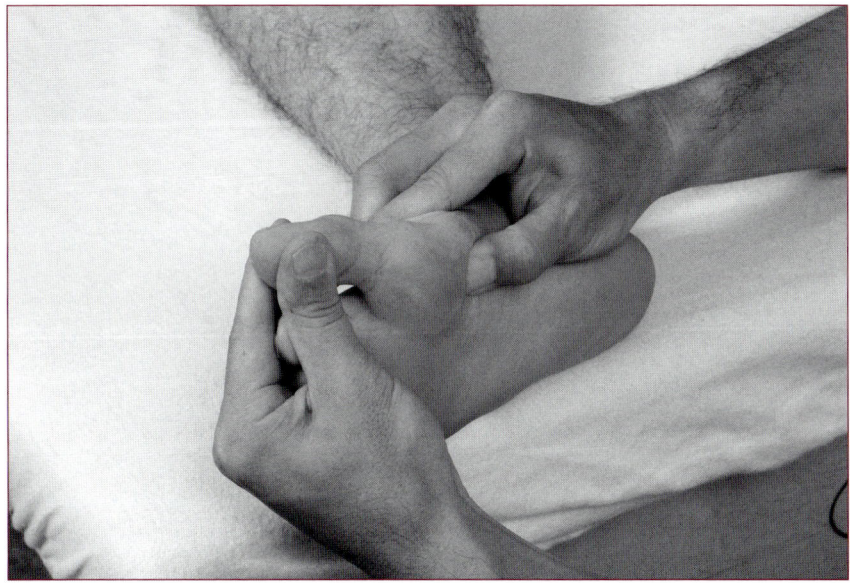

■フックポジション

■ストレッチポジション

[Abductor hallucis] 母指外転筋

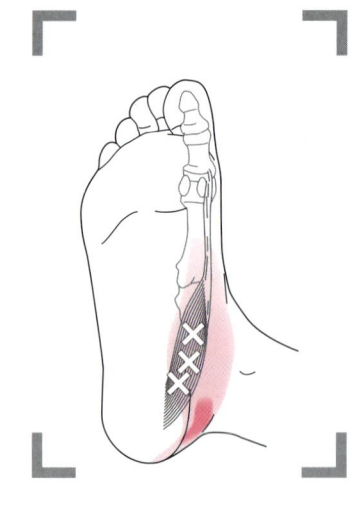

トリガーポイントによる症状

母指外転筋にトリガーポイントがあると、母指の付け根から足の内側に痛みを自覚する。外反母趾による痛みと診断されることがある。

推奨するフックの手法

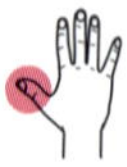

母指

治療手順

1. **プレポジション** … 母指外転筋の起始と停止を近づける。
   患者（背臥位）の右母指を外転させる。
2. **フックポジション** … 母指外転筋を制限方向へフックする。
   足底内側縁にある右母指外転筋に押圧を加え、後方に引いて保持する。
3. **ストレッチポジション** … 母指外転筋の起始と停止を遠ざける。
   右母指を内転させる。
   1.〜 3. を繰り返す。

テクニックの補足

屈曲か伸展させながら母指を内転すると、よりしっかりと ASTR を施すことができる。

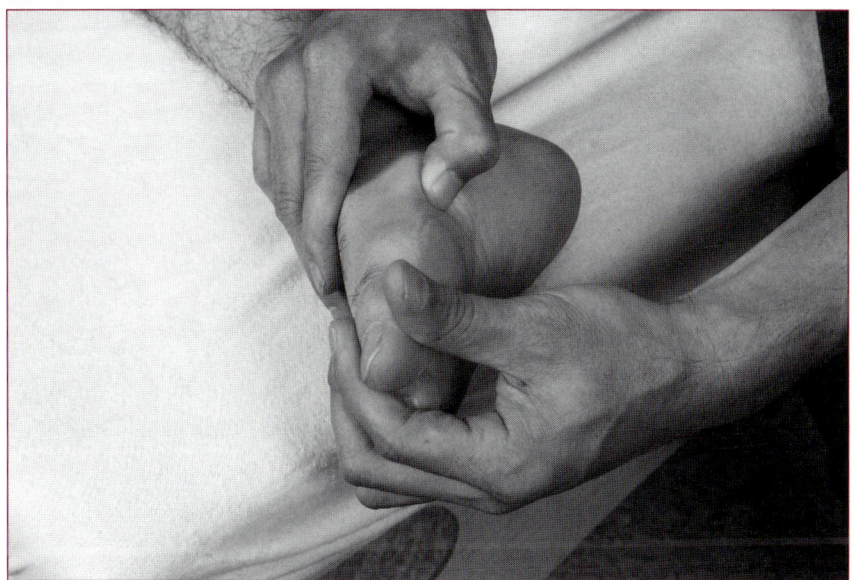

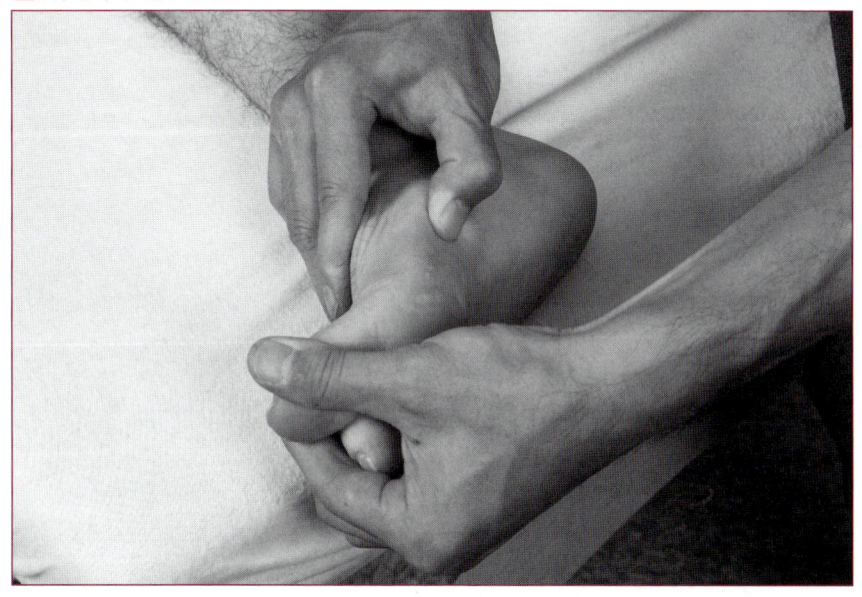

■ フックポジション

■ ストレッチポジション

小指外転筋 [Abductor digiti minimi]

トリガーポイントによる症状
小指外転筋にトリガーポイントがあると、小指の付け根に痛みを自覚する。

推奨するフックの手法
母指

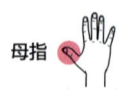

治療手順
1. **プレポジション** … 小指外転筋の起始と停止を近づける。
   患者（背臥位）の右小指を外転させる。
2. **フックポジション** … 小指外転筋を制限方向へフックする。
   右小指外転筋に押圧を加え、後方へ引いて保持する。
3. **ストレッチポジション** … 小指外転筋の起始と停止を遠ざける。
   右小指を内転させる。
   1.～3. を繰り返す。

テクニックの補足
屈曲か伸展させながら小指を内転させると、よりしっかりASTRを施すことができる。

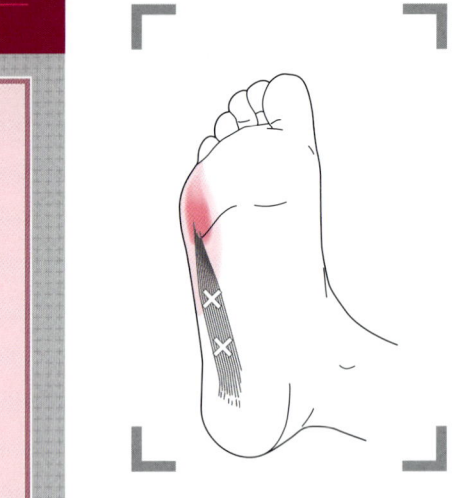

臨床的コメント
外転筋という名前であるが、トリガーポイントはやや底側よりに見つかることが多い。

■フックポジション

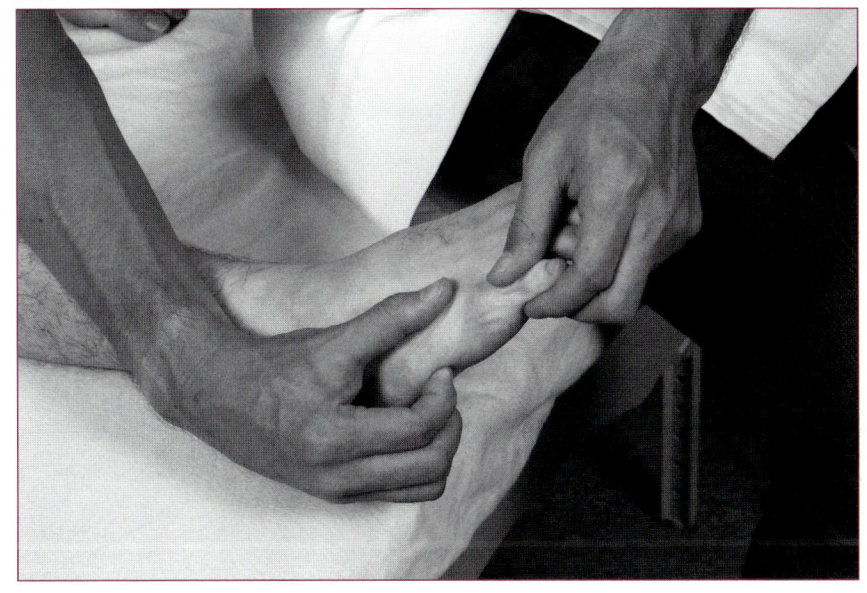

■ストレッチポジション

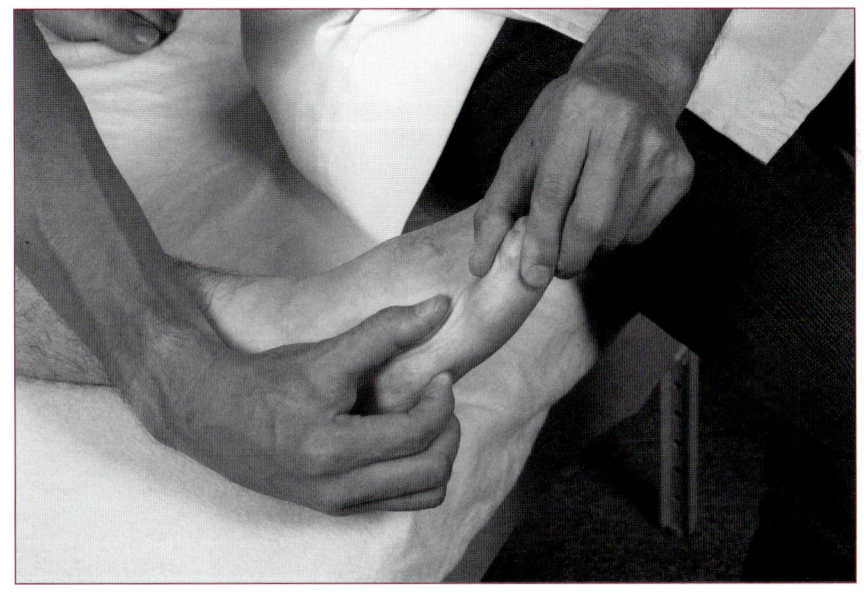

下腿〜足　小指外転筋

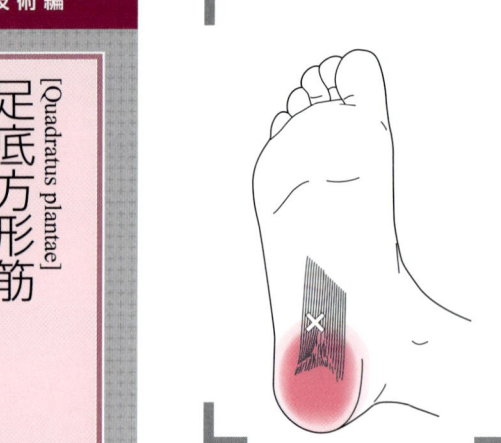

足底方形筋 [Quadratus plantae]

トリガーポイントによる症状
　典型例では、踵底面に痛みがあり、荷重で悪化する。足底筋膜炎、踵骨棘と診断されることが多い。

推奨するフックの手法
母指

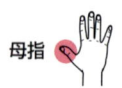

治療手順
1. **プレポジション** … 足底方形筋の起始と停止を近づける。
   患者（背臥位）の右足指を屈曲する。
2. **フックポジション** … 足底方形筋を制限方向へフックする。
   踵骨前方にある右足底方形筋に押圧を加え、後方へ引いて保持する。
3. **ストレッチポジション** … 足底方形筋の起始と停止を遠ざける。
   右足指を伸展する。
   1.～ 3. を繰り返す。

臨床的コメント
　下腿三頭筋と連続して緊張亢進している状態が見られる。下腿三頭筋を治療した後も足底の痛みを自覚する場合は、この筋を調べること。
　凸足（土踏まずが通常よりも高くなった状態）では、足指の屈筋とともに短縮していることが多い。

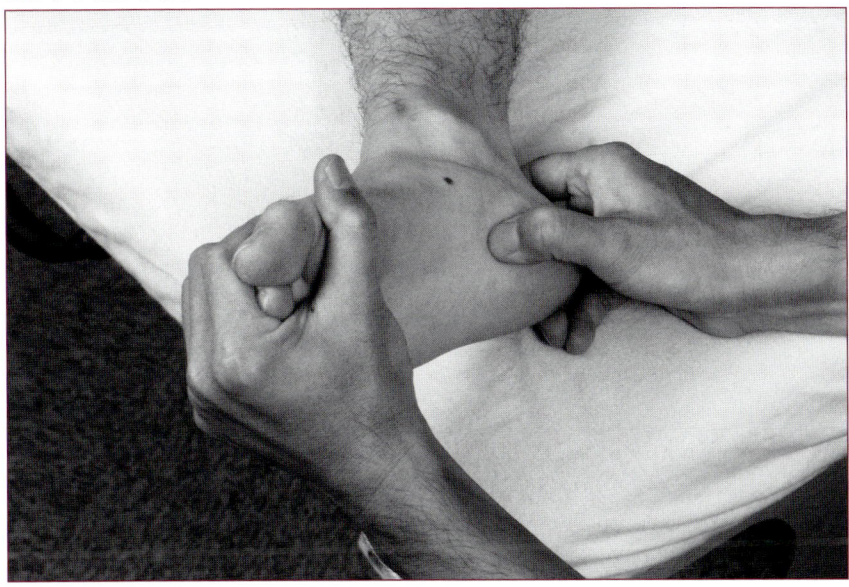

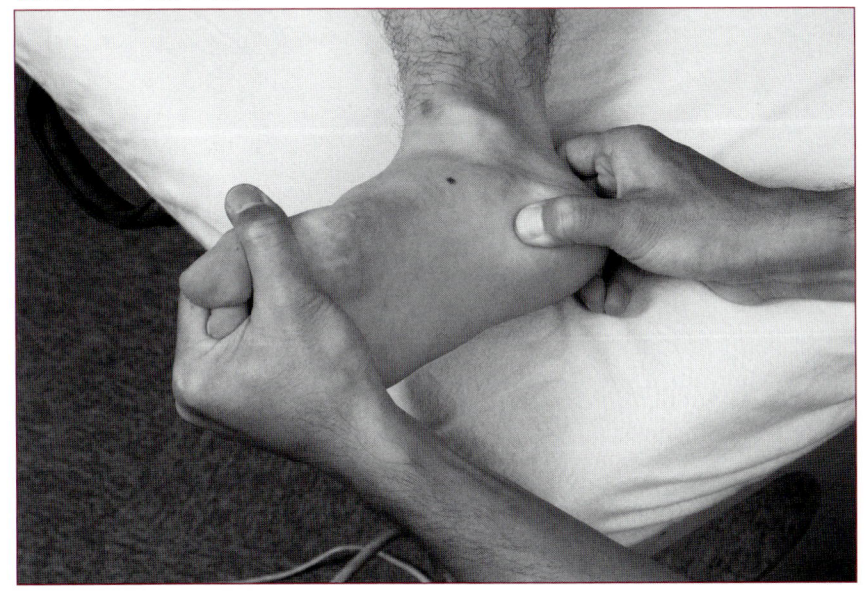

■フックポジション

■ストレッチポジション

セルフ ASTR

　これまで術者が他動的に行う ASTR を紹介してきたが、ここでは患者自身が職場や家庭で気軽に行うことができるセルフ ASTR を紹介する。本書では一部の筋に対するセルフ ASTR しか紹介していないが、指先が届くところであれば、身体のどの部分でも行うことができ、上肢の運動制限がない限り、ほぼ全身の治療が可能である。

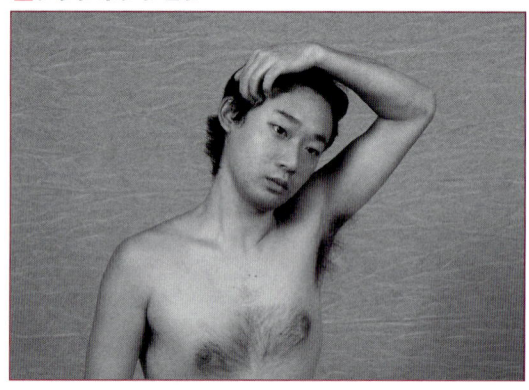

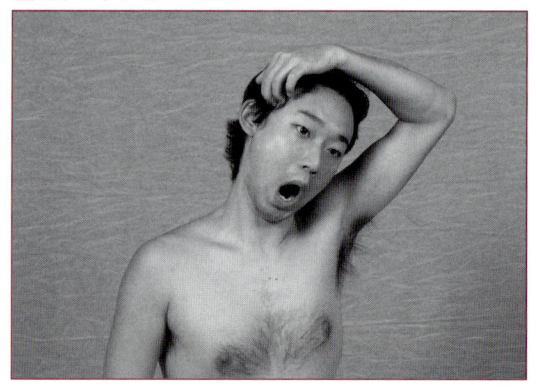

側頭筋 セルフASTR

PART 2 技術編

推奨するフックの手法

示-中指　四指

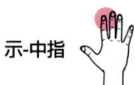

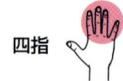

治療手順

1. **プレポジション** … 側頭筋の起始と停止を近づける。
   座位（または側臥位）になり、口を軽く閉じる。
2. **フックポジション** … 側頭筋を制限方向へフックする。
   左手を用い、側頭筋に押圧を加え、軽く頭側へ引いて保持する。
3. **ストレッチポジション** … 側頭筋の起始と停止を遠ざける。
   口を開ける。

1.～3. を繰り返す。

臨床的コメント

顎関節痛の予防法として指導するとよい。

※解剖図は30ページ参照

■ フックポジション

■ ストレッチポジション

上部僧帽筋セルフASTR

推奨するフックの手法

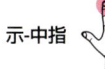

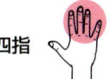

示-中指　　四指

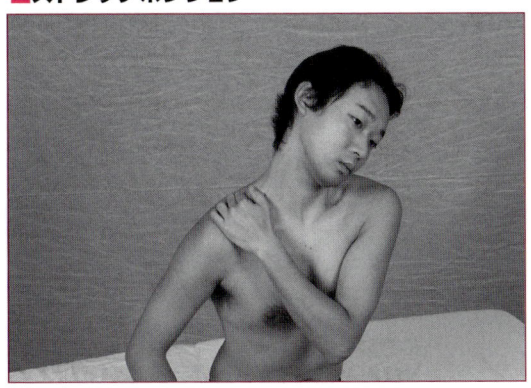

治療手順

1. **プレポジション** … 上部僧帽筋の起始と停止を近づける。
   座位で頚椎を右側屈する。
2. **フックポジション** … 上部僧帽筋を制限方向へフックする。
   右上部僧帽筋に押圧を加え、外方へ引いて保持する。
3. **ストレッチポジション** … 上部僧帽筋の起始と停止を遠ざける。
   頚椎を左側屈する。

   1.～ 3. を繰り返す。

臨床的コメント

　いわゆる肩こりの原因としてもっともポピュラーな筋なので、予防的にセルフASTRを習慣的に行うとよい。

※解剖図は 46 ページ参照

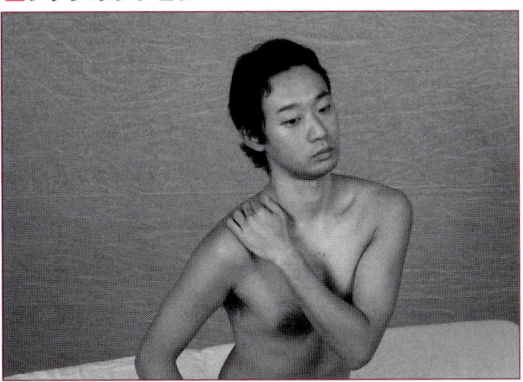

■フックポジション

■ストレッチポジション

多裂筋セルフASTR

推奨するフックの手法

示-中指

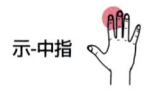

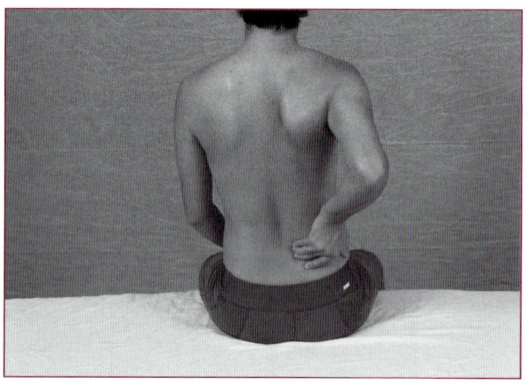

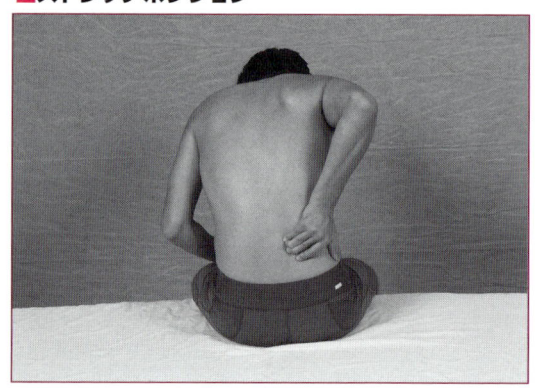

治療手順

1. **プレポジション** … 多裂筋の起始と停止を近づける。
   座位で臍を前に突き出すように体幹を伸展する。
2. **フックポジション** … 多裂筋を制限方向へフックする。
   右多裂筋に押圧を加え、尾側・外方の起始側へ引いて保持する。
3. **ストレッチポジション** … 多裂筋の起始と停止を遠ざける。
   体幹を屈曲・右回旋する。

   1.～ 3. を繰り返す。

※解剖図は 64 ページ参照

■フックポジション

■ストレッチポジション

内肋間筋セルフASTR

推奨するフックの手法

示-中指　　四指

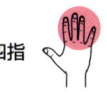

治療手順

1. **プレポジション** … 内肋間筋の起始と停止を近づける。
   座位で体幹を右側屈・右回旋する。
2. **フックポジション** … 内肋間筋を制限方向へフックする。
   右内肋間筋に押圧を加え、頭側または尾側に引いて保持する。
3. **ストレッチポジション** … 内肋間筋の起始と停止を遠ざける。
   体幹を左側屈・左回旋させる。

1.〜3. を繰り返す。

※解剖図は70ページ参照

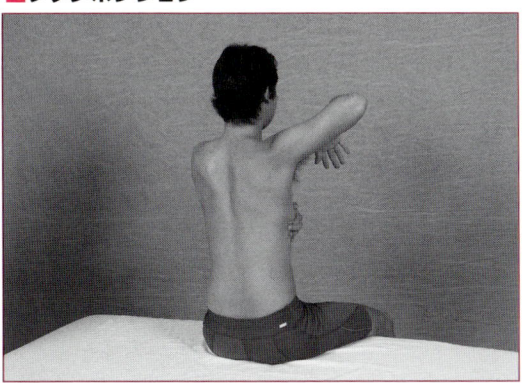

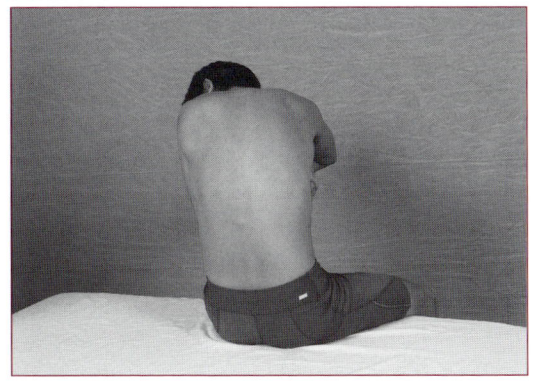

■フックポジション

■ストレッチポジション

PART 2 技術編

前腕屈筋群 セルフASTR

推奨するフックの手法

母指 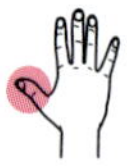　示-中指　四指

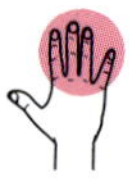

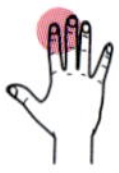

治療手順

1. **プレポジション** … 前腕屈筋の起始と停止を近づける。
   座位で右肘を屈曲し、前腕を回外、手関節を屈曲する。
2. **フックポジション** … 前腕屈筋を制限方向へフックする。
   対象の前腕屈筋に押圧を加え、近位または遠位へ引いて保持する。
3. **ストレッチポジション** … 前腕屈筋の起始と停止を遠ざける。
   肘・手関節を伸展する。

1.～ 3. を繰り返す。

臨床的コメント

セルフASTRを行いやすく、効果的な部位である。日常で繰り返し行ってもらうことで、症状の改善・予防が期待できる。

※解剖図は112ページ参照

■フックポジション

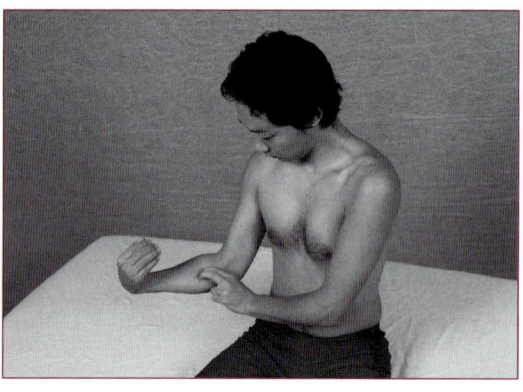

■ストレッチポジション

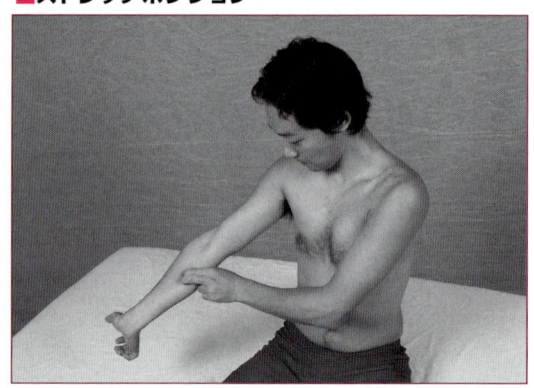

前腕伸筋群 セルフASTR

推奨するフックの手法

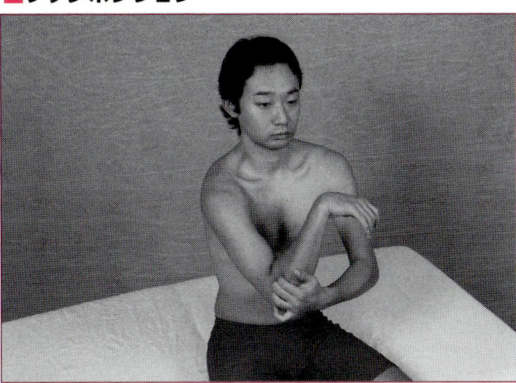

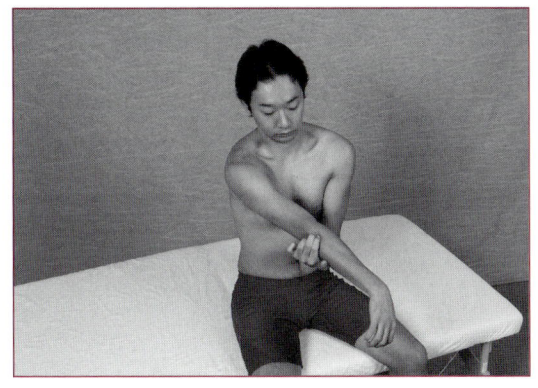

母指　示-中指　四指

治療手順

1. **プレポジション** … 前腕伸筋の起始と停止を近づける。
   座位で右肘を屈曲し、前腕を回内、手関節を屈曲する。
2. **フックポジション** … 前腕伸筋群を制限方向へフックする。
   対象の前腕伸筋に押圧を加え、遠位へ引いて保持する。
3. **ストレッチポジション** … 前腕伸筋群の起始と停止を遠ざける。
   肘関節を伸展する。

1.～ 3. を繰り返す。

臨床的コメント

キーボードやマウスを長時間使用する職種の人や、楽器奏者（特に弦楽器）で、伸筋群の短縮が目立つときには、仕事や練習の合間にこのセルフASTRを行うとよい。

※解剖図は 116 ページ参照

■フックポジション

■ストレッチポジション

中殿筋セルフASTR

推奨するフックの手法

四指

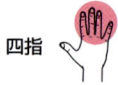

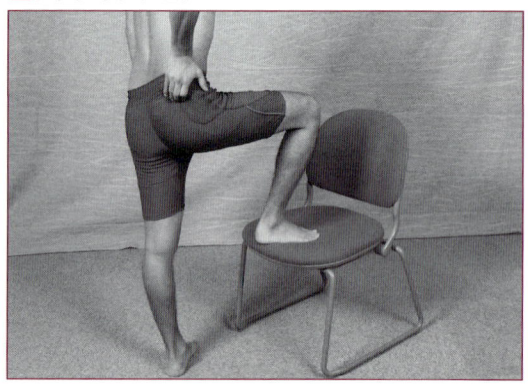

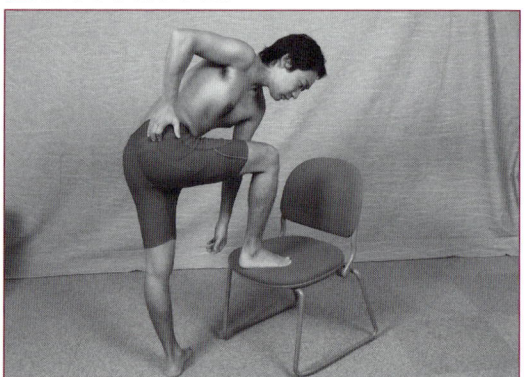

治療手順

1. **プレポジション** … 中殿筋の起始と停止を近づける。
   立位で右下肢を屈曲し、イスに乗せる。
2. **フックポジション** … 中殿筋を制限方向へフックする。
   中殿筋に押圧を加え、頭側に引いて保持する。
3. **ストレッチポジション** … 中殿筋の起始と停止を遠ざける。
   体幹を屈曲する。
   1.～ 3. を繰り返す。

臨床的コメント

　座位で行うときは、患肢の膝を立て、股関節を軽度内転した状態で、身体を前に屈曲させていくと、しっかりとしたASTRを行うことができる。

※解剖図は136ページ参照

■フックポジション

■ストレッチポジション

内側ハムストリング セルフASTR

推奨するフックの手法

四指

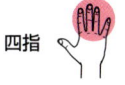

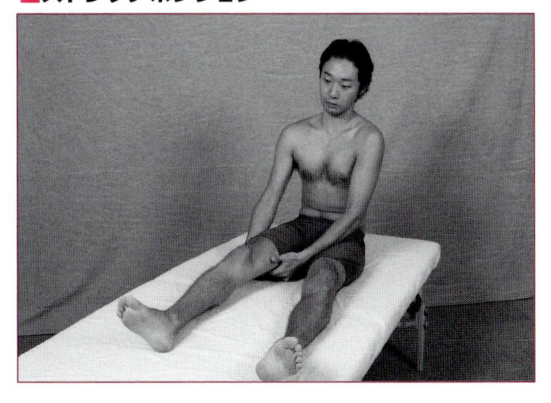

治療手順

1. **プレポジション** … ハムストリングの起始と停止を近づける。
   座位で右下肢を屈曲する。
2. **フックポジション** … ハムストリングを制限方向へフックする。
   内側ハムストリングに押圧を加え、頭側へ引いて保持する。
3. **ストレッチポジション** … ハムストリングの起始と停止を遠ざける。
   右下肢を伸展する。
   1.～ 3. を繰り返す。

臨床的コメント

外側ハムストリングとともに、セルフASTRを行いやすく、効果も高い筋である。

※解剖図は 146 ページ参照

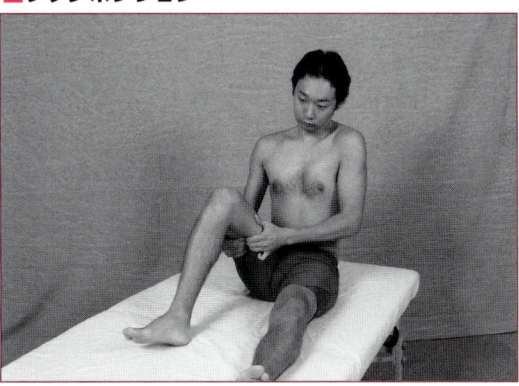

■フックポジション

■ストレッチポジション

PART 2 技術編

長腓骨筋セルフASTR

推奨するフックの手法

示-中指　　四指

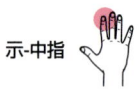

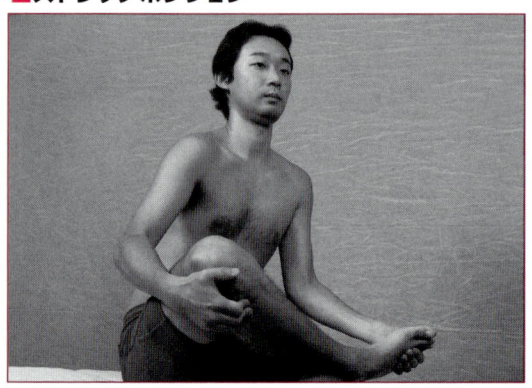

治療手順

1. **プレポジション** … 長腓骨筋の起始と停止を近づける。
   座位で右下腿を左大腿の上に乗せて足を組み、右足関節を外反する。
2. **フックポジション** … 長腓骨筋を制限方向へフックする。
   長腓骨筋に押圧を加え、頭側へ引いて保持する。
3. **ストレッチポジション** … 長腓骨筋の起始と停止を遠ざける。
   左手で右足関節を内反する。

   1.～3. を繰り返す。

※解剖図は 170 ページ参照

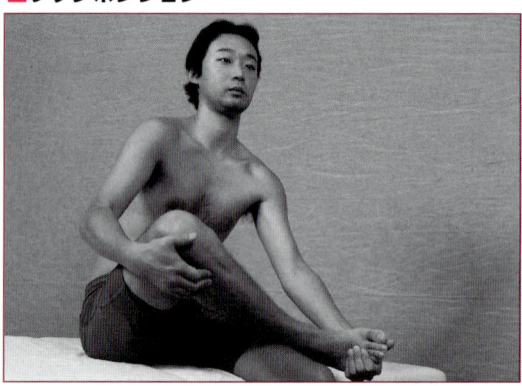

■フックポジション

■ストレッチポジション

短指伸筋 セルフASTR

推奨するフックの手法

四指

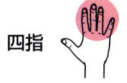

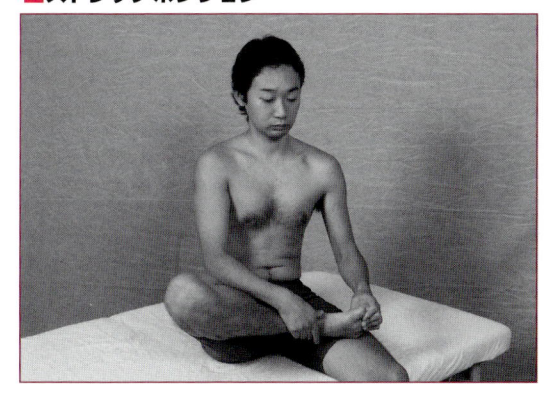

治療手順

1. **プレポジション** … 短指伸筋の起始と停止を近づける。
   座位で右下腿を左大腿の上に乗せて足を組み、右足指を伸展する。
2. **フックポジション** … 短指伸筋を制限方向へフックする。
   短指伸筋に押圧を加え、後方へ引いて保持する。
3. **ストレッチポジション** … 短指伸筋の起始と停止を遠ざける。
   右足指を屈曲する。

   1.～ 3. を繰り返す。

※解剖図は 178 ページ参照

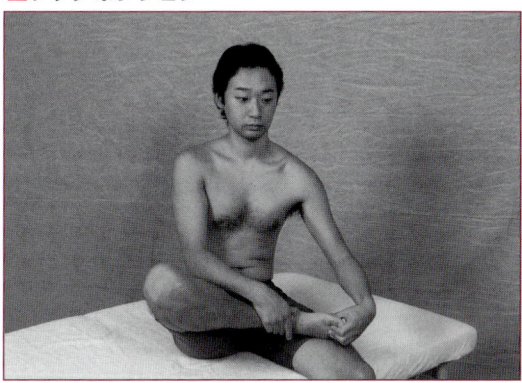

■フックポジション

■ストレッチポジション

短母指屈筋セルフASTR

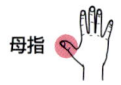

推奨するフックの手法

母指

治療手順

1. **プレポジション** … 短母指屈筋の起始と停止を近づける。
   座位で右下腿を左大腿の上に乗せて足を組み、右母指を屈曲する。
2. **フックポジション** … 短母指屈筋を制限方向へフックする。
   短母指屈筋に押圧を加え、後方へ引いて保持する。
3. **ストレッチポジション** … 短母指屈筋の起始と停止を遠ざける。
   右母指を伸展する。

1.〜 3. を繰り返す。

※解剖図は182ページ参照

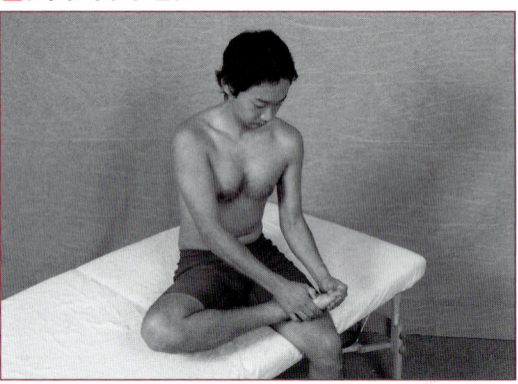

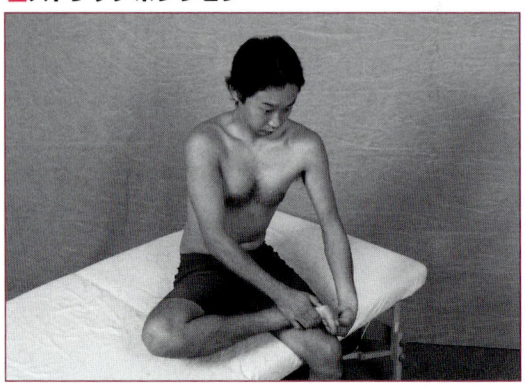

■フックポジション

■ストレッチポジション

PART 3　症例編

PART 3 症例編

◆症例を読み進める前に

　実際にASTRを使って診断・治療を行った症例を紹介する。各症例のあとに、重要と思われる点を適宜コメントとして記した。

　問診・診察の結果、本当にASTRの適応になるか判断に迷うケースでは、治療後の評価も慎重に行う必要がある。明らかに症状の改善が見られる場合はよいが、症状の改善が部分的であったり、ほとんど治療前と変化がなかったりする場合には、関節の動きや筋の状態を治療前後で比較する。わずかでも機能的な改善が認められるならば、引き続きASTRを行ってみることを勧める。年齢が高く、発症からの期間が長くて、筋の発達が貧弱なケースであればあるほど、治療後の症状の改善は、ゆっくりと少しずつ起こるようである。しかし、ある程度治療が進んだ段階で開始前の状態と比べてみると、はっきりと改善していることも多い。

　ASTRで症状が著しく改善した場合、過去の診断が間違っているのではないかと疑うケースがあるかもしれない。たとえば椎間板ヘルニアが原因で坐骨神経痛が起こっていると診断されていたものが、ASTRを行ってみると症状が改善することがある。これは診断が間違っていた一例に過ぎないが、痛みを客観的に評価することがいかに難しいかということを示している。加えて、神経学的所見の診察では患者の主観に左右されがちで、時には患者の協力が得られにくい（たとえば力を抜かない、抜けない）こともある。これらのことを考えると、筋骨格系の障害を評価すること自体が難しいという点を肝に銘じたい。

　また、患者のからだの状態は刻々と変化している。以前の症状は前医の診断通りであったのに、今回の受診時には、トリガーポイントによる関連痛であったということも起こり得る。基本的に、診察では現在の状態を評価することしかできない。これまでの経緯や発症の原因については、どんな詳細な問診をしても、必ず想像を交えて解釈することになる。したがって、過去の診断や治療についての意見を患者から求められた場合には、事実に基づいた説明だけを行い、一方的に良否を判断するようなことは避けたいものである。私たちは謙虚であることを忘れてはならない。

　また、ASTRによる治療が奏功して、実際の症状がほぼなくなったとしても、治ったと簡単に考えてはいけない場合がある。頑固な顔面痛を訴えたケースで、頸部・顎関節付近の筋のトリガーポイントに対しASTRを行い、痛みはなくなったが、後から肺癌が見つかったことがあった。今から思えば、肺機能の低下を補うために胸郭の動きが大きくなり、頸部の呼吸補助筋にかかる負担が増えたことが、顔面痛を発症する原因になったのではないかと推察できる。しかし、治療の時点では症状がなくなったことを喜ぶだけで、まったく気がつかなかった。1回でも胸の音を聴き、1枚でも胸のレントゲン写真を撮っていればと悔やまれる。医療の基本は、患者の話を聴き、からだを診ることであるとわかっていても、疎かになってしまった例である。改めて基本を忘れてはいけないことを強調したい。

　診断名だけで治療の適否を判断すると、治療のタイミングを逃してしまうこともある。たとえば、「関節リウマチは炎症性疾患だから、手技療法の適応ではない」「パーキンソン病は痛みを起こす病気ではないから、手技療法は意味がない」といった考え方である。リウマチ性疾患であっても、炎症が沈静化している時期がある。炎症後に、軟部組織や関節の機能障害を残すことがあるし、直接炎症が起きていない部位に故障が生じることもある。パーキンソン病そのもので痛みが起きることはないが、歩き方や動作の障害が続くと筋や関節に負担がかかり、様々な故障が起きることは珍しくない。

　「リウマチの人」や「パーキンソン病の人」は存在しない。病気になっても「人は人」、それぞれの人生を過ごしてきた別々の人間である。からだの故障も、人によって様々である。病名

のようにレッテルを貼ることで、私たちはかえって物事を深く考えなくなる傾向がある。絶えず新鮮な気持ちで診療にあたり、患者を診る目が曇ることのないようにしたい。

症例1 ◆腰痛症（腰椎すべり症）

> 66歳　女性

　半年前から、特に理由がなく、腰から殿部にかけて痛みが出るようになった。2週間前から痛みが強くなり、身動きに困るようになったので来院した。
　普段は健康で、大きな病気をしたことはない。普通の主婦で、自転車を利用することが多いという。
　痛みは左側がやや強い。階段の上りで痛みが強く、下りでも少し痛い。夜、仰向けに寝ていると痛くないが、横向きだと痛みがあるという。下肢の痛みやしびれ感は感じない。
　診察では、腰椎の可動域は正常範囲内で、テンションサインは陰性、神経学的異常を認めなかった。
　腹臥位で棘突起を圧しても、痛みはなく、スパズムも認めなかった。股関節を他動的に屈曲すると、殿筋の緊張が高まるとともに、痛みが再現され、殿筋の障害が疑われた。
　レントゲンでは、第5腰椎の分離すべり症が認められた。
　両側の中殿筋を調べると、はっきりとしたトリガーポイントを見つけたので、ASTRによる治療を開始した。週2回のペースで9回の治療を行ったところ、痛みはなくなった。

> コメント

　実際にASTRを使った治療を行うことが最も多いのは腰痛である。腰痛の患者は治療によく反応するので、ASTRを重宝している。ぎっくり腰といわれるような急性期のケースは、特に効果がわかりやすく、「歩けない」「立てない」と相談に来た人でも、治療後に歩いて帰られることも多い。しかし、長期間にわたって腰痛で悩んでいるとか、繰り返しぎっくり腰を起こしているといった相談の場合には、股関節を中心とした関節の運動制限や、体幹・下肢の筋の短縮があったり、生活・仕事からくるからだの負担がかかわっていたりするので、ホームエクササイズの指導や生活上の工夫をアドバイスするなど、様々な対応が求められる。
　レントゲンによる診断では、必ずからだの診察を組み合わせて判断することが大事である。典型的なのは、すべり症、分離すべり症の診断で、からだに触れて診察すると、腰下肢の筋にトリガーポイントを見つけることが多い。見つかれば、ASTRで治療でき、その結果が診断の助けになる。明確な神経症状を伴わない腰痛例に遭遇したときには、レントゲン診断の結果とは別に、必ずからだをよくさわって診察をするよう心がけてほしい。

症例2 ◆筋筋膜性頸部痛（寝ちがい）

> 26歳　女性

　電話で「寝ちがいが2カ月以上治らないんですよ」と話すTさんの声からは不安な様子を感じられず、冷静にからだの状態や経過の説明があった。発症時には安静時痛であったが、今は運動時痛であり、頭を右に傾けたり右に回すと、左の首筋が痛むとのことであった。
　来院時に、再び話を聞いた。職業は看護師で、自分では筋肉の問題だろうと考えていたが、なかなかよくならないので相談に来た。学生の頃から左側の肩こりがあり、寝ちがいも頻繁に経験した。発症前の生活は普段と同じで、今回もいつもの痛みだと軽く考えていたが、予想よ

りも長引いているとのことであった。

　診察は、姿勢の観察から始めた。正面から見ると、左肩が上がり、頭部はわずかに左方へ移動しており、上部胸椎が屈曲し頭部が前方にある頭部前方姿勢であった。上肢の感覚障害はなく、Jackson testは陰性、右側屈で左肩甲挙筋付近の痛みを訴えた。

　左肩甲挙筋に圧痛はないが、肩甲骨の挙上から筋の短縮が疑われたので、トライアルのASTRを行った。また左上部僧帽筋・広頚筋にも短縮があるので、引き続きASTRを行った。すると「なんだか耳の付け根がビリビリする」というので、「筋肉と骨の付着部もひっぱっているからビリビリするのです」と説明し、安心してもらった。

　治療後、頚部の運動時痛はなくなったが、筋の短縮は残り、肩甲骨の挙上位はわずかに改善したのみであった。そこで、筋の短縮を生じやすい生活習慣の有無をチェックした。すると、物を書いたり考えごとをしたりするときに、机に寄りかかって左手でほおづえをつく癖があることがわかり、この癖を避けるように説明し、ストレッチ法を毎日行うように指導した。

　現在は、頭部前方姿勢の改善に的をしぼって治療を行っている。

症例3 ◆シンスプリント

16歳　女性

　夏休みにバスケットボール部の合宿に行った頃から両側のすねの内側に痛みを感じるようになった。その後も連日のように練習が続き、痛みが強くなって満足に走ることができなくなったため来院した。

　高校2年生で、クラブの中心メンバーの1人。試合が近いため、いつもより練習量が増えている。

　診察では、両側の下腿骨内側下3分の1で脛骨後縁に沿って強い圧痛を認めたが、熱感・腫脹は明らかではなかった。レントゲンでも特に異常を認めなかった。

　そこで、後脛骨筋のASTRを開始した。治療中、「痛い痛い！」と大騒ぎになったが、終わるとけろっとして帰った。数回の治療で痛みは改善した。オーバーユース損傷のメカニズム、練習メニューの改善や練習量の調節、休養をはさむことの重要性を説明した。最後に、「頭を使って、しっかり自己管理をしてこそ、いいスポーツ選手になれるんだよ」と話し、今後も経過観察することとした。

コメント

　シンスプリントは、一般的には脛骨後縁の疲労性骨膜炎とされているが、同部に付着する後脛骨筋を圧すると、強い圧痛と放散痛が生じ、トリガーポイントの存在を疑わせる症例がある。ASTRを行うと、次第に痛みが改善する。

　局所の熱感や腫脹がなく、痛みがなかなか改善しないケースをみたら、後脛骨筋のトリガーポイントを検索してみるとよい。

症例4 ◆下腿筋けいれん

73歳　男性

　3、4カ月前から夜寝ていると、左ふくらはぎに激痛が走り、飛び起きるようになった。起きると痛みがすぐ治まるので、しばらくそのままにしていたが、最近痛みの出る回数が多くなり、睡眠不足となったので来院した。

普段の健康に問題はない。以前、前立腺肥大の手術を受けたが、経過もよく、薬も飲んでいない。中肉中背の人で、足どりはしっかりしている。股関節から足にかけても変形は認めない。
　左ふくらはぎを触ると、腓腹筋内側頭の筋腱移行部付近にしこりがあり、圧すると強く痛んだ。
　2、3回のASTRを行った後、全く痛みを感じなくなった。本人から「治療を受けると元気になるから治療を続けたい」との申し出があったので、安心感が得られるまでという条件で、その後も数回の治療を行った。

コメント

　夜間の筋けいれんの相談は多い。糖尿病のような全身疾患や心血管疾患の存在、電解質の異常や神経系の異常などが原因として考えられているが、実際に患者を診ると、下腿三頭筋（とくに腓腹筋）内にトリガーポイントが見つかることが極めて多く、また治療にもよく反応する。
　潜在的なトリガーポイントがあると、筋が短縮するポジションが続いたときに、筋スパズムを生じることがある。寝ている間、足関節は底屈していることが多く、布団の重みがつま先にかかるとさらに底屈することになり、筋スパズムを起こしやすくなるのであろう。

症例5 ◆筋筋膜性頸部痛と筋筋膜性腰痛症

71歳　男性

　半月前、仕事の出張先でお腹を壊した。強い吐き気があり、何回も吐こうとして吐けなかったが、それ以来、右のうなじから肩にかけての痛みと腰痛を自覚するようになった。症状がなかなか改善せず、心配になり来院した。
　問診では、頸椎の伸展時に痛みが悪化するとのことであったが、診察上頸椎の屈曲制限があり、右の頸板状筋とC3/4間の多裂筋にトリガーポイントがあることがわかった。また、腰部を調べると、腰椎そのものには可動域制限がなく、棘突起圧迫時（スプリンギング）の痛みも見られないことがわかった。殿部を調べると、両側の中殿筋の内側よりにトリガーポイントがあることを確認した。
　頸椎、腰椎のレントゲンでは、年齢的な変化が見られるのみであった。
　治療として、上記の筋に対しASTRを行った。2回の治療で症状はほぼ消失した。

コメント

　吐こうとして洗面台に前かがみとなり、頸部、腰部の筋に強い収縮が起こることが発症のきっかけとなったのであろう。

症例6 ◆変形性膝関節症

74歳　女性

　10年前から両膝の痛みがあり、整形外科で変形性関節症と診断を受けた。今までにいろいろな治療を受けたことがあるが、鍼が一番よかったという。
　歩いたり、からだを動かしたときに痛みがあるが、じっとしていれば痛くない。正座ができず、足を上げるのがつらいという説明があった。
　普段は健康で、特に病院にかかってはいない。バレーボールの選手を長く続けていたが、膝の痛みのため選手を引退し、現在は監督を務めているとのことであった。
　診察では、両側ともに明らかな炎症所見や関節の腫脹・水腫はないが、屈曲すると120度ぐ

らいで止まり、痛みを訴える。関節の遊びをチェックすると、脛骨の大腿骨上での回旋に制限が見られたが、制限に向かって強く動かしても痛みを訴えることはなかった。ところが大腿の筋を調べると、内側広筋内にはっきりと痛む部位があり、これが痛みの原因ではないかと考えた。

レントゲンでは、両側の変形性関節症がはっきりとあり、関節裂隙の減少や骨棘形成が明らかであった。

治療としては内側広筋のASTRのみを行った。週2回のペースで治療を続け、ゆっくりとではあるが、痛みが軽くなってきた。途中からは、ホームエクササイズとして大腿四頭筋の強化運動（スクワット）を指導して、できる限り回数を多くしてもらうことにした。

この間、痛み止めの薬の内服や関節の注射は一切行っていない。今後は次第に通院回数を減らして、できるだけ自分自身で動く量を増やし、下肢の筋力・持久力を高める指導をしていく予定である。

> コメント

レントゲン写真で関節の変形が明らかであった場合、痛みの原因がすべて関節内にあると決めつけてはいけない。関節の運動にかかわる筋を調べると、筋の短縮やトリガーポイントが見つかることが多く、これらはASTRの適応である。ASTRを行うと、治療後に痛みをほとんど感じなくなる患者もいる。

廃用がベースにあって、筋の障害が起きているケースが多いので、治療と並行して筋力強化運動や歩く時間を増やすように指導していくことが重要である。

症例7 ◆ 手術後の下肢痛

> 66歳　女性

5カ月前に清掃作業中に転倒し、左大腿骨頚部骨折を受傷、金属プレートによる接合手術を受けた。経過は良好で、骨はすっかりついていると説明を受けているが、殿部から大腿外側にかけて痛みが続き、仕事に戻ることができずに来院した。普段はT字杖を使って歩いている。

大腿外側の3カ所に手術創の痕があり、その周囲を圧すると硬くはっていて、痛みを生じる。局所の熱感や腫脹は認めなかった。手術方法からみて、腸脛靱帯と外側広筋内に筋の短縮や癒着があると考え、ASTRによる治療を開始した。週2、3回の治療を行い、1カ月後には杖をつかずに歩けるようになった。就労復帰についても会社と相談している段階である。

> コメント

打撲や捻挫の後に痛みが残るといった相談を受けた場合、炎症を起こした部位の近くにある筋や靱帯を調べると、圧痛や硬結が見つかり、ASTRによる治療でよくなることがある。同様に、本例のように手術はうまくいったが痛みが完全にとれないといった相談でも、手術創に関連した筋を調べると治療の糸口が見つかることがある。

症例8 ◆ 下腿筋膜損傷

> 45歳　男性（自験例）

2週間前、凸凹の草地をランニング中、左ふくらはぎに突然痛みを感じた。1週間の休憩の後、徐々にランニングを始めたが、ジョギングぐらいならできるものの、スピードを出すとふくらはぎに引きつれるような痛みが出るため、相談することになった。

診察を受けると、腓腹筋内側頭の筋腱移行部付近に硬いしこりがあり、これを押されると強

臨床コラム
痛いけど、痛いことをするとき

　凸凹の草地を走っていたときのことである。「イテッ！」と思ったら、左のふくらはぎがひきつれて走れなくなっていた。仕事柄、何が自分の身に起こったのかすぐにわかったが、腫れも少ないし、たいしたことないだろうと思い、しばらく様子を見ることにした。ところが、なかなか治らない。1週間は我慢したが、2週間経っても治る兆しが見えない。ふくらはぎを自分で触ってみたら、内側に硬いしこりがあって、押すと強く痛む。

　これは何とかしないといけない。そこで、スタッフに治療をお願いすることにした。休み時間に治療してもらうのは申しわけないと思うものの、背に腹はかえられない。事情を話して、治療台に上がった。

　「イッテー！」。わかっていたものの、やはり痛い。そうなのだ。筋肉の硬いしこりをほぐさないといけないのはわかっているのだが、治療が痛いのである。でも、治りたいので、ここは我慢。できるだけ力を抜いて、治療がしやすいようにしなくては……。

　でも、痛い！　スタッフの顔を見ると、ニコニコしている。治療を受ける側として観察すると、思いきりつねられたり、ねじられたりしていると感じる痛みなのに、それほど力を使っているようには見えない。これが当院でよく使っている治療法ASTRで、一種のストレッチ法である。本当に痛いところを見つけて、集中してストレッチをかけると、びっくりするくらい痛みがよくなることがある。患者に「痛いところに痛い治療をします」などと、平然と話している著者だが、自分で受けてみるとやっぱり痛い。でも、早く治りたいから、我慢、我慢……。

　さて、終わったぞ。仕事が終わるのが待ち遠しい。終わったら、さっそく走ってみるつもりだ。

　そして実際に走ってみると、走れる走れる！　まだ少し張りがあって、全力疾走は無理だが、以前とは全く痛みが違う。希望の光が見えてきた、そんな感じである。

　3日後、2回目の治療を受けた。痛いけれど、この前ほどではない。スタッフに聞いてみると、軽くやっているわけではなくて、この前と同じようにやっているとのこと。終わった後、ふくらはぎを触ってみると、しこりがずいぶん小さく、やわらかくなっている。

　走ってみると……バッチリだ！　しっかり走れる。こんな感じは3週間ぶりである。そして2週間後、高尾山のマラソン大会に出てみた。山を登ったり下ったり、15キロを走り抜ける。これも無事に完走、こうして故障が治ったのを確認できた。

　「痛いところに、痛い治療をしますよ」というと、患者はちょっとひるむようである。あたり前である。誰だって痛いことはされたくない。でも、どうしてもそうしないといけないときがある。痛いけれど、我慢しなければいけないことがある。本当はこれを大声で言いたくはない。なぜか。痛いことはしてはいけませんと、患者に言うこともあるのだから。

　急性期という、まだ故障が起こって間もない頃、熱を持って脹れている頃は、痛いことをしてはいけない時期である。安静を保ち、冷やすといい時期である。痛いところに痛いことをする治療法ができるのは、慢性期という、腫れが引いてきて、熱を感じなくなった頃からである。この頃になるとズキズキとする痛みはなくて、動かしたときだけ痛いという症状になる。

　痛いところに行う治療法は、大まかに言うとマッサージやストレッチの仲間。もちろん患者を泣かすために治療をしているのではない。痛みができるだけ少ない治療ができるような工夫をしている。力の入れ方や特殊な手の動かし方など、方法はたくさんある。

　でも、やっぱり痛いときは痛い。痛いけど、治ってくる。治ってくると、うれしい。患者も著者らもうれしい。この仕事の醍醐味を感じるときである。

い痛みが起こることがわかった。

ASTRによる治療を2回受けた結果、全く痛みを感じずに走れるようになった（209ページの臨床コラム参照）。

> コメント

ふくらはぎに限らず、スポーツによる筋損傷例にASTRは極めて効果的である。急性期は安静主体だが、1週前後よりASTRを行うことができる。また、慢性期の治療としては、一般的なマッサージやストレッチではなかなか症状が改善しないことが多いが、ASTRを行うと、数回の治療で痛みが消失することも稀ではない。

症例9 ◆ 下腿コンパートメント症候群

> 35歳　男性

「足の痛みがよくならないんですよ」

ときどき肩こりの治療を受けにくるYさんが、両足のすねの痛みを訴えて来院した。海外旅行に行ったとき、大きめのサンダルで長時間砂浜を歩いた後から痛み始め、帰国後5日ほど経っても症状が改善しないとのことであった。

「なんだか腫れているようなんですよ」

外見からも下腿前面が腫れているのがわかり、前脛骨筋・長指伸筋・長母指伸筋の障害が疑われた。「ちょっと押しますよ」「痛ててて」と筋にそって連続した圧痛があったが、トリガーポイントというよりも、筋肉が腫脹して内圧が高まっているところに、さらに圧迫を加えたことで痛みが起きているという印象を持った。

深腓骨神経領域の感覚障害や筋力低下はなく、筋全体に軽い熱感を感じた。入浴によって痛みが改善することと、安静時痛はなく、歩行で足を背屈させたときに痛みを感じることから、急性期ではなく、ASTRのトライアルが可能と判断した。

まず前脛骨筋を母指でフックし、足関節を底屈させてみたが、筋全体の緊張が強くフックがかかりにくい。そこで、フックしたまま自動運動で背屈させたところ、「痛ててて、筋肉が破れる！」という言葉とともにフックがかかり始めた。

「足首を反らせる力は、適当に加減していいですからね」といいながら何度かASTRを繰り返してもらうと、筋が弛緩しフックした指も深く入るようになり、「痛みがやわらいできた」との発言があった。長指伸筋・長母指伸筋でも同様の治療を行った。

治療後に歩いてもらうと、「あっ、痛くない」とうれしそうであった。「筋肉が硬くなりすぎて、うまく疲れが取れなかったようですね」と話すと、安心した様子であった。強く背屈するとまだ痛みがあるとのことなので、セルフASTRをアドバイスした。順調に回復し、数日後に治癒となった。

> コメント

大きめのサンダルが脱げないように、指を背屈しながら砂浜という足場の安定しないところを歩いたために、急激な筋のオーバーユースから筋内圧が増大し、筋の循環障害を起こした結果、さらに筋内圧が上がるという悪循環に陥り、痛みと腫脹が長引いたと考えられる。ASTRによって筋膜を伸張したことで、筋内圧が低下し、筋内血行が改善したのであろう。

自動運動により筋収縮を起こさせることは一見ストレッチの逆に思えるが、フックをかけた部位では強力なストレッチ効果が働いている。特に下腿のように、筋膜がしっかりした部位で有効な方法である。

症例 10 ◆肩関節周囲炎
65歳　男性

　1年間も左肩の痛みを我慢してきたOさん、最近では好きなゴルフもできないほどつらくなってきた。腕を外へ広げると痛み、夜も寝返りをうって左肩を下にすると痛みで目が覚めてしまう。朝起きると肘から小指にかけて軽くしびれるものの、しばらく腕を動かしているとよくなるとのこと。ゴルフ場のキャディーが職業なので、両手にゴルフバッグを持って運ぶ仕事が多く、Oさんはおそらくそれが原因だろうと考えていた。他院で電気治療などを続けたものの、改善しないので手術を受けることも考えたが、できることなら手術以外の方法でよくなりたいという希望から来院した。

　診察すると、脊柱は左へ弯曲し、可動性も低下しているのがわかった。自動運動による左肩の外転は80度で痛みが出現し、外旋を加えるとより強くなった。頸椎の運動に伴う放散痛はなく、左 Adson test 陰性、Wright test は痛みのためにできなかった。

　背臥位では左肩が右肩より前方に突出し、小胸筋・肩甲下筋が短縮していた。三角筋（前方～側方）に硬結を認めるものの、圧しても「特に痛くありません」という返事であった。症状が1年間続いているにもかかわらず、痛いながらも運動していたためか、関節の拘縮や明らかな筋萎縮はなかった。

　治療は初めに、小胸筋、肩甲下筋、三角筋にASTRを行った。「痛みますか」と尋ねても「大丈夫です」と返事があったのでそのまま続け、終了後に左肩を動かしてもらうと、「あれっ？ 腕をあげても痛くない」とうれしそうであった。
　「治療中は痛かったけど、終わった後はスーッとしますね」
　「やっぱり我慢していらっしゃったんでしょう」
　「ハッハッハ」
　ホームエクササイズとして、小胸筋と肩甲下筋へのセルフASTRをアドバイスし、その日は終了した。

　1週間後の来院時には、夜間の痛みや朝のしびれもなく、ゴルフもできたとの報告だった。外転100度で肩峰付近の痛みを自覚するとのことなので、三角筋のセルフASTRをアドバイスした。

　脊柱が左に弯曲して可動性が低下しているが、年齢からみて今後もこの状態が大きく変わることはないこと、また弯曲のために左肩の負担が増えていると考えられることから、現在は予防を目的とした治療とホームエクササイズの指導のため月に一度来院してもらい、楽しんでゴルフも続けてもらっている。

コメント

　長期間の運動時痛があったが、拘縮がなかったので治療の反応が非常に早いケースであった。手のしびれ感については、明らかな知覚障害がなく、頸椎の動きとも関係しなかったこと、および小胸筋の短縮が見られたことから、小胸筋トリガーポイントによる関連痛（しびれ感）であったと考えている。

症例 11 ◆足底筋膜炎
54歳　女性

　歩いて体重がかかったときに両足の前方、中足骨頭あたりが痛むというNさんは、その原因を太っているせいだと思っていた。腰痛や膝の痛みで医者にかかったことがあり、「やせるよう

に」というアドバイスを受けたことがある。

　ダイエットのためウォーキングを始めたところ、足先が痛くなり、無理をしないようにと水中ウォーキングに切り替えた。しかし痛みは改善せず、これではダイエットどころではないと来院した。

　診察してみると、軽い外反母趾はあるが、明らかな関節運動制限や圧痛はなかった。足関節に軽度の背屈制限があり、下腿三頭筋の筋腱移行部付近にトリガーポイントを認め、押すとからだがのけぞるほどの痛みが生じる。

　まずカウンターストレインで筋のスパズムをとった後、ASTRで筋膜の伸張を行った。腓腹筋の筋腹は触診しても硬く感じないが、長軸方向に伸ばすと筋全体が伸びにくい印象であった。そこで手掌全体で広くフックしてASTRを行ったところ、「ツーッ」といってNさんがこちらを見た。

「どうかしましたか？」

「いやー、焼きごてをあてられたかと思ったら、手のひらなんですね」

「それくらい柔軟性がなくなっているのですよ」

と会話をしながら治療を続け、終わってみると歩行時の痛みはなくなっていた。

　次にNさんのからだ全体をチェックしてみた。骨盤は前傾しており、股関節の伸展制限が認められた。殿筋の緊張が弱く、歩くときにからだが左右に揺れるのがわかった。この不安定さを補うために、下腿三頭筋を緊張させて足元を安定させていると考えられた。

「ふくらはぎに負担がかかっているのは、おしりの筋肉がうまく働いていないからですよ」と説明し、骨盤の前傾を改善するエクササイズと大殿筋を意識した歩き方を指導した。

　2回目の来院時には、つま先の痛みがよくなっていると報告があった。Nさんは「治療中は痛かったものだから、ふくらはぎがアザだらけになっているかと思ったら、何ともなかったですよ」と治療の感想を語ってくれた。

コメント

　下腿三頭筋のトリガーポイントでは通常、土踏まずや踵に痛みを感じるが、この例のように足先の場合もあり、必ずしもパターン通りとは限らないことに注意したい。

症例 12 ◆ TMJ 症候群（顎関節症）

41歳　女性

　Aさんは、20代から右のTMJ症候群（顎関節症）といわれていた。手術を勧められたこともあったが、マウスピースや鎮痛剤の使用でうまくつきあってきた。ところが、急に痛みと開口制限が起きて、あくびもできず、笑うこともできなくなったため、当院を受診した。

　開口は一横指半が限界で、右顎のほかに歯の痛みも自覚している。頭痛や肩こりは日常的にあったが、今回は「孫悟空の輪で、頭をしめつけられる」ような頭痛を感じている。

　診察では、下顎骨が右側にわずかに偏位し、右肩が上がり、体幹は左に、頚椎は右に弯曲していた。両側の側頭筋と咬筋が硬く、右の顎二腹筋後腹にトリガーポイントを認めた。

　治療として、まず顎二腹筋後腹へカウンターストレインを行った後、側頭筋と咬筋にASTRを行った。側頭筋の治療中には「ピーンとすじがつっぱり、顎までひびく」、咬筋の治療中には「顎が楽になってきた感じがする」と話があった。

　次に、頚部から体幹の短縮した筋にASTRを行い、再び側頭筋のASTRを行った。「締めつけられる感じがなくなって、顎のまわりが温かくなり、痛みも引いてきた」と報告があったが、

開口制限はそのままであった。側頭筋と咬筋へのセルフASTRを指導し、終了とした。

来院2回目の話では、頭痛は軽くなり、薬を飲まなくなったが、物を噛むときの痛みがあるという。開口は二横指と、わずかだが改善していた。今回は、顎二腹筋後腹へのASTRと、筋エネルギーテクニックによる顎関節のモビリゼーションも行った。終了時の開口は二横指半となった。

3回目の来院時、再び頭痛があったが薬を飲まずに済んだことと、顎が動きやすくなり、歯の痛みもよくなったことの報告があった。前回同様に治療し、三横指まで開口可能となった。

その後も、頭痛が残り、再発と緩解を繰り返したので、もう一度側頭筋を調べてみた。側頭筋の前方に硬い小硬結を見つけ、それに対してASTRを行った。すると頭痛の再発はなくなり、顎の痛みも完全に消失した。

現在は、姿勢のチェックをしながら様子を見守っている。

コメント

側頭筋・咬筋のトリガーポイントで、歯痛の訴えが起こることがある。歯科的に問題がないケースでは、顎関節周囲の筋を必ずチェックしたい。

TMJ症候群には、精神的なストレスが影響を与えるといわれているが、痛みや開口制限がさらにストレスを生みだして悪循環に陥りやすい。セルフASTRを自ら行うことで、痛みは自分でコントロールできると自信を持てば、こうした悪循環を絶つことも期待できる。

症例13 ◆緊張性頭痛

57歳 男性

Sさんは以前から頭痛持ちであったが、仕事でパソコンを使うようになってから痛むことが多くなった。痛みは後頭部から頭頂部にかけて広がり、疲れると悪化した。大学病院で緊張性頭痛と診断されて以来、鎮痛剤の服用を続けていたが、薬に頼らない方法を求めて来院した。

診察では、からだ全体の柔軟性が乏しく、猫背で長く座っていることが影響しているようであった。すなわちハムストリングの短縮と股関節の伸展制限があり、胸椎・腰椎も全般的にかたく、伸展制限があり、大胸筋の短縮、上腕二頭筋の短縮も認められた。また、頚部の板状筋・半棘筋が短縮し、トリガーポイントを形成していた。

からだの状態について説明すると、「ゴルフをしているのでからだの柔軟性には気をつけていたけど、30年以上デスクワークを続けていたから無理もないですね。それに仕事のストレスもすごいんですよ」と話があった。

まず板状筋と半棘筋のASTRを行った。「こういう治療が必要だと思っていたんですよ。痛みと気持ちよさの絶妙なハーモニーですね」との感想があった。続いて姿勢バランスを改善するため、胸郭以下の短縮した筋をストレッチした後、様子を聞くと「何だかすっきりして、目も見やすくなったような気がします」という。

次に、姿勢とエクササイズの指導を行った。背中を丸め、顎を前につき出して、「こんな姿勢で仕事をしていませんか」と尋ねると、「それどころではありません。もっと頭をそらせています」という。再度聞くと、仕事中は遠近両用メガネを使用しており、パソコンを使用したときはレンズの下側でモニターを見るために、入力中は常に頭をそらせているという。職場を見渡すために遠近両用メガネを使っているとのことであったが、頚部にかかる負担をやわらげるためにも老眼鏡を使用するように勧めた。

また、からだの癖を取るには時間がかかることを説明し、治療に対する不安感を軽減するよ

うに努めた。

　仕事の都合上、通院は不規則であったが、老眼鏡の使用とセルフケアを続けることで、まず頭痛の範囲が狭くなり、その後、頻度も減少した。現在、仕事上のストレスがかかると再発するが、からだのバランスをよくすることで、ゴルフを楽しみ、ストレスをうまく発散できるよう指導している。

> コメント

　緊張性頭痛の原因は様々である。このケースでは、仕事上のストレスが影響を与えていたので、からだの問題点を改善することで症状が軽減し、QOLの向上、そしてストレスの軽減につながったと考えている。

症例14 ◆ RSIs（胸郭出口症候群、頚肩腕症候群）その1

> 47歳　男性

　3年前から右肘付近の痛みが出るようになり、近医で注射の治療を受けたが痛みはよくならなかった。痛みはしだいに強くなり、仕事にも支障をきたすようになったため、1カ月休職してからだを休めたところ、症状がよくなったので、再び仕事ができるようになった。

　その後、落ち着いていたが、半年前から再び痛みが出現した。今回は両肘に痛みを感じ、再度前医を受診、診断書をもらって再び1カ月休職した。

　ところが、今回は休職後も症状が改善しないため、不安を感じ、当院を受診した。

　問診は次の通りである。患者は外資系の企業で働いており、1日10時間以上パソコンで作業をしている。キーボードを替えたり、マウスをトラックボールに替えたり自分なりの工夫をしているが、痛くて仕事にならない。奥さんと2人暮しだが、共に働いており、趣味といえるようなものはない。仕事が忙しいので、運動する習慣もないとのことであった。

　大柄で、手足も大きいが、肥満のあまり腹部が大きく突き出している。話し方は穏やかだが、エネルギッシュな印象を受けた。仕事上、海外とのやりとりが多く、時差の関係から起きている時間は不規則になりがちであるという。また、仕事上の責任も大きくなかなか気を抜く暇がないとのことで、ストレスが相当に強い印象も持った。

　既往として糖尿病があり、食事指導を受けている。

　診察では、両側の前腕伸筋群、特に腕橈骨筋・短橈側手根伸筋・総指伸筋が短縮し、圧痛があった。また、左上腕三頭筋、両側胸筋群・斜角筋群にもトリガーポイントを認めた。

　座位の姿勢を見ると、上背部が円背状になり、頭が前に出た頭部前方姿勢をとっているが、本人は自覚していないようであった。

　頚椎の可動性は正常、Jackson test、Spurling testは陰性で、神経学的異常を認めなかった。Wright test、Adson testも陰性であった。頚椎のレントゲンでも、わずかな年齢的変化が見られるだけであった。

　上記の筋に対するASTRを行うことから治療を開始した。数回の治療で症状の改善を自覚できるようになったので、この頃より短縮した筋を伸ばし、からだ全体のバランスを改善するためのストレッチ法や、ホームエクササイズとしてのセルフASTRを教えて、自宅でも行ってもらうことにした。

　同時に、RSIs（反復性ストレイン損傷）という考え方を説明し、「なぜからだの故障が起きたのか」「どのようなことをすれば症状の改善を助け、今後の悪化・再発を防ぐことができるのか」について患者本人に説明した。具体的には、よい姿勢とはどのようなもので、どうすればこれ

を維持できるのか、仕事の際に頚～上肢にかかる負担を減らすにはどのような工夫が必要か、睡眠や休息の大事さと同じぐらい日頃の運動（特に有酸素運動）が大事であること、ストレスがからだに与える影響などを説明した。

幸い説明を真剣に受け止めてくれて、ライフスタイルの改善にも積極的であったため、その後の回復も極めて順調であった。

当院初診から3カ月後、前職へ復帰し、現在は時々からだのチェックと生活指導で安定した状態を保っている。

症例 15 ◆ RSIs（胸郭出口症候群、頚肩腕症候群）その2
42歳　女性

朝起きたときに手のこわばりや痛みを感じると、関節リウマチではないかと心配する人がいる。Eさんもその1人だった。病院で検査を受けたところ、リウマチは否定的で、指関節の変形から痛みが起きているのではないかということだった。親類にもリウマチの患者はいなかった。

しかし、リウマチかもしれないという思いは消えず、変形が原因だとしても、痛みをとる方法があるのではないかと考えて来院した。

Eさんの話では、3カ月ほど前から起床時に右手のこわばりを感じ始めた。次第に示指も痛くなり、現在は動かすと痛みがあり、時々ズキッと痛むことがあるという。

診察してみると、右手示指のPIP（近位指節間）関節は、わずかに腫れて見えたが、本人の話では、学生時代にバレーボールでつき指をくり返したためであるということだった。触診でも熱感や圧痛を認めず、軽度の可動域制限があると同時に、指の付け根付近を触ると強く痛むところが見つかり、第一背側骨間筋にトリガーポイントがあることがわかった。

右前腕の屈筋を調べると、硬くすじばっていて屈筋腱が浮いて見えるほどだった。本人の話では、半年ほど前から始めたパートで書き物が多く、もともと筆圧が強いためか仕事が終わると手がだるくなるということであった。

「朝起きたときに、手がむくんでいませんか」と聞くと、「そうなんです。むくんで指がこわばっているような感じが初めにあったんです。むくみは動かしているうちによくなりますが」

「指を動かしたときに、関節の油が切れたようなぎしぎしする感じはなかったのですね」

「そんな感じはありません。ただ曲げても指が厚ぼったくて最後まで曲がらないという感じです」と説明があり、こわばり感の理由が実はむくみにあるのではないかと考えた。

また前腕の伸筋群も緊張が強く、右側の上部僧帽筋、肩甲挙筋も緊張亢進・短縮を生じていた。腰椎は左凸、上部胸椎は右凸に曲がっていた。からだを右に傾け、右肩をいからせて字を書いているポーズをまねて、「こんな感じで仕事をしていませんか」と問うと、「そうそう忙しいとそんな姿勢で字を書いています」と笑いながら返答があった。

治療は初めに第一背側骨間筋のトリガーポイントに対してASTRを行った。「痛たたっ！そう、この痛みが出るんですよ」と痛そうに顔をしかめながら話をした。何度かASTRを繰り返した後、「人差し指を曲げ伸ばししてみてください」と問うと、「いつもよりも楽かもしれない。でも先生、これって押さえた痛みが強かったから、それでごまかされているんじゃないですか」と答えるので、「では、試しに手の甲をつねって、もっとよくなるかみてみましょうか」と笑いながら話をした。

続いて前腕屈筋の筋腹に、肘を使ってしっかりとASTRを行い、動きの硬い手関節に対しモ

ビリゼーションを行った。次に手根管周囲（横手根靭帯）、固有示指伸筋・総指伸筋の筋腹、体幹部の短縮した筋にASTRを行った。終了時には、「まだ人差し指に違和感があるけど、手の甲の痛みがよくなって腕全体が軽くなった感じがする」と話があり、最後に骨間筋と前腕屈筋・伸筋群へのセルフASTRを指導し、グリップの柔らかいペンを使って仕事をするようにアドバイスした。

　2回目（2週後）の受診時、Eさんより「右手の甲は痛まなくなって、人差し指もズキッとしなくなりました。でも、動かすと痛みはあって、朝のむくみもまだあります」という。Eさんは2診目までの間、セルフASTRを熱心に行ったとのことだった。示指PIP関節のモビリゼーションを行った後、僧帽筋、肩甲挙筋、大胸筋のセルフASTRをアドバイスした。

　3回目の受診の際には、仕事の後はまだ手の疲れを感じるが、エクササイズをすると楽になるとのこと。朝のむくみ感は改善し、人差し指の痛みもなくなったという話も聞いた。症状がよくなったので、自分で体操を続けて様子をみたいという希望があり、体幹の筋のストレッチと仕事中の姿勢についてアドバイスをして、一旦終了とした。

　1カ月後、Eさんの知人より、「Eさん、手がよくなって、気がついたら右手をさする癖もなくなっていたんですって。体操も続けているらしいですよ」と話があった。

おわりに

　本書で紹介したASTRは、からだの痛みに対する手技療法の1つとして開発されたものです。筋に代表される軟部組織は、結合組織によってその構造がつくられており、結合組織になんらかの理由で障害が生じると、からだは侵害受容器（主に自由神経終末）を通じてメッセージを受け取り、脳はこれを「痛み」として解釈します。

　結合組織は、その本来の役割から様々な方向に伸張し、短縮しますが、経時的に見れば一定の形を保ちます。このことは、からだが一定の状態を保つことで生命を維持しようとする働き（ホメオスタシス）の1つとして説明することができます。

　ところが、この結合組織によって基本的な形がつくられている軟部組織（筋など）に対して、ある特定の部位に局所的なストレッチを行うと、短時間で組織の伸張が起きます。伸張した組織は再び短縮する傾向がありますが、十分な力と時間をかけた場合は、組織は伸張された状態を保ち、多少は短縮するものの、ストレッチ前と比べれば伸びた状態になります。これがASTRに代表される局所的なストレッチ法の基礎となる理論です。

　一方、何らかの理由でからだのある部分をあまり使わなくなって時間が経つと、正常な組織が短縮し、その後再びからだを使おうとしても十分に伸張しない状態になることがあります。いわゆるからだの癖の原因もここにありますし、極端な場合として、寝たきりの患者さんに見られる股関節や膝関節の拘縮を考えれば理解しやすいと思います。

　また、からだのある部分を使い過ぎることで、問題が生じる場合もあります。からだが本来持っている自己更新能力（治癒力）を、ほんのわずかでも上回る組織のダメージが続くとき、組織の中には微細な損傷が蓄積されていきます。この微細な損傷がどうして実際の症状（痛み）を生み出すのかはまだはっきりとわかっていませんが、局所的な炎症から瘢痕を形成し、組織間の癒着を生じることが発症のメカニズムではないかと考えられています。

　本書で述べたように、ASTRはある特定の部位にしっかりしたストレッチをかけることで、結合組織内の瘢痕や癒着をゆるめ、組織の短縮や緊張亢進を改善します。その結果、組織の伸張性が正常の状態にまで戻ると、もはや侵害受容器は刺激を受けなくなり、「痛み」が減少・消失します。

　手技療法によって瘢痕や癒着がなくなり、自由に動けるようになった結合組織は、からだがその機能を十分に利用している（からだをよく使っている）限り、再び癒着、短縮することはありません。もしくは軽い癒着が生じたとしても、組織の移動性は十分に保たれて機能上の問題はなくなります。

いずれにせよ、手技療法が効果を発揮して症状が改善したとしても、再び廃用によって組織が短縮したり、オーバーユースにより癒着・瘢痕をつくるようなことになれば、症状は再発します。そうならないためには、故障が起きにくい上手な使い方で疲労を蓄積しないように気を配りつつ、からだを隅々までよく使うことが重要です。

また、治療中であっても、生活上の配慮とともに、ホームエクササイズや運動を指導することで組織の再癒着を防ぎ、組織内の微小循環を改善して、修復を助けることも必要です。

このように考えると、手技療法は、手技療法だけにとどまっていては、本当の効果を発揮できません。手を使って診断・治療を行うだけでなく、あわせて患者教育、生活指導やホームエクササイズの指導も行うとなると、それはすなわちマニュアルメディシン（徒手医学）という学問体系となります。

マニュアルメディシンの分野は多岐にわたります。ここでは詳しく触れませんが、世界中にマニュアルメディシンに含まれる診断・治療法があり、呼び名や制度は異なるものの、たくさんの国で公的な医療制度の中に組み込まれています。日本ではマニュアルメディシンという名称は一般に知られていませんが、理学療法士やマッサージ師の皆さんが実際に携わっている診療のうち、かなりの部分がこの中に含まれるといってよいと思います。いわゆる民間療法と呼ばれる様々な手技療法との違いについては、明確な区別はできないといっていいでしょう。ただし、マニュアルメディシンとは、あくまでも現代医学の一分野であり、他の専門分野にお任せできることはお任せし、手技療法が活かせると考えられるケースについては診断・治療を行い、その結果について、科学的な常識に基づいて説明ができるということが条件になると考えられます。

マニュアルメディシンの世界では、ASTRはストレッチという手技療法のさらに一技法に過ぎず、いわば大海の中の小魚といってよいかもしれません。しかし、この小魚は元気がよくて、群れをなして泳いでいるようです。というのは、からだの故障のうちで、結合組織にかかわるものならば、ASTRの適応になるものは相当にあるのではないかと思われるからです。日常のちょっとした痛みの相談から、慢性的で複雑な痛みの治療や機能障害の改善に至るまで、応用分野は実に広いといえます。

このASTRをどのように使うかは、治療者である私たち自身に任されています。その結果も、自身で引き受けなければなりません。しかし、シンプルで容易に行え、患者・治療者のどちらにとっても効果を実感させる治療法ですから、積極的に利用してほしいと思います。そして、治療経験を深め、その成果を世の中に広く還元してほしいのです。

最後に本書を終えるにあたって、多忙な診療の合間に協力いただいた住友宏行、谷前英幸、西尾厚の諸氏に感謝の意を表します。

2007年1月
記す

■著者略歴■

松本不二生（まつもと・ふじお）

1985年、日本大学医学部卒業。日本大学練馬光が丘病院、国立病院東京災害医療センターを経て、現在、高野台松本クリニック（東京都練馬区）院長。医学博士、日本整形外科学会専門医、日本東洋医学会漢方専門医、日本リハビリテーション医学会臨床認定医。

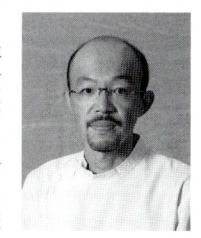

沓脱正計（くつぬぎ・まさかず）

大阪府出身。高校生の頃、入院中の祖父の体をさすり、「病気になったとき、最後まで人間のことをなぐさめられるのは、人間の手なんだ」と感じたことをきっかけに手技療法に興味を持つ。上京して日本指圧専門学校を卒業後、按摩マッサージ指圧師免許を取得し、医王会指圧センターで経絡指圧を学びながら接骨院などに勤務。その後、高野台松本クリニックに勤務する傍ら、オステオパシーを学び、明星大学人文学部心理教育学科（通信課程）を卒業。認定心理士・健康心理士を取得する。北海道へ転居してケアマネジャーを経験し、札幌市内に「くつぬぎ手技治療院」を開院、現在に至る。

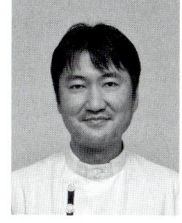

痛みの臨床に役立つ手技療法 ASTR（アスター）

2007年 3月10日　初版発行
2017年 7月20日　初版第10刷発行

著　者　松本不二生・沓脱正計
発行者　戸部慎一郎
発行所　株式会社 **医道の日本社**
　　　　〒237-0068 横須賀市追浜本町1-105
　　　　電話　（046）865-2161
　　　　FAX　（046）865-2707

©Fujio Matsumoto, Masakazu Kutsunugi 2007
印刷　横山印刷株式会社
ISBN 978-4-7529-3080-8 C3047